《近代中国研究集刊》
(6)

药品、疾病与社会

复旦大学历史学系
复旦大学中外现代化进程研究中心 编

上海古籍出版社

《近代中国研究集刊》

6

复旦大学历史学系
复旦大学中外现代化进程研究中心 编

编委会
（按姓氏笔画排列）

王立诚　朱荫贵　吴景平　张济顺　张晖明
陈思和　林尚立　金光耀　金冲及　姜义华
顾云深　章　清　熊月之　戴鞍钢

执行编辑： 张仲民　皮国立

目 录

编者的话 …………………………………………………… 1

·专题研究·

两汉时期本草学文本形成的历史图像
　　——兼论法象药理学的萌芽 ………………… 蔡忠志　 1
论证中国疫病史之难：以金末"汴京大疫"是否为
　　鼠疫为例 ……………… 陈光华　皮国立　游智胜　50
合信《全体新论》的生产与初期传播 ……………… 苏　精　93
当糖精变成燕窝
　　——孙镜湖与近代上海的医药广告文化 ……… 张仲民　117
防疫与殖民管治危机：1894年香港鼠疫研究
　　……………………………………………… 罗婉娴　166
清末民初以来检验吏、检验员的境遇 ……………… 陈重方　219
近代中医的防疫技术与抗菌思想 …………………… 皮国立　278
科学中药与抗生素：台湾社会里的医药想象 ……… 刘士永　321
建国初年上海中药材业的社会主义改造 …………… 周永生　351
约翰·德贞晚年史事补遗 …………………………… 孙　煜　401

编 者 的 话

历史学是一门总结前人经验的人文科学。从诞生到成长,在历史学土壤中成长的,极具文化史性格的"医疗社会史",[①]其发展已有二十多年的历史。[②]经过前人的不断耕耘,虽然其发展仍不及传统的政治史来得兴盛,却有逐渐迈向主流的目标与期待。[③]编者以为,医疗史研究者应该努力从历史的现象中,不断挖掘医学、身体、疾病、卫生、药物等面向的发展,包括各种知识的成形、运作与转型,以展现历史进程中的各种变因和多元面貌,如此医疗史才有可能成为认识历史的一条重要路径。

职是之故,编者特别筹划了这一系列的主题,邀集学者集思广益,展现集体研究成果,呈现在读者眼前的这本书,主题或可以用"药品、疾病与社会"来标注。而且本书跨越的时间范围很广,恰有助于我们长时段地看待和理解医疗史。

若依相关主题来介绍,蔡忠志的《两汉时期本草学文本形成的历史图像——兼论法象药理学的萌芽》,将历史上本草知识的系统抽离出来,加以分析,有别于传统研究者多将药学史放在医学史的脉络中来理解,切入点很有意思。该文指出,两汉是本草文本基本成形之关键时期,早期本草知识的集结,与博物学有关,后来发展出作为中药药理主流的"象"(形、色、味等等外显特征)以及抽象之数(阴阳、五行的对应)两大原则,而本草学的形成期,作者推定在西汉中期到东汉中期之间。作者虽然以两汉为主,但也兼及后代本草发展脉络,前后对比,对于帮助读者构建中国本草史的知识系统,具有一定的贡献。

接续着古代的药学知识,刘士永的《科学中药与抗生素:台湾社会里的医药想象》则为读者讲述对近代东亚药品知识的理解与想象。该文用俯瞰的角度,将台湾一地的医药观念变迁进行了一次完整的梳理。全文主要分两大部分,第一部分探讨日本统治时期台湾的药业发展,论及"科学中药"或"科学汉方"等名词在1930年代后的日本诞生,在制作上以科学方式浓缩萃取传统中药或方剂中的有效成份制成,其包装常与西医成药相仿。一来能以"科学"为名跟西药一较高下,二来又符合台湾殖民地经济的市场需求,满足台湾社会对现代药理科学的想象。第二部分则牵涉国民党政府退居台湾后,在美援物资的背景下,其"先进的"医学观念对台湾人服药和健康观念的塑造。正如作者所言,本文"看到的是台湾用药传统千丝万缕的交错,以及现代与传统对药物想象的重层交迭及销融"。该篇文章对读者思考当下药品文化的存在颇具省思作用,亦即科学与进步在某个角度上是客观的,但有时却又是商品与市场经济建构出来的一种神话,发人省思。

而接续着谈到商品与市场经济对医药生产与消费的影响,本书收录了两篇论文。首先是张仲民的《当糖精变为燕窝——孙镜湖与近代上海的医药广告文化》,作者延续其长期以来对近代医药广告史的研究,在史料运用上可说驾轻就熟。该文把焦点放在分析晚清孙镜湖及其"创造"出来的"没有燕窝的燕窝糖精",同时还揭露了各种药品广告造假、炒作、包装之手法。这些源自孙镜湖的把戏,可说将晚清医药广告造假文化推向繁荣,并产生广泛影响。孙氏建构时人关于燕窝糖精的知识,立足之基础即时人对"补"的需求,与强调燕窝作为贵重补品的优势和价值,并强调该药之生产特色——"机器"和"化学",这类时人非常崇拜却不甚理解的新式科学名词,它对部分趋新的消费者很具有吸引力。而孙镜湖的身份,介于赚钱的江湖骗子和有高瞻远瞩的计划与准备的精明商人之间,两者不过一线之隔。这篇文章,或许可供读者对现代药品制造与营销进行反思,从这个层面来理解,医疗史就不仅只是逝去的历史,因为无数的"燕窝糖精"仍借尸还魂在人间大行其道呢。

周永生的《建国初年上海中药材业的社会主义改造》,则以1949年后上海的药材业为考察对象,探讨当时的政策对药材业的改造与药材短缺之间的关系。在新中国开始社会主义全面改造的背景下,政府逐步限制与排挤私营药材商,同时增强国营与合作社的药材购销力量,其中出现的显著问题就是上海药材私商接受改造,导致药材购销受到诸多限制,营业能力大为削弱,由此引发当时药材短缺的现象,整篇文章扣紧经济政策与药材市场之间的紧张关系,从文章中也可见到此种现象对中医营业和民众服药的各种负面影响,从中可见医疗史与政治史之互涉,从医疗史中可看到政治发展之趋势与影响,这篇文章是一个极佳的范例。

围绕历史上疫病知识的生产和社会应对进行的讨论,本书也有不少相关内容。陈光华等人所著的《论证中国疫病史之难:以金末"汴京大疫"是否为鼠疫为例》是一篇非常有意思的论文,该文的主题是探讨金末的"汴京大疫",过往许多历史研究指出该次疫情可能为鼠疫,但这位出身医师的作者,在分析了包括死亡率、季节、文献描述后,再以西医的流行病学眼光来审视,认为过往的推论都有待商榷,并提出了用传统文献解读疫病史的困境。该篇综合文献学、医学科学等视角,来审视现下疾病史研究困境的思路颇发人省思。

至于中国近代防疫的例子,则仍可以从兴盛的鼠疫史研究来理解。④罗婉娴的《防疫与殖民管治危机：1894年香港鼠疫研究》，以香港的例子解说殖民政府对鼠疫的应对，恰可与晚清政府做一对比。从全球史的角度来看，若殖民地的疫病蔓延无法控制，不但损及殖民官民的性命，也直接影响了殖民地的统治稳定和帝国声誉，故防疫卫生实为近代国家必须重视的事。⑤作者运用香港政府的档案资料、报告、报刊，试图理解现代化的防疫知识如何在殖民政府（英人）和被统治者（华人）之间拉扯，这种冲突也体现在中西医知识和具体实践之上。最终，殖民政府藉由防疫事务逐渐将西医知识和卫生制度引入香港，西医在香港得以普及和进一步发展，渐渐成为该地主导的医学。相对于罗婉娴所论西医知识的攻城略地，皮国立《近代中医的防疫技术与抗菌思想》一文，则延续探讨近代中医在面对西医防疫知识的强大压力下所作的响应与反思。该文以民国报刊数据内的中医知识作为主要探讨的对象，辅以医书，探讨以往常常为研究者所忽略的"中医防疫"知识，具体呈现了当时中医的研究与实际操作方式，试图探索一种中医式的日常杀菌思维。在西医东渐的东亚社会，这两篇西医与中医的防疫知识与具体操作，为读者提供了一个鲜明的对比，也展现了医疗史的多元性张力和东西方对话的丰富层次。

在医学知识的生产与操作方面，本书也有几篇佳文，都涉及西方医学知识在近代的生产及其影响。长期于法医史文献中耕耘的陈重方，以《清末民初以来检验吏、检验员的境遇》一文，阐述了民国时期法医制度的建立及其训练与内在知识转型的困境。从法医制度建立的复杂性，向读者揭示了历史发展并不能用一种单线的思考来理解。特别是民国以后，《洗冤录》的现实意义、价值并未完全消失，这本原应该丢弃到故纸堆中的文献，竟然还于法医学的现代建构中占有一席之地，可见传统与现代的分界常在近代知识领域中产生拉扯与跨界。苏精则写就《合信〈全体新论〉的生产与初期传播》，全文围绕着英人合信（Benjamin Hobson，1816—1873）和他的著作《全体新论》展开。合信是一位非常重视在华传播医学知识的传教医师，他1851年出版的《全体新论》，对近代中国人的医学知识产生重大影响。[6]不过，本文之作自有其新意，因为该文使用了合信本人所留下的文献作为主要的史料来源，包含伦敦传教会档案中的书信报告，以及伦敦卫康图书馆内所藏的文献，综合讨论合信藉由印刷出版来传播医学知识与基督教义的理念，还有编印《全体新论》的背景与构想、印刷技术、费用乃至流通等问题，并分析晚清医疗和传教这两个重要且相关的现象，这些信息对于读者进一步了解近代中西医汇通与西医知识流通等问题，有一定的启发。

一本书的成立，毕竟难以周全且面面俱到，但人文社会学科专著的重要性及其所展现的全面性，还是单篇期刊论文难以超越的。现在大学评鉴多用理工学科的观点将人文研究的主题切割、零碎化，致使好的学术专著无法诞生，对历史学的发展无疑是一种伤害。用一群人的研究组成一个具主题性理解的专书，阐述一个或数个相近的概念在时代中的生成与变迁，才是一种重视历史解释的展现。感谢本书每位作者的付出，愿意贡献出其研究成果，才有这辑"**药品、疾病与社会**"专号出版的可能。

最后，两位编者非常感谢为本期专号付出过辛苦劳动的复旦大学博士生范桢。

编者识

---

① "医疗社会史"的称法，若干著作或因地域、内涵的差异而有不同的名词，或曰"生命医疗史"，或径称"医疗史"，但总之是被赋予了极强的社会文化性格，而与传统的医学史或医学技术史有所区隔。以下仅以"医疗史"来做为行文统一的指称。

② 可参考陈秀芬《医疗史研究在台湾(1990—2010)——兼论其与"新史学"的关系》,《汉学研究通讯》第 29 卷第 1 期(2010 年),第 19—28 页;李贞德:《疾病、医疗与文化专辑导言》,《汉学研究》第 34 卷第 3 期(2016 年 9 月),第 1—7 页。大陆有关医疗社会史和卫生史的研究,余新忠做出不少努力,他对中西历史学界卫生史研究的回顾也很详细,可参考余新忠《清代卫生防疫机制及其近代演变》(北京师范大学出版社 2016 年版),第 1—35 页。

③ 梁其姿:《面对疾病——传统中国社会的医疗观念与组织》(中国人民大学出版社 2012 年版),第 13 页。

④ 单篇论文甚多,不一一罗列,仅举两本书作为代表:班凯乐的《十九世纪中国的鼠疫》(中国人民大学出版社 2015 年版)及 William Summers, *The great Manchurian Plague of 1910‑1911: The Geopolitics of an Epidemic Disease* (New Haven: Yale University Press, c2012).

⑤ 李尚仁主编:《帝国与现代医学》,(台北)联经出版事业有限公司 2008 年版。

⑥ 皮国立:《近代中医的身体与思想转型——唐宗海与中西医汇通时代》(三联书店 2008 年版),特别是第二章。

· 专题研究 ·

两汉时期本草学文本形成的历史图像
——兼论法象药理学的萌芽

蔡忠志

摘要：从文献发生学的角度，"本草"类文献与上古一般的古籍，都同样地历经了口头知识传承——文本化——多文本单元之间叠加、互动——文本的固定化与封闭——文本的编修（新文本加入旧文本与新旧之间的互动）等等过程。第六世纪时陶弘景据四卷本《本草经》为底本，综合汉魏以下诸家本草著作，编修了《神农本草经集注》。在此之后，不但《神农本草经》获得了经典的地位，其"序例"更成为日后编修、阅读、使用本草文献的最主要依据。影响所及，不但限制了后人只能在此一扁平化之后的经典框架之下诠释本草学知识，且许多本草学中困扰着历代学者的课题，也因这些早期思维的湮没而变得难以索解。两汉是本草文本形成的关键时期，兼之作为中药药理主流的"象"（形、色、味等等外显特征）及抽象的数（阴阳、五行的对应）两大原则的发端，都可以回溯到此时。因此，本文以文本为探索单位，试图重构两汉时期本草学的历史图像，并希冀藉此来检视本草学萌芽之初的样貌。

关键词：两汉，本草，文本，法象

蔡忠志，台湾中国医药大学中医学系博士，医史文献领域专业

一、引　言

"本草"是记载传统药物相关知识文献的特有专称，而"本草学"则是以"本草"文献为中心点所衍生的本草文献、发展史及与实务运用相关等等知识范畴。从发生学的角度，"本草"类文献与上古一般的古籍都同样必须历经了口头知识传承——文本化——多文本单元之间叠加、互动——文本的固定化与封闭——文本的编修（新文本加入旧文本与新旧之间的互动）等等极其漫长、复杂的过程。《神农本草经》是第一部经过固定化，及具有文本封闭性的本草文献。特别是经过六世纪时陶弘景据以为底本，又综合汉魏以下诸家本草著作，编修了《神农本草经集注》之后，不但《神农本草经》获得了经典的地位，其"序例"更成为日后编修、阅读、使用本草文献的最主要依据。从正面的角度思考，散失、亡佚的古籍通过辑录幸得以保存，但这也意味着古代本草知识传统历史纵深的消失，与扁平化经典模式的形成，同时也导致了后人只能在此一扁平化之后的经典格式之下诠释本草学知识。

北宋《圣济经·药理》云："有因其性而为用者，有因其用而为使者，有因其所胜而为制者，其类不同，然通之皆有权，用之皆有法也。"[①]这段文字是传统本草学对药物性能及药物治疗疾病原理的较早的、具系统性的阐释，其内容包括两个方面：一是利用四气、五味等药物的内在性质来解释药理，一是利用药物的形态、质地、颜色、滋味、基源、生长习性等外显特征来推衍、解释药理。这种统合一切

药物外在现象、内在属性的认识方法,古代医家沿用《易经·系辞上》"是故法象莫大乎天地,变通莫大乎四时"的"法象"来称呼。

中药药理是沟通药与症、证之间的桥梁,法象用药与法象药理,是依据药物的象(形、色、味等等外显特征)及抽象的数(阴阳、五行的对应),来推理药物的功效、解释作用的原理以及指导处方用药原则。这套思维理路是金元以下中医药理的主流,有一定的学理成分,但同时也存在不少的玄想,其中是非模糊难辨。法象药理的观"象"原则,是金元以下医家将古代"观形得气"学术方法推广于药物领域的运用。"观形得气"是晚周到两汉之间,在气的本体论之下发展出的认识方法。其与阴阳五行数理的运用,都成熟于两汉时期,刚好与"本草"类文献的成熟期相叠合。"本草"类文献的成熟,在古籍中是相对较晚的,两汉时期本草文献的发展,约仅相当于口头知识传承到文本的固定、封闭阶段,从而造就了较多相接近年代文献足资参考比对的特有条件。加之汉以前成书的本草文献皆已亡佚,以书为单位的探索有一定的困难存在。因此,本文以文本为探索单位,试图重构两汉时期本草学的历史图像,并希冀藉此来检视法象药理在萌芽之初的样貌。

二、本草学形成的时期与 初期本草的样貌

"本草"一词最早见于《汉书》,同书《郊祀志》载成帝即位之初,纳丞相匡衡、张谭之议,令供奉内廷之"候神方士使者副佐、本草待诏七十余人皆归家"。[②]又《平帝纪》载:

> 征天下通知逸经、古记、天文、历算、钟律、小学、《史篇》、方术、《本草》及以《五经》、《论语》、《孝经》、《尔雅》教授者,

在所为驾一封轺传,遣诣京师。至者数千人。③

《楼护传》载:

> 楼护字君卿,齐人。父世医也,护少随父为医长安,出入贵戚家。护诵医经、本草、方术数十万言,长者咸爱重之,共谓曰:"以君卿之材,何不宦学乎?"由是辞其父,学经传,为京兆吏数年,甚得名誉。④

三条材料所载时间点大约相当,都是在平帝朝到王莽篡汉前后。"本草待诏"很明显是一职官名,其性质是否与本草学相关,从字面上无法确定,但就衡、谭奏议的内容来看,这个职称很可能与方仙道的求仙、祭祀活动有关。⑤至于《平帝纪》的"本草"显然是一门专门技术或学问的统称,《楼护传》的"本草"则是著述的名称,合理的推论是这个时期应该已有名之为"本草"的学术及著述存在了。与本草学形成过程相关的早期记载,除了上述内容外,关于神农医药的传说也是值得考察的对象。神农医药的传说,最早大概是见于《世本》所载:"神农和药济人。"⑥其次是《淮南子·修务训》载:

> 时多疾病毒伤之害,于是神农乃始教民播种五谷,相土地宜,燥湿肥垆高下;尝百草之滋味、水泉之甘苦,令民知所辟就。当此之时,一日而遇七十毒。⑦

可知,大约在晚周到秦汉之际,神农与药物知识之间已经产生了关联。但在相近年代,或在此之前,有关神农的记载多与农业耕种有关。以同属汉文帝朝陆贾《新语·道基》的记载为例:"至于神农,以为行虫走兽,难以养民,乃求可食之物,尝百草之实,察酸苦之味,教民食五谷。"⑧与《淮南子》相较,同样的传说内容在《修务训》中,神农氏已由尝百草教民耕作,一变而为神农氏在尝百草的过程中发现治疗疾病的药物。不过在《淮南子》的这条引文里,有关神农氏身为本草学始祖的意涵还相当隐晦,更重要的是,无论在传世或出土文献中都别无佐证。《医心方》所收录的《神农本草经》佚文载道:"《本草经》云:'仓公有言,病不肯服药,一死;信巫不信医,二死。'"⑨仓公是与《淮南子》同一年代的人物,间接佐证了《神农本草经》成书应在此之后。这点与陶弘景在《本草经集注·序录》中谈到本草所出郡县时所说也相当一致:"所出郡县,乃后汉时制,疑仲景、元化等所记。"因此以西汉初期这个时间点作为本草学记述模式或理论架构的形成时期,似乎太早。事实上,神农氏建立医药体系的有关记载,要晚到西晋初期皇甫谧在《针灸甲乙经·序》所说"上古神农始尝草木而知百药",⑩以及《帝王世纪》所载:"炎帝神农氏,长于姜水。始教天下耕种五谷而食之,以省杀生;尝味草木,宣药疗疾,救夭伤人命,百姓日用而不知,著《本草》四卷。"⑪才宣告明朗。不过以此时作为"神农"系本草的成书时期又显然太晚,因为成书于汉末、三国魏时期的《吴普本草》所引述诸家本草里就有"神农"家。又,成书于东汉初年的《汉书·艺文志》虽无关于本草的记载,但却有本草的内涵。"经方"类小序载:

　　经方者,本草石之寒温,量疾病之浅深,假药味之滋,因气感之宜,辨五苦六辛,致水火之齐,以通闭解结,反之于平。及失其宜者,以热益热,以寒增寒,精气内伤,不见于外,是所独失也。故谚曰:"有病不治,常得中医。"⑫

上述引文一般认为是讲述经方治病的原理,关于"经方"一词,前辈学者有几种见解。或以为"经验之方",东汉王充在所著《论衡·须颂篇》云:"今方板之书在竹帛,无主名所从生出,见者忽然,不卸(据递修本当作"御")服也。如题曰甲甲某子之方,若言已验尝试,人争刻写,以为珍秘。"[13]王充是东汉早期人物,他所描述的现象,由大约同一时期的出土文献武威医简中所见"鲁氏青行解=解腹方"、"公孙君方"、"白水侯所奏治男子有七疾方"、"治东海白水侯所奏方"等冠以人名的方名所证实。或以为"经用之方",亦即经常使用的方。《汉书·食货志下》:"于是大司农陈臧钱经用,赋税既竭,不足以奉战士。"颜师古注:"言常用之钱及诸赋税并竭尽也。"[14]或综合前两者,以为常用之验方。张舜徽先生认为:"经者常也,经方者,常用之验方也。此十一家之书,大抵为古昔名医裒集各种验方而成。"[15]或以为"经典之方",或如李零先生在《中国方术考》中认为是"附医经之方"。[16]以上见解,就字面意义而言,都可以在汉代找到用例。不过在《汉书·艺文志》中,方技四家"医经"、"经方"、"房中"、"神仙"都是"生生之具",在范畴上是有互补关系的,前二者的标的在生"病"以后的疗治,后二者则在"不病"与长生。如果将"神仙"十家的"杂子",解读为诸子,也就是有综合诸家之意。对照于"房中"集中于男女之道有关的长生术,"神仙"似乎是"房中"以外长生术的总和,相对来说"房中"则是长生术中独立分出的大宗,[17]在马王堆出土的医书《养生方》中犹可见此一现象形成的过程所留下的遗迹。[18]依此,"医经"与"经方"之间范畴的分割,可能也是类似的模式。《汉书·艺文志·医经》小序载:"医经者,原人血脉、经落、骨髓、阴阳、表里,以起百病之本,死生之分,而用度箴石汤火所施,调百药齐和之所宜。"[19]"血脉、经落、骨髓、阴阳、表里"都是身体的定位,"箴、石、汤、火"及"百药"都是疗治的手段、方法。"经方"是将"箴、石、汤、火、药"等疗治法类的部分从医疗知识体系独立出来,[20]与"房中"从长生术中独立为一家如出一辙。至于这两家之所以另立门户,可能与这两家在当时发展特别兴盛有关,这点可以从目前出土的相关医学文献分布趋势中,看出大致相同的梗概。又从这个角度观察,"经方"的"方"字应带有方法或技巧的意涵,而方、药的相关知识或使用技巧,不过是当时各种医疗技法中的一支大宗。这点在传本《灵枢·病传》有明确的文字记载可以佐证:"黄帝曰:余受九针于夫子,而私览于诸方,或有导引行气,乔摩、灸、熨、刺、焫、饮药,之一者可独守耶,将尽行之乎?岐伯曰:诸方者,众人之方也,非一人之所尽行也。"[21]"医经"七家的书名都冠以人名,似乎与汉代经学重"师法"、"家法"的时代风气有关,经学是当时的学术主流,可以合理推论其余学术也可能有类似传统。关于"师法"、"家法",清代学者皮锡瑞曾说道:"先有师法,而后能成一家之言。师法者溯其源,家法者衍其流也。师法、家法所以分者,如《易》有施、孟、梁丘之学,是师法;施家有张、彭之学,孟有翟、孟、白之学,梁丘有士孙、邓、衡之学,是家法。家法从师法分出,而施、孟、梁丘之师法又从田王孙一师分出者也。"[22]最直接的例证是《吴普本草》共引述九家本草论述,其中八家是"神农"、"黄帝"、"岐伯"、"雷公"、"医和"、"扁鹊"、"桐君"、"李氏",都冠以人名;最后一家是"一经",以"经"作为一家之言的代名词。陶弘景在《本草经集注·序录》中,叙述他整理本经及吴普等损益过的诸家本草,也用"苞综诸经"来形容。这种用法延续到唐代依然如此,譬如孙思邈在《备急千金要方·大医精诚》里说道:"凡欲为大医,必须谙《素问》、《甲乙》、《黄帝针经》、明堂流注、十二经脉、三部九候、五脏六腑、表里孔穴、本草药对,张仲景、王叔和、阮河南、范东阳、张苗、靳邵等诸部经方。"[23]因此,从源流或传承的角度来看待的医经的"经"字应是较合理的推论。同理,"经方"十一家中的《泰始黄帝扁鹊俞拊方》、《汤液经法》、《神农黄帝食禁》可能也是各有师法或家法的文献;㉔而"痹"、"疝"、"瘅"、"风寒热"、"五藏伤中"、"五藏狂颠病"、"金创瘛瘲"、"妇人婴儿"等九部,则显然已是专门病学的分类法;马王堆医书有五十二病方,以病名作为治疗方法的分类;《素问》有"热论"、"疟论"、"咳论"、"举痛"、"风论"、"痹论"、"厥论"等篇,《灵枢》也有"寒热"、"颠狂"、"热病"、"厥病"、"周痹"、"痛疽"等病论专篇,这些专篇的命题与"经方"九部也多有雷同之处。综合分析,在西汉时期,专门病学应该已有相当的发展,而这些专门病学仍然有可能是"师法"或"家法"的产物。换言之,"经方"的范畴应该是某一学术传承下综合或专门病治疗学的总称。

"方"与"药"在后代形成不同导向的专门著作形式,不过在汉代区分似乎并不严格,《汉书·艺文志》"经方"小序的前四句"本草石之'寒温'"、"假'药味'之滋"、"因'气感'之宜"、"辨'五苦六辛'",㉕单引号中的文字所指涉的正相当于后汉时期本草记述的重点,而紧接着的"致水火之齐",则应归类于方剂的范畴。而"医经"小序所谓"调百药齐和之所宜",也应是兼指本草与调剂而言。关于这点,让我们再回头检视上引神农与医药的早期记载,《世本》:"神农和药济人。"这里所用的词"和药",同样也是调剂之义,似乎暗示了"方"与"药"是由较宽泛的药物治疗范畴分化而出的可能性。

"经方"十一家虽然早已不传,但却非无迹可循。以《汤液经法》为例,西晋医家皇甫谧在《针灸甲乙经·序》曾说道:"仲景论广伊尹《汤液》为数十卷,用之多验。"㉖皇甫谧去汉世仅数十年,所述《汤液》一书极有可能即《汤液经法》;"论广"之意甚为明白,张仲景《伤寒杂病论》以《汤液经法》为基础写就,那么透过《伤寒杂病论》当可略窥《汤液经法》的遗意。今传本《金匮要略》最后两篇就有不少关于食药禁忌的记载,未免过于芜杂,下文仅举片段为例

以其窥大要,《禽兽鱼虫禁忌并治》篇载:

> 凡肝藏,自不可轻啖,自死者弥甚。凡心皆为神识所舍,勿食之,使人来生复其报对矣。凡肉及肝,落地不着尘土者,不可食之。猪肉落水浮者,不可食。诸肉及鱼,若狗不食、鸟不啄者,不可食。诸肉不干,火炙不动,见水自动者,不可食之。肉中有朱点者,不可食之。六畜肉,热血不断者,不可食之。父母及身本命肉,食之令人神魂不安。食肥肉及热羹,不得饮冷水。诸五脏及鱼,投地尘上不污者,不可食之。秽饭、馁肉、臭鱼,食之皆伤人。自死肉口闭者,不可食之。六畜自死,皆疫死,则有毒,不可食之。兽自死,北首及伏地者,食之杀人。食生肉,饱饮乳,变成白虫。疫死牛肉,食之令病洞下,亦致坚积,宜利药下之。脯藏米瓮中有毒,及经夏食之,发肾病。

《果实菜谷禁忌并治》篇载:

> 果子生食生疮。果子落地经宿,虫蚁食之者,人大忌食之。生米停留多日,有损处,食之伤人。桃子多食令人热,仍不得入水浴,令人病淋沥寒热病。杏酪不熟,伤人。梅多食,坏人齿。李不可多食,令人胪胀。林檎不可多食,令人百脉弱。橘柚多食,令人口爽,不知五味。梨不可多食,令人寒中,金疮、产妇亦不宜食。樱桃、杏多食,伤筋骨。安石榴不可多食,损人肺。胡桃不可多食,令人动痰饮。生枣多食,令人热渴,气胀。寒热羸瘦者弥不可食,伤人。

> 矾石生入腹,破人心肝,亦禁水。商陆以水服,杀人。葶苈子傅头疮,药成入脑,杀人。水银入人耳及六畜等,皆死。

以金银着耳边,水银则吐。苦楝无子者杀人。凡诸毒,多是假毒以投,无知时宜煮甘草荠苨汁饮之,通治诸毒药。[21]

这些内容主要叙述食物与药物的质量管制、服用禁忌及毒副作用。这类内容是早期本草(主要是《吴普本草》及所载述诸家本草、陶弘景《本草经集注》及《名医别录》保存的汉魏晋以前本草著述)相当重要的组成成分。不仅如此,《本草经集注·序录》中保存了本经旧文13条,陶弘景所谓的本经四卷,可能即是皇甫谧《帝王世纪》所谓"炎帝神农氏……尝味草木,宜药疗疾,著《本草》四卷"的四卷本《神农本草经》。亦即这13条旧文,应该是汉以前旧文,同时也是目前传世文献中最早的本草序例。其文曰:"合和者,宜用一君、二臣、五佐……""药有宜丸者,宜散者,宜水煮者……""治寒以热药,治热以寒药……""病在胸膈以上者,先食后服药。病在心腹以下者,先服药后食。……"将这些文字内容与《汉书·艺文志》"经方"小序对照,这些本经旧文几乎就是"经方"小序的具体范例。两者谈论的都是药物的具体运用法则,并不局限于后世本草学针对单一药物性能、制备等内容的载述。这种现象似乎说明了,本草学可能是从这种综合性的药物使用知识中分化出来的,关于这点下文还会作更详细论述。

在《本草经集注·序录》中,陶氏在以本草为名的著作中,祖述了扁鹊、仲景、华佗等不以本草著述传世的医家,这种看似不合理的现象,背后的理由应该仍与方、药不分家的时代背景有关。在这些医家中,扁鹊也是值得探索的对象。"经方"11家有《泰始黄帝扁鹊俞拊方》,黄帝是上古医学之祖自不待言,《汉书·艺文志》"方技"小序认为俞拊(跗)也是上古的名医,扁鹊则是中世医家的代表;《淮南子·人闲训》中"虽有扁鹊、俞跗之巧,犹不能生也"还将后两者并列论述。《淮南子》引述扁鹊,基本上是先秦秦汉时期藉医事隐喻国政的典型"论病及国"模式，与此类似的记载还见于《韩非子》、《鹖冠子》、《列子》、《韩诗外传》、《新书》、《新序》、《盐铁论》、《说苑》、《扬子法言》、《中论》、《潜夫论》、《论衡》及《史记》的《扁鹊仓公列传》、《高祖本记》、《赵世家》等多部著作，其中保存了某些不见于传世医籍或出土医籍文献的医学材料。综合这些散见史料，拼缀出以扁鹊为名，或可称为扁鹊系的医学知识图像，应该包涵"诊法"（色、脉）、"汤液方药"、"针灸砭石熨引"及"房中"等范畴。于今可见，诊法部分散见于《难经》、《脉经》、《中藏经》、《王叔和脉诀》、《千金方》、《医心方》及出土文献《敝昔篇》等处。在汤液方药部分，汉末《吴普本草》所收诸家本草中，就有扁鹊言五味的条文50条。又在略晚的六朝时期，还流传了一些以扁鹊为名的医学材料，譬如《医心方》卷一四《治尸厥方第六》载："以菖蒲屑着鼻两孔中，吹之令入，以桂屑着舌下。云扁鹊治楚王法也。"[28]本方恰巧亦见于《金匮要略·杂疗方》中，[29]可以佐证六朝时期所流传的以扁鹊为名的医学材料，有些可能来自东汉以前或更早，这些佚文甚至有可能与《泰始黄帝扁鹊俞拊方》流传的扁鹊医学有关。类似来源的较早的材料还见于《备急千金要方》卷二六《食治方·序论第一》引《河东卫汛记》：

扁鹊云：人之所根据者，形也；乱于和气者，病也；理于烦毒者，药也；济命抚危者，医也。安身之本，必资于食；救疾之速，必凭于药。不知食宜者，不足以存生也；不明药忌者，不能以除病也。是故食能排邪而安脏腑，悦神爽志以资血气。若能用食平疴，释情遣疾者，可谓良工。长年饵老之奇法，极养生之术也。夫为医者，当须先洞晓病源，知其所犯，以食治之；食疗不愈，然后命药。药性刚烈，犹若御兵；兵之猛暴，岂容妄发？发用乖宜，损伤处众，药之投疾，殃滥亦然。高平王熙称：食不欲杂,杂则或有所犯;有所犯者,或有所伤,或当时虽无灾苦,积久为人作患。又食啖鲑肴,务令简少。鱼肉、果实,取益人者而食之。凡常饮食,每令节俭。若贪味多餐,临盘大饱,食讫觉腹中膨胀短气,或至暴疾,仍为霍乱。又夏至以后迄至秋分,必须慎肥腻、饼臛、酥油之属,此物与酒浆、瓜果理极相妨。夫在身所以多疾者,皆因春夏取冷太过,饮食不节故也。又鱼脍诸腥冷之物,多损于人,断之益善。奶、酪、酥等常食之,令人有筋力、胆干,肌体润泽。卒多食之,亦令胪胀泄利,渐渐自已。[30]

这段文字可分为两部分,前半部从"扁鹊云"到"高平王熙"之前,为卫汛引述扁鹊药食论,后半部为卫汛引述王熙(即王叔和)言语。卫汛是张仲景弟子,亦可佐证这条材料前半部"扁鹊语"源于汉以前。更特别的是卫汛所记的这篇文字,恰巧就是药论,不管是否与仓公所受扁鹊《药论》有关,都足以让我们窥探早期本草理论之一斑。

此外,就《医心方》、《千金方》两书所收录的以扁鹊为名的医学资料,可辑出40余条,内容涵括基础医学理论、诊法、针灸、汤液方药、长生术及咒禁、选择术等各面向,与上述从先秦、秦、汉诸家所拼缀出的医学图像基本符合。有关汤液方药的内容分别有:
《医心方》卷一《服药节度第三》:

《千金方》云:扁鹊曰:"人之所依者形也,乱于和气者病也;理于烦毒者药也,济命扶厄者医也。安身之本必资于食,救疾之要必凭于药,不知食宜者不足以存生也,不明药忌者不能以除病也。

又云:夫为医者,当须洞视病源,知其所犯,以食治之;食疗不愈,然后命药。药性刚烈,犹为御兵;兵之猛暴,岂容妄发?发用乖仪,损伤更重,药之投病,夭滥亦然。"

卷一四《治卒死方第一》：

又方：以人小便灌其面数回，即能语，此扁鹊法也。[31]

《备急千金要方》卷二《妇人方上·产难第五》：

半夏一两捣筛，丸如大豆，纳鼻孔中即愈。此扁鹊法也。

卷六上《七窍病上·目病第一》载：

十月上巳日收槐子，纳新净瓮中，以盆密封口，三七日发封，洗去皮取子，从月一日服一枚，二日二枚，日别加计，十日服五十五枚，一月日服一百六十五枚，一年服一千九百八十枚，小月减六十枚。此药主补脑，早服之，发不白，好颜色，长生益寿。先病冷人勿服之。（《肘后》云：扁鹊方）

卷二五《备急方·卒死第一》载：

又方 牛、马屎绞取汁饮之。无新者，水和干者亦得。（《肘后方》云：干者以人尿解之，此扁鹊法）
又方 使人尿其面上可愈。（《肘后方》云：此扁鹊法）

卷二六《食治方·果实第二》

扁鹊云：杏仁不可久服，令人目盲，眉发落，动一切宿病。

卷二六《食治方·菜蔬第三》

（甜瓠）扁鹊云：患脚气虚胀者，不得食之，患永不除。

（扁竹叶）扁鹊云：煮汁与小儿冷服，治蛔虫。

卷二六《食治方·谷米第四》

扁鹊云：久饮酒者，腐肠烂胃，溃髓蒸筋，伤神损寿。醉当风卧，以扇自扇，成恶风。醉以冷水洗浴，成疼痹。饱食讫，多饮水及酒，成痞僻。

扁鹊云：多食酢，损人骨，能理诸药，消毒热。

扁鹊云：盐能除一切大风疾痛者，炒熨之。㉜

上九条的第一条，是《医心方》转引《千金方》卫汛文；二、三、五、六条都是备急方，与上述《金匮要略·杂疗方》"扁鹊治楚王法"性质雷同。第四条应归属于神仙服食的范畴，从"此药"之前十三句都是药物采收制备及服用法说明，"此药"后五句则为功效说明，最后一句则为服用禁忌。第七、八、九条是饮食或药物禁忌说明文，与《金匮要略》两卷"禁忌并治"属性相同。尚志钧先生曾归纳传世最早本草专书——《吴普本草》的药物体例为十个方面，分别为：药物的正名、别名、药性、产地、药用植物生态、药用型态、采药时间、加工炮制、功效主治及配伍宜忌内容。㉝若以此为基准审查以上引述的九条内容与扁鹊相关的佚文，符合了"药性"、"药用型态"、"采药时间"、"加工炮制"、"功效主治"与"用药宜忌"等六项内容，似乎本草学的雏形约略可见了。

不过以上引述九条文献能否视为同一医学体系来看待呢？就汉魏到六朝隋唐之间医家的角度，这点是肯定的。传世文献中最早注明扁鹊的医书为西晋初年的《脉经》，王叔和征引前代资料态度严谨是众所皆知的，在《脉经》中凡出《内经》或张仲景书的内容通常在文后注明"右《素问》、《针经》、张仲景",或文中注明黄帝、岐伯、仲景,这些内容如今都可透过不同传本查证,系属同一文本体系。同理可证,王叔和看待《扁鹊阴阳脉法》、《扁鹊脉法》、《扁鹊华佗察声色要诀》、[31]《扁鹊诊诸反逆死脉要诀》等篇,也是如此。又,葛洪作《肘后方》、孙思邈作《备急千金要方》、丹波康濑作《医心方》应该也都是如此。又从"扁鹊治楚王法"、"河东卫汛记"两条材料可证实为汉以前材料,及汉人极重师法、家法的传统,将前引11条与扁鹊相关引文视为同一医学体系看待,应是合理的。以扁鹊为名的文献可以如此看待,以神农、黄帝这些传说中人物为名的其他文献,应当也可以同理推之。清代著名经学家、汉学家孙星衍在所辑《校订神农本草经·自序》中就曾说道:"且艺文志,农、兵、五行、杂占、经方、神仙诸家,俱有神农书,大抵述作有本,其传非妄。"[35]这些托名古代圣贤的上古文献,不必真有其人,但是"有所本"正是本文看待古文献的基本态度。

与扁鹊相关的方药材料,还有《子仪本草经》需要提出讨论。唐贾公彦在《周礼注疏》中引西晋荀勖《中经簿》,有"子义《本草经》一卷";又,郑玄注《周礼》曾云:"五药,草、木、虫、石、谷也。其'治合之齐',则存乎神农、子仪之术。"[36]"五药"显然是药物的五部分类法,至于"治合之齐"还有待讨论。孙星衍《校定神农本草·邵晋涵序》中认为:"是《礼记注》所谓慎物齐者,犹言治合之齐,指本草诸书而言也。"但就与郑玄同一时期的出土文献武威医简中,多处提到"冶合"判断,[37]"冶合"一词应指药物的加工炮制,并有将处方药物混合之意。"某某之齐"的用法见于先秦两汉文献有多处,以《周礼》一书而言,譬如《周礼·天官冢宰·食医》:"食医:掌和王之六食、六饮、六膳、百羞、百酱、八珍之齐。"《周礼·天官冢宰·疡医》:"疡医:掌肿疡、溃疡、金疡、折疡之祝药劀杀之齐。"《周礼·天官冢宰·亨人》:"掌共鼎镬,以给水火之齐。"

《周礼·考工记·辀人》载："金有六齐：六分其金而锡居一,谓之钟鼎之齐。"㊳"齐"通"剂",有调和、混合之意。㊴郑玄的讲法与上述本经旧文13条的情形非常符合,揭示了在郑玄的时代以神农为名的本草可能已经存在,而以子仪为名的本草应该也是同一性质的文献。郑玄是东汉中末期人物,荀勖是汉魏之际到西晋间的人物,可以进一步推论,以谈论药物知识为主体的本草专书可能成书于东汉中早期之前。子仪相关事迹主要见于《韩诗外传》卷一〇扁鹊治虢太子案中："子明灸阳,子游按磨,子仪反神,子越扶形……"㊵知子仪系扁鹊弟子。此书当然不可能是子仪所撰,但或许也是扁鹊一系的药学文献。

"河东卫汛记"这段食药论首尾完整,论述主题是汉以前少见的药食理论,有必要再作深入探讨。历来论述"药食同源"者,多祖述《周礼》"食医",譬如明代李时珍在《本草纲目·序例上·历代诸家本草》"《食性本草》"条下论云："禹锡曰：南唐陪戎副尉、剑州医学助教陈士良撰。取神农、陶隐居、苏恭、孟诜、陈藏器诸家药关于饮食者类之,附以食医诸方,及五时调养脏腑之法。时珍曰：书凡十卷,总集旧说,无甚新义。古有淮南王《食经》一百二十卷,《崔浩食经》九卷,竺暄《食经》十卷,《膳馐养疗》二十卷,昝殷《食医心鉴》三卷,娄居中《食治通说》一卷,陈直《奉亲养老书》二卷,并有食治诸方,皆祖食医之意也。"㊶李氏所引大体上本于隋、唐、宋三代书志,这些文献中,成书于唐以前者早已不传,无从查阅。又,先秦文献文字省约,即使透过汉代经师郑玄等人的注解,也很难窥见全貌,换言之,秦汉到魏晋之间食医的历史样貌是相当隐晦的。"河东卫汛记"这篇论述正好填补了这段医史上的空白,论中首先勾勒出疾病是由"乱于和气"所生,所谓的和气也就是中和之气,是先秦秦汉学者为"病"与"不病"所划出的基准点。《中庸》云："致中和,天地位焉,万物育焉。"㊷《春秋繁露·循天之道》

云:"中者,天地之所终始也;而和者,天地之所生成也。夫德莫大于和,而道莫正于中。中者,天地之美达理也,圣人之所保守也。《诗》云:'不刚不柔,布政优优。'此非中和之谓与?是故能以中和理天下者,其德大盛;能以中和养其身者,其寿极命。"[43]长生之道在于尽可能不离这道基准点,而医疗手段则专为脱离这道基准点的"疾病"所设,维持不病是生生之道的上上策,反之,病而后求医则是下下策。"和气"需要刻意的调理,也就是"养",据《春秋繁露·循天之道》,养和气是包含形神及生活起居多面向的摄养。不过这篇扁鹊药食论重在"食",认为:"救疾之速,必凭于药。不知食宜者,不足以存生也。""药性刚烈,犹若御兵。兵之猛暴,岂容妄发,发用乖宜,损伤处众。药之投疾,殃滥亦然。""食"与"药"的基本分别在于对人体作用,前者温和,后者猛烈;药物因为作用峻猛,疗疾迅速,不过稍有不当则损伤生命,因此作者认为:"夫为医者,当须先洞晓病源,知其所犯,以食治之。食疗不愈,然后命药。"这种先食而后药的思维,又可称为"食药"。

"食药"一词运用于书籍名称首见于《周礼注疏·天官冢宰》:"岁终,则稽其医事以制其食。……"条下注云:"案《汉书·艺文志》云:'《神农黄帝食药》七卷,……'"[44]贾公彦所谓的《神农黄帝食药》,即今传本《汉书·艺文志》所载的《神农黄帝食禁》。孙星衍《校订神农本草经·自序》对于这点差异曾论道:"予按《艺文志》有《神农黄帝食药》七卷,今本伪为《食禁》,贾公彦《周礼》医师疏引其文,正作《食药》,宋人不考。遂疑《本草》非《七略》中书。贾公彦引《中经簿》,又有《子仪本草经》一卷,疑亦此也。"贾公彦所据不知为何,孙氏遽认今传本为误,也未说明理由,但是前引《本草经集注·序录》有云:"凡欲治病,先察其源……,食药必活。"是"食药"的用法在汉以前确有所据。另外,成书于两汉之际前后的《河图帝览嬉》载:"明年春,齐桓公以食乐失珍宝,五谷无实,民饥分散。"㊹是"食药"一词在汉代使用的另一佐证。又孙氏认为《汉书·艺文志》"经方"11家中的《神农黄帝食禁》为"食药"类文献，并以此为刘向、刘歆《七略》载有本草书籍的例证，这点颇值得再深入探究。以"食禁"为名的古代文献不见其他书志，但有名称相近者，譬如《中国医籍考》载有《神农食忌》、《黄帝杂饮食忌》及《老子禁食经》，这三部书都早亡佚，也不见佚文。但另有《壶居士食忌》一书，是通过唐代饮茶专书《茶经》转引所保存下来的已经亡佚的古籍，佚文仅见一条：

　　《壶居士食忌》云：苦茶久食，羽化。与韭同食，令人体重。㊻

壶居士又称壶公，据《后汉书·方术列传·费长房传》所记，费长房从壶公入山学仙，未成辞归。"能医疗众病，鞭笞百鬼，驱使社公"，㊼这也是成语"悬壶济世"的典故。费长房真有其人，是否真有神奇术法能鞭笞百鬼，此处不论，不过能医众病，可能才是壶居士与费长房事迹得以传世的背后因由。由于缺乏佐证，《壶居士食忌》是否与壶居士与费长房所代表的东汉某一支医学流派有关，不得而知。据这仅有的一条资料，书中所载至少应有功效及禁忌两项内容。另外，《茶经》还保存了一条相似的佚文：

　　华佗《食论》：苦茶久食益意思。㊽

华佗《食论》仅见于此处，但以华佗为名的饮食论述尚见于《备急千金方·食治》载云："胡荽子，味酸平无毒，消谷，能复食味。叶，不可久食，令人多忘。华佗云：胡荽菜患胡臭。"㊾前条《食论》与功效有关，从书名及仅有的内容判断，应该也是记载与食物功效相关的文献;后者则与禁忌副作用有关,亦即不出"宜"、"忌"两项范围。传世文献中以食物功效、禁忌等内容为载述重点的相关文献,最早的应该是名为"食经"的著作,日本近代学者冈西为人在《宋以前医籍考》认为所谓"食经"、"杂饮食忌"等书,就是"《食禁》七卷之遗,其书概言饮食宜忌,其遗文献略可寻究";[50]并载隋唐以前食经类著作40余家,但这40余家,并不局限于饮食宜忌,而是融合了宋郑樵《通志·艺文略》"食经"定义的烹饪、食疗与酿酒等三大范畴。今日得见六朝以前食经著作遗文仅有数家,都是通过其他典籍引述而留下的佚文,譬如2009年出版的《三国两晋南北朝医学总集》一书从《医心方》辑出《七卷食经》、《食经》、《崔禹锡食经》、《马琬食经》、《朱思简食经》等五部食经,实则《医心方》所收录食经尚有《孟诜食经》、《新撰食经》、《神农食经》、《玄子张食经》、《卢宗食经》等书。此外,《太平御览》另见《神农食经》。综观这些食经实则已包括:食有所宜的"食宜",有所禁的"食禁"、"食忌"或"禁忌",有所治的"食治",以及久食得以强身健体的"饵食"或"服食"等内容。冈西氏所谓"其遗文献略可寻究"大概就是指涉上述等书的佚文。在这些佚文中,我们首先要讨论的是《神农食经》,《医心方》存有两条,分别是:

卷二九"饱食禁第七"载:

《神农食经》云:饱食讫,多饮水及酒。成痞癖,醉当风。

同卷"合食禁第十一"载:

《神农食经》云:生鱼合蒜食之,夺人气。[51]

《太平御览》载:

《神农食经》曰：茶茗宜久服，令人有力悦志。

　　又曰：茗，苦荼，味甘苦，微寒，无毒，主瘘疮，利小便，少睡，去痰渴，消宿食。

　　冬生益州川谷山陵道旁，凌冬不死。三月二日采干。[52]

《医心方》的两则佚文与《太平御览》引文的第一个"曰"字下条文，仍属于宜忌两项范畴内，但《太平御览》的第二个"曰"字下条文，从本名、别名、性味、功效、主治、产地、生态、采制时节皆备，早期本草的记述体例已灿然大备了。

又据嘉定本《经史证类备急本草》"茗苦木茶"条大黑字载："茗，味甘苦，微寒，无毒，主瘘疮，利小便，去痰热渴，令人少睡，春采之。苦木茶，主下气，消宿食，作饮加茱萸、葱、姜等良。"[53] 两者内容相当接近（两文的差别仅在于《经史证类备急本草》所引述的内容将茗与苦（木茶）分别叙述，而《太平御览》则将这两者合述），应该有相当渊源。据《经史证类备急本草》的体例，大黑字所载是所谓"名医别录"的内容，[54]也就是来源于汉魏以下名医传录或增修内容。据尚志钧先生的研究，"名医别录"中名医记载的内容有些来源也很早，[55]即使较晚应该也不晚于汉魏之际。因此，《神农食经》收录的本条内容，可能不晚于汉魏之际，或更早，甚至可能是东汉以后最接近《神农黄帝食禁》一系的文献。

"食经"类文献在唐以后逐渐演变为食物本草，在历史的进程中，孙思邈《备急千金要方·食治篇》可视为过渡时期的代表作，《食治篇》中引"黄帝云……"48条，同书卷二四又载《神农黄帝解毒法》方39首。《神农黄帝解毒法》方39首中"治食六畜肉中毒方"："各取六畜干屎为末，水服佳。若自死六畜肉毒，水服黄柏末方寸匕，须臾复与服佳。"亦见于《金匮要略·禽兽鱼虫禁忌并治》。另外39首中"治食鱼鲙不消方"："大黄（三两，切）、朴硝（二两)上二味,以酒二升,煮取一升,顿服之。(仲景有橘皮一两。……)"显示仲景佚失的条文,本也有此条。佐证这些以黄帝为名的文献,部分来源于汉以前的文献,与上述扁鹊相关文献的情况雷同,可以作为东汉以前黄帝系方药文本的参考材料。

以上引述的这些散见的,来源于汉以前,或可能来源于汉以前的佚文,有各种名称,为描述方便,以下统称为"食药"。将这些食药佚文,与从《医心方》辑出的几部食经比较,可以归纳出以下几个值得重视的现象:其一,就体例上看,汉以前食药文献的记述重点主要在宜、忌两项,实际上即特有的效用与使用上的禁忌及副作用。除了《神农食经》"茗"条外,其余都不见性、味、有毒无毒的记述内容。六朝的几部食经,也仅有部分内容记载性、味、有毒无毒,记载与不载者的比例高低不等;但记载食药的宜、忌两项内容仍是共同的特点。似乎在此时,性、味、有毒无毒等性能项目,还不是食药文献必备的记述体例。若与后世食物本草相较,此时的作品还处于发展中的不成熟期。由这点观察,食药类文献的原始核心内容是由"食宜"、"禁忌"所组成,而性、味、有毒无毒等内容则为长期发展过程中所陆续增补。其二,从命名为"食禁"、"食忌"、"食经"等佚文间接推测,《神农黄帝食禁》既命名为"食禁",内容应该也与食药的宜、忌两项内容有关。又从略晚于《汉书·艺文志》的武威医简,其"方"字命名都以疾病、症状及对治法为载述重点,而这点与后世对"方"剂的定义无异;但与周家台秦简及马王堆医简总括疗法类的"方"字,有了决定性的区别。㊿大约此时,"方"字已逐步用在药物疗法的范畴了。经方11家中9家以方命名;《汤液经法》的"汤液",据《素问》所载应为内服剂型的一种。若依后世方书与药书的判别标准,前者以疾病为重点,后者以药物为提纲,那么《神农黄帝食禁》是经方11家中唯一符合药书基本原则的典籍。"方"、"药"在西汉中晚期到东汉早期间各自独立出来,揭示了专业本草学出现的背景因素已经成熟。其三，就郑玄提到的关于神农与子仪之术的线索，综合13条本经旧文及《汉书·艺文志》"经方"小序，初期本草的内容应该还是方药杂陈。

上文中引述冈西氏《宋以前医籍考》曾提到"食经"典籍40余家，有一现象是必须特别提出说明的，凡书志所载或经其他典籍转引所保留的这类文献，多载明记述著作者，即使佚名者亦不妄加神农、黄帝、扁鹊、华佗等古圣贤名，为上文我们曾提出汉人极重师法、家法的说法，又多一佐证。这点也可以反过来印证，魏晋以下典籍所引用的冠有神农、黄帝、扁鹊、华佗等古圣贤名的文本，应各有所本。

总结以上，将汉以前与本草学较有渊源的文献表列如下：

表1：汉以前与本草学相关文献表

文　献	佚文数	出　处	与本草学相关体例、类型
黄帝扁鹊药论	?	《史记·扁鹊仓公列传》	?
《泰始黄帝扁鹊俞拊方》	?	《汉书·艺文志》	?
《汤液经法》	?	《汉书·艺文志》	?
《神农黄帝食禁》	?	《汉书·艺文志》	?
《子仪本草经》	?	贾公彦引《中经簿》	?
《神农本草》	118	《吴普本草》（据尚志钧先生《汉代本草概况和特点》，[57]以下出《吴普本草》同）	五味
《神农本草旧文》	13	《本草经集注》	药物与药物临床运用基本理论上、中、下三品分类法

(续表)

文献	佚文数	出处	与本草学相关体例、类型
《黄帝本草》	53	《吴普本草》	五味
《岐伯本草》	52	《吴普本草》	五味
《雷公本草》	83	《吴普本草》	五味
《扁鹊本草》	50	《吴普本草》	五味
《桐君本草》	42	《吴普本草》	五味
《桐君采药录》	11（去重复者共得6条）	《本草经集注》4条 《新修本草》4条 《证类本草》3条	药物型态
《医和本草》	4	《吴普本草》	五味
《李氏本草》	57	《吴普本草》	四气
《一经》	9	《吴普本草》	五味
《吴普本草》	231	据尚志钧先生辑校本	药物的正名、别名、药性、产地、药用植物生态、药用型态、采药时间、加工炮制、功效主治及配伍宜忌内容
《药对》	5[33]	《本草经集注》	佐使相须 四时五季使药与所主部位
《金匮要略》 《禽兽鱼虫禁忌并治》 《果实菜谷禁忌并治》		《金匮要略》	饮食药物宜忌

(续表)

文　献	佚文数	出　处	与本草学相关体例、类型
《扁鹊药论》	1	《备急千金要方》引卫汛药论	食药理论
扁鹊方药	11	《备急千金要方》、《医心方》	"药性"、"药用型态"、"采药时间"、"加工炮制"、"功效主治"与"用药宜忌"
黄帝食治	48	《备急千金要方》	食忌
神农黄帝解毒法	39	《备急千金要方》	诸食中毒与解毒方
《神农食经》	3	《医心方》2条《太平御览》1条	本名、别名、性味、功效、主治、产地、生态、采制时节、宜忌
华佗《食论》	1	《茶经》	宜忌
华佗食治	1	《备急千金要方》	宜忌
《壶居士食忌》	1	《茶经》	宜忌

初期本草大约形成于两汉之际至汉魏之际的两三百年间，上表所列文献的载述各有偏重，其载述重点可被《吴普本草》分为10个面向：药物的正名、别名、药性、产地、药用植物生态、药用型态、采药时间、加工炮制、功效主治及配伍宜忌内容所概括，亦即《吴普本草》及所引述诸家本草，可能就是最早综合整理本草相关资料，以成专业本草学著作的滥觞。对照于同时代文献，10个面向是由各个不同领域、不同源流文本或文献拼缀叠加而成，譬如：正名、别名等内容来源于名物学；产地、药用植物生态、药用型态等内容渊源于博物学；五味、配伍宜忌等内容则来自于食医传统；毒药记述源于经方，毒性的"性能"论则来自物性论与模拟四时日照量消长的四

气变化。为了明了早期本草家们何以将这些不同领域的知识综合在一起的动机与背景,以下拟往前本草学时期作更深入的探索。

三、前本草学时期的历史图像

上节通过史志记载及本草佚文等材料,将本草学的形成期推定在西汉中期以后到东汉早中期之间,那么在此之前是否有专论药物的文献存在呢?或者在此之前的文献是如何载述药物的相关知识呢?探索这些问题或有助于了解本草学是如何逐步形成的。关于前者,答案应该是肯定的,学者统计出土文献中简帛医籍药物词语计745项,涉及药物400余种,已大于《神农本草经》所载的365种药物。[59]这些简帛医籍药物大多见于秦汉之际的文献,这么丰富的用药种类,很难让人相信没有专业药书文献的存在。佐证之一,是《史记·扁鹊仓公列传》载仓公从其师公乘阳庆受"药论"或"药论"书。佐证之二,是阜阳汉简《万物》(墓主人为西汉夏侯婴之子,卒于公元前165年)的出土,《万物》一般被认为是类似本草类的文献,原因在于其是以某某药物已某某症或病的体例写作,这种以药物为主体的著作正是本草学的最基本原则。佐证之三,是西汉时期有两部相当重要的小学著作——司马相如撰《凡将篇》、史游撰《急就篇》。文中都有药物的专门段落,《凡将篇》载:

> 乌喙桔梗芫华,款冬贝母木蘖萎,芩草芍药桂漏芦,蜚廉雚菌荈诧,白敛白芷菖蒲,芒消莞椒茱萸。[60]

《急就篇》载云:

> 灸刺和药逐去邪,黄芩茯苓礜芷胡。牡蒙甘草菀藜芦,乌

喙附子椒芫华。半夏皂荚艾橐吾，芎藭厚朴桂栝楼。款东贝母姜狼牙，远志续断参土瓜。亭历桔梗龟骨枯，雷矢雚菌荩兔卢。[61]

上两篇都是教儿童入门识字的字书，从常识上推论，字书所记应该都是当时特别常见、常用的药物，或有可能是作者依据某些通行药书摘录而成。这45味药物，不仅如上所述见于小学类著作，在年代相近的出土文献复方中，也多可见这些药物的使用。同时，几乎也都见于略晚的《神农本草经》与《伤寒杂病论》中。因此，这些药物应该是当时具有相当代表性的常见、常用药材。这些药物在先秦到西汉之际文献中的载述内容，对于了解此一时间点药物相关知识的一般样貌，具有相当的代表性。相关记载有数百条之多，限于篇幅，根据内容特点，分四类引述这些见诸先秦到西汉之际文献所载述的药物的相关内容，每类各引述数条具代表性材料，以管窥豹。

1. 正名与植物型态：这部分记载主要见于小学类文献，成书年代最早的著作首推《尔雅》。以乌头为例（以下四点皆同），《尔雅·释草》云："芨，堇草。"郭璞注云："即乌头也，江东呼为堇。"略晚的《说文解字》也有类似记载，同样以乌头为例，《说文解字》载："蔨，乌喙也。"

2. 功效与毒性禁忌：这部分内容散见于先秦秦汉文献。《庄子·徐无鬼》云："药也其实，堇也，桔梗也，鸡壅也，豕零也，是时为帝者也，何可胜言！"《淮南子·说林训》："蝮蛇螫人，傅以和堇，即愈。"《淮南子·谬称训》："物莫无所不用，天雄乌喙，药之凶毒也，良医以活人。"《淮南子·主术训》："天下之物，莫凶于鸡毒，然而良医橐而藏之，有所用也。"《国语》："公田，骊姬受福，乃置鸩于酒，置堇于肉。……骊姬与犬肉，犬毙；饮小臣酒，亦毙。"

3. 产地与质量：《范子计然》："乌头出三辅中，白者善。"《五十二病方》："一，伤者，以续［断］根一把，独□长枝者二梃，黄芩二梃，甘草□梃，秋乌喙二□□□□□者二瓯，即并煎□熟，以布捉取，出其汁，以陈缊□□［傅之］。"

4. 服食与长生：《万物》："服乌喙百日令人善趋也……"《列仙传》：^②"䍃父者，南郡鄘人也。居山间，有仙人常止其家。从买瓜，教之炼瓜子，与桂附子、芷实共藏，而对分食之。二十余年，能飞走，升山入水。"

通过以上四条的简单描绘，此一时期与中药学相关的知识似乎着重在几点：其一，药物基源与药名的厘定，已经在早期的名物之学或小学中进行了，即使在这些古代文献中无法看出是否与专业药学相关，不过初期本草《神农本草经》与《吴普本草》及"名医附录"中的相关部分，显然与《尔雅》及《说文解字》等有相当密切的关系。其二，药物的"功效"及"副作用"等这些中药学核心的知识，在这一时期已经以近乎单方的形式，在《淮南子》与《万物》这类博物学的著作中被记录下来。^③《万物》的命名是基于简文中"万物之本不可不察也"，而察万物之本正是博物学的立意宗旨，但这篇文献通常归类于本草类，^④由此可以推知，早期本草知识的结集，可能与博物学有相当大的关系，或者本草的雏形可能就是从博物学中分化而来。这点对日后本草学的发展有相当大的影响，下文还会详述。其三，由《范子计然》这部书中的内容，^⑤可以了解到，在当时，药材的产地、采收及质量的要求都已经相当成熟，而这部分内容也是早期本草相当重要的组成部分。其四，某些医药知识可能是通过方仙道的神仙知识保存下来的。

上文的第二点，我们推导出早期本草知识的集结与博物学有关，事实上，以博物学来形容《淮南子》及《万物》，只是取其相近概念来作形容之用。中国历史上较严格定义的博物学，应指承接汉经学时代之后，以广征博物，对动物、植物、矿物及生态系统作观察、描述、分类甚而分析的新学术。学界普遍认为陆玑、张华、郭璞等学者为博物学开创时期的代表性人物，而陆玑《毛诗草木鸟兽虫鱼疏》则被认为是中国第一部生物学的专门著作。试举《毛诗草木鸟兽虫鱼疏》所载第一、二条为例：

> 方秉兰兮
> 兰即兰香草也。《春秋传》曰："刈兰而卒。"《楚辞》曰："纫秋兰。"子曰："兰当为王者。"香草皆是也。其茎叶似药草泽兰，但广而长节，节中赤，高四五尺，汉诸池苑及许昌宫中皆种之，可著粉中，故天子赐诸侯蕰兰，藏衣著书中辟白虫也。
> 采采苤苢
> 苤苢，一名马舃，一名车前，一名当道。喜在牛迹中生，故曰车前、当道也。今药中车前子是也，幽州人谓之牛舌草，可鬻作茹，大滑，其子治妇人难产。[66]

在上引两条文中，载述了两物的正名、别名、形态、生长环境、用途与使用法，其中兰草的功用在于"辟白虫"，车前则是"作茹"与"治妇人难产"，全书其他各条大约与之相类。可知陆玑广征博物，其着眼点主要在于生活知识的结集。以此角度来规范《万物》显然更加合理，这点由《万物》对于万物的定义"万物之本不可不察也"就可以得到佐证。由此也可知，陆玑并非这类知识纂集的创始者，在汉初，甚而秦汉之前就已有相似的文献存在。以《汉书·艺文志》的分类法而言，这类的生活百科文献主要归类于形法家。[67]与早期本草知识相关的形法家文献，正好就是唯一传世的《山海经》。《山海经》中记载各地物产与其功用（特别是疾病疗治）相关

者,有130余种,以表格整理如下(限于篇幅,以下仅举草、木、果三类为例):

表2:《山海经》所载草、木、果三类药用物产表(据《四部丛刊》本)

药名	形态	功效	产地/出处	类属
祝余	其状如韭而青花	食之不饥	招摇之山/《南山经》	草
迷谷	其状如谷而黑理,其花四照	佩之不迷	招摇之山/《南山经》	木
白䓘	其状如谷而赤理,其汗如漆,其味如饴	食者不饥,可以释劳可以血玉	仑者之山/《南山经》	木
萆荔	其状如乌韭,而生于石上,亦缘木而生	食之已心痛	小华之山/《西山经》	草
文茎	其实如枣	可以已聋	符禺之山/《西山经》	木
?	其草多条,其状如葵,而赤花黄实,如婴儿舌	食之使人不惑	符禺之山/《西山经》	草
?	其草多条,其状如韭,而白华黑实	食之已疥	石脆之山/《西山经》	草
黄藋	其状如樗,其叶如麻,白花而赤实,其状如赭	浴之已疥,又可以已胕(郭璞注:治胕肿也)	竹山/《西山经》	草
薰草	麻叶而方茎,赤华而黑实,臭如蘪芜	佩之可以已疠	浮山/《西山经》	草
菁蓉	其叶如蕙,其本如桔梗,黑华而不实	食之使人无子	蟠冢之山/《西山经》	草
杜衡	其状如葵,其臭如蘪芜	可以走马,食之已瘿	天帝之山/《西山经》	草

(续表)

药名	形态	功效	产地/出处	类属
无条	其状如橐茇,其叶如葵而赤背	可以毒鼠	皋涂之山/《西山经》	草
?	员叶而白柎,赤华而黑理,其实如枳	食之宜子孙	崇吾之山/《西山经》	木
?	其实如桃,其叶如枣,黄华而赤柎	食之不劳	不周之山/《西山经》	果
丹木	员叶而赤茎,黄华而赤实,其味如饴(丹木五岁,五色乃清,五味乃馨)	食之不饥	峚山/《西山经》	果
沙棠	其状如棠,黄华赤实,其味如李而无核	可以御水,食之使人不溺	昆仑之丘/《西山经》	木
薲草	其状如葵,其味如葱	食之已劳	昆仑之丘/《西山经》	草
药、䕷、芎藭			号山/《西山经》	草
櫰木	其状如棠,而员叶赤实,实大如木瓜	食之多力	中曲之山/《西山经》	木
丹木	其叶如谷,其实大如瓜,赤符而黑理	食之已瘅,可以御火	崦嵫之山/《西山经》	木
芍药、芎藭			绣山/《北山经》	草
?	其状如杨,赤华,其实如枣而无核,其味酸甘	食之不疟	北号之山/《东山经》	木

（续表）

药名	形态	功效	产地/出处	类属
芑	其状如杨而赤理，其汁如血，不实	可以服马		木
䔰	葵本而杏叶，黄华而荚实	可以已瞢	甘枣之山/《中山经》	草
枥木	方茎而员叶，黄华而毛，其实如楝	服之不忘	历儿之山/《中山经》	木
植楮	其状如葵叶而赤华，荚实，实如棪荚	可以已癙，食之不眯	脱扈之山/《中山经》	草
鬼草	其叶如葵而赤茎，其秀如禾	服之不忧	牛首之山/《中山经》	草
雕棠	其叶如榆叶而方，其实如赤菽	食之已聋	阴山/《中山经》	木
荣草	其叶如柳，其本如鸡卵	食之已风	鼓镫之山/《中山经》	草
芒草	其状如棠而赤叶	可以毒鱼	葌山/《中山经》	木
荀草	其状如菱，而方茎黄华赤实，其本如藁本	服之美人色	青要之山/《中山经》	草
芨	其状如樗，其叶如桐而荚实	可以毒鱼	柄山/《中山经》	木
莘苧	其状如苏而赤华	可以毒鱼	熊耳之山/《中山经》	草
芍药、䔰冬			条谷之山/《中山经》	草

(续表)

药名	形态	功效	产地/出处	类属
蓇蓉	多苦辛,其状如榆,其实如瓜,其味酸甘	食之已疟	阳华之山/《中山经》	草
焉酸	方茎而黄华,员叶而三成	可以为毒	鼓钟之山/《中山经》	草
䔄草	其叶胥成,其华黄,其实如菟丘	服之媚于人	姑媱之山/《中山经》	草
黄棘	黄华而员叶	服之不字。(郭璞注:字,生也)	苦山/《中山经》	木
无条	员叶而无茎,赤华而不实	服之不瘿	苦山/《中山经》	草
天楄	方茎而葵状	服者不哽(郭璞注:食不噎也)	堵山/《中山经》	木
蒙木	其叶如槐,黄华而不实	服之不惑	放皋之山/《中山经》	木
牛伤	其状叶如榆,方茎而苍伤	其根苍文,服者不厥,可以御兵(郭璞注:厥,逆气病)	大䓣之山/《中山经》	草
嘉荣	生而秀,其高丈余,赤叶赤华,华而不实	服之者不霆	半石之山/《中山经》	草
帝休	叶状如杨,其枝五衢,黄华黑实	服者不怒	少室之山/《中山经》	木
栯木	叶状如梨而赤理	服者不妒	泰室之山/《中山经》	木

(续表)

药名	形 态	功 效	产地/出处	类属
蒚草	其状如苯,白华黑实,泽如蘡薁	服之不昧	泰室之山/《中山经》	草
帝屋	叶状如椒,反伤赤实	可以御凶	讲山/《中山经》	木
亢木	叶状如樗而赤实	食之不蛊	浮戏之山/《中山经》	木
少辛			浮戏之山（蛇谷)/《中山经》	
蔄草	叶状如葵,而赤茎白华,实如蘡薁	食之不愚	少陉之山/《中山经》	草
梨	其叶状如荻而赤华	可以已疽	太山/《中山经》	草
蓟柏	其状如荆,白华而赤实	服者不寒	敏山/《中山经》	木
蒵	其状如蓍而毛,青华而白实	服之不夭,可以为腹病	大騩之山/《中山经》	草
鼗韭,多药空夺			崃山/《中山经》	草
?	状如葵而赤华,荚实,白柎	可以走马	高梁之山/《中山经》	草
寇脱			熊山/《中山经》	草
莽草		可以毒鱼	朝歌之山/《中山经》	草
鸡谷（本）	其本如鸡卵,其味酸甘	食者利于人	兔床之山/《中山经》	草

(续表)

药名	形态	功效	产地/出处	类属
羊桃	状如桃而方茎	可以为皮张（郭璞注：治皮肿起）	丰山/《中山经》	木
蘴冬			鲜山/《中山经》	草
桂竹		甚毒，伤人必死	云山/《中山经》	木
藷藇茱			尧山/《中山经》	草

《山海经》之中载有功效的物产，除了《海内南经》一条之外，其余都出于五部海内山经，也就是"五藏山经"。这130余种物产，依载述模式可析分为品名、形态、功效、使用方法、产地及草木鸟兽等分类，共七大项，少数几条如"鸡谷"还提及药用部位。这种体例的设计，与本文第一节所述的初期本草已相当接近，可以说初期本草是其来有自。就药物的性能描述而言，仅五条提及"味"，不过都止于形态特征的描绘作用上，与疗效全然无关；另有几条提及毒性，与毒性相关条文，又可区分为警示性（譬如鮨鮨之鱼：食之杀人）、以毒为用（礜：可以毒鼠）两种，警示性内容可视为食禁的前身，而以毒为用的对象则值得进一步探讨。"毒鼠"、"毒鱼"等与医疗无关的功用，与药物记载杂陈的现象，还可见于《万物》、马王堆医书、《淮南子》等文献，这种现象可以理解为"五藏山经"这些知识纂集者的着眼处并非单纯医疗，而是一个更大的标的——生活日用百科。

据神话学大家袁珂先生的见解，《山海经》是战国到西汉初，[68]由楚、巴等地巫师及文人，多人长时期纂集而成。其"身上还有许多属于宗教意识的、历史的、地理的和医药的、民族志和民俗学的等等诸范畴的东西，因而《山海经》不仅是中国神话的渊府，并且是古代人们的生活日用百科全书"。⑩袁珂先生笔下"生活日用百科全书",当是指上表所提到的"疾病"、"鼠"、"凶"、"兵"、"火"、"寒"等等生活中常常遇到的情境,以及应付这些情境所需的生活常识。在这些情境中"疾病"尤为首要,因此这些物产的功用,也以疾病的疗治用途占了绝大多数。此外,从《山海经》上表记载了疥、疠、痈、疽等30多种病名,及心痛、嗌痛等10余种症状,也记载了芷草、藁本、芍药等,收录于后世本草书的草、木、玉、石及动物类等数10类药材。但值得注意的是,这些药材仅用于形容以"五藏山经"为主的物产,或者单纯提及某地产某物,全然未及功效。这种藉着熟悉的某物去形容较不熟悉的某物的作法,显示出至少在战国以前,必然已有相当数量的药材为当世人所熟悉,而这正可佐证当时药物发展的概况。

从《山海经》与出土文献《相马经》、《相狗方》、《相宝刀剑》等形法家文献,可以得见最晚在战国末期到西汉之际,观察与描绘自然的专业知识及文献已然成形,据此以草、木、鱼、虫、鸟、兽、矿石为探索标的的专业文献,可能即《汉书·平帝纪》及《楼护传》所提及的"本草"。但即使较专业的"本草"文献,可能战国到西汉间已存在,以生活日用百科的方式流传药物相关知识,进入汉朝以后仍然流传了相当长的一段时日,最直接证据就是盛行于西汉中期到东汉之际的纬书。以下以安居香山、中村璋八辑《纬书集成》为底本,辑出与药物知识相关的文字,如下:

表3:《纬书集成》所辑本草相关资料表

书　名	文　字　记　载	《纬书集成》总页码
《诗含神雾》	菖蒲益聪,茱萸耐老,郁金十叶为贯,百二十叶,采以煮之为鬯,合芳物酿以降神。	464
《礼斗威仪》	君乘木而王,有人参生。	521

（续表）

书　名	文　字　记　载	《纬书集成》总页码
《礼斗威仪》	下有人参，上有紫气。	521
《礼斗威仪》	君乘木而王，福草生于庙中。	521
《礼斗威仪》	君乘火而王，其政颂平，则地生朱草。	521
《礼纬》	芸蒿曰叶似蒿，香美可食也。	534
《龙鱼河图》	玄洲在北海中，地方三千里，去南岸十万里。上有芝着玄涧，涧水如蜜味，服之长生。	1152
《龙鱼河图》	七月七日，取赤小豆，南吞一七，女吞二七，令人毕岁无病。	1152
《龙鱼河图》	犬马鱼鸟，不熟食之，成瘕。	1156
《龙鱼河图》	白马玄头，食之杀人，下病。食马肉，亦杀人。	1156
《龙鱼河图》	合乌鸡药：是七月七日，取乌鸡血，和三月三日桃花末，涂面及遍身，三二日肌白如玉。此是太平公主法，曾试有效。	1156
《龙鱼河图》	岁暮夕四更，取二二豆子，二十七麻子，家人头发，少和麻油，着井中，咒敕井吏，其家竟年不遭伤寒，辟五温鬼。	1156
《龙鱼河图》	羊有一角，食之杀人。	1157
《龙鱼河图》	瓜有两鼻者，杀人。	1157
《龙鱼河图》	玄鸡白头，食之病人。鸡有六指，亦杀人。鸡有四距，亦杀人。鸡有五色，亦杀人。	1157
《龙鱼河图》	黍米糜粥合糒中，食病杀人。米食不可合穄，食洞下，杀人也。	1157

在这 15 则记载中，《诗含神雾》的佚文与《万物》所载相当接近。《礼纬》芸蒿条则是相当典型的食药类的记载。而《龙鱼河图》"玄洲……"以下内容，与上引《山海经》各品物的载述模式也几乎雷同，"食之杀人"、"杀人"等语句用法，及"不遭伤寒"、"辟温鬼"等内容，更是所谓"生活日用百科"的代表性条目。

四、结　　论

由于早期本草知识文本的形成与博物学有极深厚的渊源，《吴普本草》所引述的早期本草学著作，乃至于经典化之后的《本草经》、《本草经集注》，史上第一部国家药典——唐代的《新修本草》，至宋代的《证类本草》为止，所形成的本草血脉，都带有博物学的色彩。从另一侧面看，北宋以前的本草学，在学术分类上，似乎并不完全适合归属于医学的范畴，这也形成了专业的本草家与临床医学之间，一种既维持着某种程度的独立性又关系密切的微妙关系。这种情况在北宋之后，特别是金元时期临床医家介入本草的撰写，才有了较大程度的改变。其间最明显的转变，当属本文在引文中所提到的法象用药与法象药理理论的发展。而这一引领了日后约 800 年的本草学新趋势，仍可回溯到两汉时期本草文本的形成过程去理解。

从"前本草学时期"到"初期本草学时期"的发展脉络中，我们约略可以窥见本草文本的形成，是由各学门的知识分别发展，继而以食药的功效宜忌为基础内容，逐步汇聚成以药名为纲、以十大类项目为纬交织而成的本草学专著。在这些形成本草学文本背后的各学门专业知识之中，就有一部分是作为疾病与药物疗法之间桥梁的说理工具、使用法则，以及支撑专业本草学的深层架构。这些理论层的知识文本，除了集中在陶弘景《本草经集注·序录》所收的《本经》旧文13条之外，主要见于《灵枢·五味》、《素问·阴阳应象大论》、《素问·藏气法时论》，以及附于《素问》之后的"七篇大论"等处。

这些知识文本又可略分为两组：一是合和药物与服用药物的具体指导原则，譬如君臣佐使、七情、毒药治病、寒热药的使用、剂型采制、服用时机等等。这一部分内容可以视为经方传统的延续与精致化。二是药性（药物的性能）的标志，以"五味"、"四性"、"毒"三者为代表，这一部分才是本草文献编写的灵魂所在。在以经验医学为主的时代里，某药治某症是最朴素、最典型的医药结合模式。但随着医学理论的深化，药学领域的发展势必要同步进行。这在《周礼·天官·冢宰》所谓"以五味疗之，以五味节之"；《史记·扁鹊仓公列传》"记五味和齐汤法"，"中热柔齐治之，中寒刚齐治之"；以及《汉书·艺文志》"经方小序"谓"本草石之寒温，量疾病之浅深，假药味之滋，因气感之宜，辨五苦六辛，致水火之齐，以通闭解结，反之于平"，都可以窥见端倪。只不过从泛药论的年代，过渡到专业本草学，还需要跨越一道关键性的分水岭——将疾病的"病性"、"病位"作为药物的性能标志。而不管哪一种标志，其背后的基准点都是作为不病与疾病基准点的"平"。这一点与《内经》的核心思想"仅察阴阳之所在，以平为期"是相通的。相对地，药的性能就是取其以"偏"为用，这一点陶弘景在注解《本草经》上、中、下三品分类观念时，就已经阐释得非常清楚了。[20]以偏为用的观念，是从经验用药跨越到理论用药的一大步，从而大幅度地将药物从一用治一症的直观对待中释放出来，一变而为药的偏性对应病的偏性的灵活关系。[21]在陶弘景笔下有"一物兼主十余病"的现象发生，到了民国初年更成为众所挞伐的迷信了。

此外，不可忽略的是，以偏为用的观念是成熟于以气为本体论的阴阳五行说盛行的年代。偏性的标志（特别指性与味），也就自然而然地与阴阳五行等符号产生联结。[72]如此一来,通过阴阳五行图式的推衍,每一味药的药理就产生了无穷大的可能性。药物的滋味,在前本草时期,多只作为外在特征描绘的一环,几乎看不到与疗效性能之间的连结。但通过阴阳五行图式的串联,逐步被赋予内在的药性,这一点的历史意义非常重大,这意味着其他的药物特征也可以作为推衍药性的根据。药物的色泽就是一显著的例证,《神农本草经》上品芝草载:

赤芝,味苦平。主胸中结,益心气,补中,增慧智,不忘。久食,轻身不老,延年神仙。一名丹芝。

黑芝,味咸平。主癃,利水道,益肾气,通九窍,聪察。久食,轻身不老,延年神仙。一名元芝。

青芝,味酸平。主明目,补肝气,安精魂,仁恕,久食轻身不老,延年神仙。一名龙芝。

白芝,味辛平。主咳逆上气,益肺气,通利口鼻,强志意,勇悍,安魄。久食轻身不老,延年神仙。一名玉芝。

黄芝,味甘平。主心腹五邪,益脾气,安神,忠信和乐。久食轻身不老,延年神仙。一名金芝。

紫芝,味甘温。主耳聋,利关节,保神,益精气,坚筋骨,好颜色。久服,轻身不老,延年。一名木芝。生山谷。[73]

除了紫芝之外的五色芝,其色、其味、所作用的脏与窍或相关功效,都严密地与五行说配合。这类的记载,可能因为年代湮远,或因阴阳五行图式在本草领域的影响还很有限等等难以查考的原因,所以并不多见,但也已约略可见其雏形了。但是到了清代医家徐灵胎笔下:"凡药之用,或取其气,或取其味,或取其色,或取其形,或取其质,或取其性情,或取其所生之时,或取其所生之地,各以其所偏胜,而即资之疗疾,故能补偏救弊,调和脏腑。"[①]其基本原则都是不变的。

　　隐藏在扁平化的经典格式之后的历史拼图,除了上述与象数相关的内容之外,还有一些是颇具意义的。譬如,四性性能分类法背后的寒热概念,是传统医学中贯穿疾病的诊断与治疗之间最主要的量尺。因此,毒性的分类法表面上看来是以大小来区隔,实质上,不管大毒、小毒的毒副作用,其背后也都蕴含了寒热的观念。却因为文本与文本之间叠加的传统,而未能将重复之处加以检视。又如:走过方药不分年代的专业本草学,始终不能脱离方剂领域的互动及影响。前几段曾提到的君臣佐使、七情、毒药治病、寒热药的使用、剂型采制、服用时机等等内容都是明显的例证。从实用的角度而言,这不但无可厚非,同时也是必然如此的,但某些严重弊病却由此产生。最典型的例证是发生在《伤寒论》所曾经使用过的药物上。宋元以下,凡出现在六经某经某方中的某药,通常其药物作用部位的归经,就判归于某经,未曾考虑组方中与其他药物之间的协同作用,是其缺点之一。缺点之二,是未曾考虑到《伤寒论》之中三阴三阳之六经名号,不但用以表现经脉之名,同时也是病程与病势的代表符号。同理,非《伤寒论》经方的其他古方的主治病症,也经常被作为该方主要药物的主治功用。诸如此类,从过去到如今,依然造成传统医学困扰的课题,在本草学文本形成的历史图像中,或可以找到较理想的解释。

---

① (宋)赵佶撰,吴禔注:《圣济经》,人民卫生出版社1990年版,第173页。

② (汉)班固:《汉书》,中华书局1962年点校本,第1258页。

③ 同上书,第359页。

④ 同上书,第3706页。

⑤ 尚志钧先生《〈神农本草经〉出于汉代本草官之手》(《杏苑中医文献杂志》1994年第2期)文中据此推论,以药物为纲撰写而成的本草专书,为本草官所作。另外,山田庆儿在《本草的起源》[收录于山田庆儿著、廖育群编译《中国古代医学的形成》,(台北)东大图书有限公司2003年版,第213页]则提出"本草待诏"一职,提供了方术之士从"采药者"过渡到"本草家"的环境与条件。

⑥《世本》是先秦的著作,亡佚于宋代,这段记载被收录于(北宋)高承所撰《事物纪原》之中。见(北宋)高承撰,金圆、许沛藻点校《事物纪原》,中华书局1989年版,第395页。

⑦ 刘文典撰,冯逸、乔华点校:《淮南鸿列集解》,中华书局1989年版,第1312页。

⑧ (汉)陆贾原著,王利器撰:《新语校注》,中华书局1986年版,第10页。

⑨ [日]丹波康赖:《医心方》,(日本)东方出版社,1991年1月(据半井家传本)影印,第7页。

⑩ 张灿岬、徐国仟主编:《针灸甲乙经校注》,中华书局1989年版,第16页。

⑪《太平御览》卷七二一《方术部二·医一》,《四部丛刊》本,第3页。

⑫ (汉)班固:《汉书》,第1778页。

⑬ 黄晖:《论衡校释》,中华书局1990年版,第855—856页。

⑭ (汉)班固:《汉书》,第1159页。

⑮ 张舜徽:《汉书艺文志通释》,湖北教育出版社1990年版,第294页。

⑯ 李零:《中国方术考》,东方出版社2001年版,第23页。

⑰ "房中"之得以成为大宗,除了保健的功效之外,"兴国广嗣"应该也是相当重要的因素之一。这在时代略晚的《太平经》中可以得到直接佐证。

⑱《养生方》包括了32种医方,其中5种残损不全。多数内容与房中有密切关系,一般被归类为房中类文献,又可分为五大类:一、房中对话:"汤与陈□"对话、"禹与□娥"对话;二、男性性器与功能的治疗保养:"治"即壮阳,"老不起"治疗老年阳具不举,"不起"治疗一般阳具不起,"加"令阳具长

大,"洒男"用药液外洗阳具使强,"病最穜"治疗阴肿,"用少"治疗性欲衰减、精液稀薄;三、女性性器与功能的治疗保养:"约"令阴道收敛,"益甘"增强快感,"去毛"除阴毛;四、房事:"戏"验女子与人有私,"便近内"利于房事,"□巾"用拭男女性器以激发性欲;五、一般的养生补益:"为醴"、"麦卵"服食法,《走》、《轻身益力》属轻身疾行之方,"黑发"、"益寿"、"折角"、"益力"、"除中益气"强身益寿法,"食引"饮食导引法。

⑲（汉）班固：《汉书》,第1776页。

⑳就马王堆医书、武威医简及周家秦简医方等内容,疗法种类应不止上述五类,至少还应包括咒禁,甚至按蹻导引等操作技术。以上三种简牍依下葬年代先后,依序为周家台秦简—马王堆汉简—武威汉简,在周家台秦简中已见"去黑子方"（外用方）、"已齲方"（祝由）及"已鼠方"（博物）,马王堆医书"为药浆方"（内服方）、"牝痔之入窍中寸,状类牛几三□□然,后而溃出血,不后上乡（向）者方"（薰法）、"阑（烂）者方"（外治方）"痂方"（外治方）,显见在西汉早期之前所谓的"方"的范畴,并不限于方药类。

㉑郭蔼春：《黄帝内经灵枢校注语译》,天津科学技术出版社1989年版,第306页。

㉒（清）皮锡瑞撰,周予同注释：《经学历史》,中华书局1981年版,第136页。

㉓（唐）孙思邈：《备急千金要方》,人民卫生出版社1994年版（据日本江户医学影摹北宋刊本影印）,第1页。

㉔《韩诗外传》载扁鹊治虢太子医案:"子同药,子明灸阳,子游按磨,子仪反神,子越扶形。"[（汉）韩婴传,周廷寀校注：《韩诗外传》,《丛书集成初编》本,第130页]《史记·扁鹊仓公列传》同一医案载:"扁鹊乃使弟子子阳厉针砥石,以取外三阳五会。有间,太子苏。乃使子豹为五分之熨,以八减之齐和煮之,以更熨两胁下。"子同、子明、子游、子仪、子越、子阳厉及子豹即扁鹊传人。《史记·扁鹊仓公列传》又载仓公淳于意从其师公乘阳庆受"传黄帝、扁鹊之脉书,五色诊病,知人死生,决嫌疑,定可治,及药论",公乘阳庆、淳于意所受显然也是扁鹊这一支的家法。[（汉）司马迁：《史记》,中华书局1959年点校本,第2792、2796页]。

㉕《儒门事亲》卷一四载:"五苦六辛,从来无解,盖史家阙其疑也。一日,麻征君以此质疑于张先生。先生亦无所应。行十五里,忽然有所悟,欣然回告于麻征君。以为五苦者,五脏为里属阴,宜用苦剂,谓酸苦涌泄为阴;六辛者,六腑为表属阳,宜用辛剂,谓辛甘发散为阳。此其义也。征君大服其识见深远,凿昔人不传之妙。故曰:'知其要者,一言而终;不知其要者,流散无穷。'"[(金)张子和:《儒门事亲》,《唐宋金元名医全书大全·张子和医学全书》,中国中医药出版社2006年版,第164页]《周礼注疏·天官冢宰·食医》释曰:"言'毒药,药之辛苦'者,细辛、苦参,虽辛苦而无毒,但有毒者多辛苦,故云毒药,药之辛苦者。又云'药之物恒多毒'者,药中有毒者,谓巴豆、狼牙之类是也。药中有无毒者,谓人参、芎䓖之类是也。药之无毒亦聚之。直言聚毒药者,以毒为主,故郑云药之物恒多毒。"[(汉)郑玄注,(唐)贾公彦疏:《周礼注疏》,(清)阮元校刻:《十三经注疏》,中华书局1982年版,第666页]。

㉖ 张灿玾、徐国仟主编:《针灸甲乙经校注》,第17页。

㉗ 何任主编:《金匮要略校注》,人民卫生出版社1990年版,第236—239、255—257、271—272页。

㉘ [日]丹波康赖:《医心方》,第236页。

㉙ 原文载:"菖蒲屑,内鼻两孔中吹之,令人以桂屑着舌下。"(何任主编:《金匮要略校注》,第231页)

㉚ (唐)孙思邈:《备急千金要方》卷二六《食治》,第464页。

㉛ [日]丹波康赖:《医心方》,第7—8、231页。

㉜ (唐)孙思邈:《备急千金要方》,第21、108、445、445、466、468、470、471、471、471页。

㉝ 参见尚志钧《吴普本草的流传情况》,(魏)吴普撰,尚志钧等辑校:《吴普本草》,人民卫生出版社1987年版,第93页。

㉞ 医史文献学家张灿玾先生认为:"又《华佗传》:'临死,出一卷书与狱吏曰:此可以活人。吏畏法不敢受,佗亦不强,索火烧之。'据此记,佗确有著述,然已化为灰烬。后至晋王叔和《脉经》中收佗论,应是流传于世间之散论。"(详见氏著《两汉及三国时期中医文献发展概论》,《张灿玾医论医案纂

要》，科学技术出版社2009年版）

㉟ 孙星衍：《校订神农本草经·自序》，(魏)吴普等述、孙星衍辑：《神农本草经》，《丛书集成初编》本，第1页。

㊱ (汉)郑玄注，(唐)贾公彦疏：《周礼注疏》，第667页。

㊲ 或作"冶合和"。

㊳ (汉)郑玄注，(唐)贾公彦疏：《周礼注疏》，第667、668、662、913页。

㊴ 《礼记·内则》"四时饮食"一节："凡食齐视春时，羹齐视夏时，酱齐视秋时，饮齐视冬时。"音读如剂，孔疏齐字，谓是调和之义。[(汉)郑玄注，(唐)孔颖达疏：《礼记正义》，(清)阮元校刻：《十三经注疏》，第1464页]

㊵ (汉)韩婴传，周廷寀校注：《韩诗外传》，第130页。

㊶ (明)李时珍：《本草纲目》，华夏出版社2008年版，第7页。

㊷ (汉)郑玄注，(唐)孔颖达疏：《礼记正义》，第1625页。

㊸ 苏舆撰，钟哲点校：《春秋繁露义证》，中华书局1992年版，第444—445页。

㊹ (汉)郑玄注，(唐)贾公彦疏：《周礼注疏》，第666页。

㊺ 文见《河图帝览嬉》(收录于[日]安居香山、中村璋八辑《纬书集成》，河北人民出版社1994年版)，第1134页。文中"食乐"的乐，应是药的通假。汉以前药经常写成乐，成书于相近年代的武威汉代医简编号第九简云"此五□皆同乐治之"(甘肃省博物馆、武威县文化馆编：《武威汉代医简》，文物出版社1975年版，第2页)，药即写作乐。又通读前后三句，"食乐"的乐如解读成音乐的乐，就无法跟后两句"五谷"、"民饥"连贯。

㊻ (唐)陆羽：《茶经》，《丛书集成新编》第47册，(台北)新文丰出版公司1985年版，第716页。

㊼ 事见(刘宋)范晔撰、(唐)李贤等注：《后汉书》(中华书局1973年点校本)卷八二下《方术列传第七十二下·费长房》，第2743—2745页。

㊽ (唐)陆羽：《茶经》，第716页。

㊾ (唐)孙思邈：《备急千金要方》卷二六《食治方·菜蔬第三》，第468页。

㊾ [日]冈西为人：《宋以前医籍考》，人民卫生出版社1956年版，第1389页。

㊶ [日]丹波康赖：《医心方》，第415、420页。

㊷ 《太平御览》卷八六七《饮食部二十五·茗》，第3页。

㊸ 《经史证类备急本草》卷一三（第3册），（日本）东方出版社1992年据（宋）嘉定本影印，第460页。

㊹ 陶弘景在《本草经集注·序录》原文是"名医副品"，从原文文意推测所谓"名医副品"当是《桐君采药录》、《药对》及吴普、李当之等名医所损益的诸经内容。

㊺ 参见尚志钧先生《名医别录药中有的产生时代并不晚于本草经药》，《基层中药杂志》第8卷第1期（1994年）。

㊻ 出土文献居延简、居延新简及敦煌简等都载有少量医方，其年代又正好在西汉汉武帝至东汉中期之间，可以作为马王堆医书到武威医简之间医方发展的参考资料。据刘金华先生《边地汉简散见医方拾遗》（发布于武汉大学简帛研究中心简帛网：http://www.bsm.org.cn/show_article.php?id=60，2005年11月11日）文中所整理的上述三批汉简医方，以方为名者分别是"治马咳涕出方"、"治□水流水方"，（以上出居延汉简）"治马伤水方"、"□治久欬（咳）逆胸痹痿靡止泻心腹久积伤寒方"、"尽□漕孝宁方"，（以上出敦煌汉简）"治除热方"（出居延新简）。其内容都与后世医方无异，与马王堆医书、周家台医方等"方"字兼具灸、熨、熏、洗、祝由及日用常识等意涵，有明显的差异。

㊼ 参阅尚志钧《汉代本草概况和特点》，《现代中药研究与实践》第19卷第2期（2005年）。

㊽ 《本草经集注·序录》载云："又《神农本经》相使，止各一种，兼以《药对》参之，乃有两三，于事亦无嫌。"知《本草经集注》载明出《药对》者虽仅五条，但其余内容已散入其他佐使相关条文中。又《证类本草》引述《药对》有多处，但无法辨识出（北齐）徐之才或徐之才引述雷公《药对》，因此此处不计《证类本草》引述《药对》内容。

㊾ 周祖亮：《简帛医籍动植物类药名例考述》，《农业考古》2013年第

4期。

⑥（唐）陆羽：《茶经》卷下《七之事》，第715页。

⑥（汉）史游撰，（唐）颜师古注，（宋）王应麟补注，（清）钱保塘补音：《急救篇》，《丛书集成初编》本，第271—283页。

⑥关于《列仙传》的成书年代与作者，历代以来争议较多，本文之所以将《列仙传》作为西汉以前文献使用，理由如下：其一，据陈洪《列仙传成书年代考》(《文献季刊》2007年第1期)的研究，计有27条，超过今传本《列仙传》全书三分之一内容，可证明其成书早于汉魏之际，认为："《仙传》在曹魏时期已经形成基本定型的本子，而且很可能就是'甈续'本；也可以间接证明，汉末'古本'存在的可能性很大。"其二，东汉末应劭曾作《汉书音义》，其中注引《仙传》载："陵阳子言春（朗）[食]朝霞，朝霞者，日始欲出赤黄气也。夏食沆瀣，沆瀣，北方夜半气也。并天地玄黄之气为六气。"这段食气内容亦见于马王堆帛书《却谷食气》，虽然文字不完全一致，但"春食朝霞"、"夏食沆瀣"这两个要点却相同，显见《列仙传》所载内容确有所本，而且来源可能很早。

⑥就上述45味药而言，《淮南子·说山训》还载有："千年之松，下有茯苓，上有菟丝。"《泛论训》："夫乱人者，若芎藭之与藁本也，蛇床之与麋芜也，此皆相似也。"《天文训》："日夏至而流黄泽，石精出，蝉始鸣，半夏生……"《时则训》："仲夏之月，……鹿角解，蝉始鸣，半夏生，……"《冥览训》："今夫地黄主属骨，而甘草主生肉之药也。"可知《淮南子》不但记载药物功用、副作用，还记载了植物形态、生长环境、时节等内容。

⑥《万物》固然多数内容与医药有关，然而与医药无关者也不少，譬如："马朋潜居水中使人不溺死也……""兔白可为裘□……""……草以元根也，轻体以越山□□……""□姜叶使人忍寒也……"诸如此类内容。由此，可以看到综合性博物学向本草学过渡的痕迹。

⑥《范子计然》一书早佚，今所见内容散见于汉代《史记》、《越绝书》、《吴越春秋》、《论衡》等书及唐、宋以后类书。其中又以《越绝书》引述篇帙最完整，《越绝书》成书于东汉初年，其文字兼杂先秦、秦、汉文字，余嘉锡《四库提要辨证》就认为："此书非一时一人所作……概战国后人所为，而汉人又复益之耳。"（参见《四库提要辨证》卷七《史部第五》，中华书局1985年版，第

382—383页)依此,《范子计然》应成书于战国到汉之间。不过,上引文提到"乌头出三辅中",地名"三辅"原为汉武帝太初元年改制治理京畿地区为三位官员(京兆尹、左冯翊、右扶风)的官名,其后所管辖的地区(相当于今陕西中部地区)也称三辅。换言之,提及药物产地、质量的《范子计然》文字,不可能早于武帝朝。又从《范子计然》书名首见于成书在东汉初的《论衡·明雩》(《论衡》作《范蠡计然》),与《越绝书》的成书年代相近,《范子计然》应成书在此之前。换言之,我们所引用的这部分内容代表的应该是西汉前中期到两汉之际的景况。

66 (三国吴)陆玑:《毛诗草木鸟兽虫鱼疏》,《丛书集成初编》本,第1—2页。

67《汉书·艺文志》小序对于形法的定义如下:"形法者,大举九州之势以立城郭室舍形,人及六畜骨法之度数、器物之形容,以求其声气贵贱吉凶。犹律有长短,而各征其声,非有鬼神,数自然也。然形与气相首尾,亦有有其形而无其气,有其气而无其形,此精微之独异也。"(《汉书》,第1775页)由于文中有"形容以求其声气贵贱吉凶"一句,形法类六书:《山海经》、《国朝》、《宫宅地形》、《相人》、《相六畜》、《相宝剑刀》,后三书又带有相字,很容易让人将其与具有神秘性质的后代相术联想在一起;却忽略了其后强调"犹律有长短,而各征其声,非有鬼神,数自然也"。律的长短与声的高低,都是古代以音律为基准,并以此来规范国家度量衡的法度,因此《汉书·艺文志》才要特别标明"数自然也",表明形法之学是一种探讨自然规律的学问。陈连山先生在《论〈艺文志〉中"形法家"的涵义——从汉代知识形态的特点把握〈山海经〉的性质》一文中,举"《艺文志》把《堪舆金匮》14卷归入数术略五行家。显然,归入形法家的《宫宅地形》和堪舆之术不同",及《山海经》"就是一部'相'山海万物(包括人类)的著作,目的是通万物之道",认为"形法家的'相'万物,并非后代相面的'相',而是对于事物的观察,通过观察了解事物。尽管由于当时社会总体气氛中巫术思想浓厚、科学水平低下而导致这种观察结论存在迷信成分,但是总体上来说,形法家的知识是属于客观知识范畴的"(《先秦两汉学术》2007年第8期)。陈氏举《山海经》为例,是从形法的角度对比占法,王树金先生则是从占法的角度对比形法,他在《马王堆汉墓帛书

〈木人占〉述略》文中,认为"'杂占'之法就是通过'纪百事之象',以'候善恶之征','占事知来'。意思是指各种占卜家通过观察事物之征兆或利用卦象的组合而察知自然人事的变化、运行规律";"《木人占》中所绘图形并不属于'形法'中所指的'九州之势以立城郭室舍形,人及六畜骨法之度数、器物之形容','形法'强调的'形与气',也不在《木人占》的内容之列"(王树金:《马王堆汉墓帛书〈木人占〉述略》,武汉大学简帛研究中心简帛网 http://www.bsm.org.cn/show_article.php?id=820,收稿日期:2008 年 4 月 13 日)。

⑱ 关于《山海经》的成书年限,学者有多种看法,其中贾雯鹤在《〈山海经〉两考》(《中华文化论坛》2006 年第 4 期)文中,曾以文献及语法对诸家立论加以详考,认为"从《尔雅》、《吕氏春秋》已经称引其中的《海内西经》来看,似亦足以说明《海内经》四篇成书的下限当为战国末年",对袁珂先生认为《山海经》中成书最晚的《海内经》成书于西汉初年的论断略加修正。

⑲ 袁珂:《中国神话的源与流》,《社会科学战线》1989 年第 1 期。

⑳ 陶弘景在上、中、下三药的分类原则本经旧文下注云:"今案上品药性,亦皆能遣疾,但其势力和厚,不为仓促之效……""下品药性,专主攻击,毒烈之气倾损中和,不可恒服……"在"治寒以热药……"条下注云:"案今药性,一物兼主十余病者,取其偏长为本……"(见尚志钧辑《本草经集注》,第 7、8、20 页)

㉑ 此处仅限于原则性的描绘。事实上,不管过去还是现代临床医家的用药,都掺杂了效与不效等经验法则的制约,以及包括医家个别特异性等复杂条件的影响,所以这种灵活关系的运用,通常受到相当程度的限制。

㉒ 五味为治的理论,源自脏气法时观念。五脏气在五时自然节候变动的影响下,若调适不当则各有"急"、"缓"、"湿"、"气上逆"、"燥"所苦(病痛),这五所苦是五脏具体病候"两胁下痛引少腹……"、"胸中痛,胁支满……"、"身重善肌肉痿……"、"喘欬逆气……"、"腹大胫肿……"的病机。在论治的原则上,采针对五脏气失调倾向"欲散"、"欲软"、"欲缓"、"欲收"、"欲坚"五欲(适合)的补泻原则:"急食辛以散之,用辛补之,酸泻之。""心欲软,急食咸以软之,用咸补之,甘泻之。""脾欲缓,急食甘以缓之,用苦泻之,甘补之。""肺欲收,急食酸以收之,用酸补之,辛泻之。""肾欲坚,急食苦以坚之,

用苦补之,咸泻之。"寒热四性分类法,是模拟春、夏、秋、冬四时而来,寒、热可以对应于阴、阳,四时在汉儒董仲舒笔下,也可以以少阳、太阳、少阴、太阴二阴二阳模式表示,也同时对应于木、火、金、水四行。四性在本质上也是五段分级法,在寒热之中还有一平性,对应的正是万物之母的土行。因此,四行分类法既是阴阳法则的产物,也是五行说的变型,对应的关键仍在四时五节。

(73) 马继兴主编:《神农本草经辑注》,人民卫生出版社 1995 年版,第 84—87 页。

(74)(清)徐灵胎:《神农本草经百种录》,《明清名医全书大成·徐灵胎医学全书》,中国中医药出版社 1999 年版,第 55 页。

论证中国疫病史之难：
以金末"汴京大疫"是否为鼠疫为例

陈光华　皮国立　游智胜

摘要：鼠疫在东西方曾有三次大流行，不但造成严重疫情，甚至影响到人类历史的发展。近代，清末东三省爆发严重鼠疫，最后由天津北洋陆军医学堂副监督伍连德主持防疫，成功控制疫情，而且促成跨国的学术会议。[①]伍连德其后完成《鼠疫概论》，其中探讨中国鼠疫史，认为可追溯至明清。历来有许多中国鼠疫史的研究，或者和伍连德一样，认为鼠疫在中国可追溯至明清时期，但也有其他研究基于不同的思路、文献，主张可追溯至金元，甚至东晋。

在追溯历代疫情是否为鼠疫的过程中，可发现许多值得探讨的问题。除了从历史文献分析，还可以从医学的角度探讨，包括中医、西医两种不同的思维。对此，本文以金末"汴京大疫"为例，针对主张"汴京大疫"为鼠疫的文献，从医学的角度，具体探讨"汴京大疫"为鼠疫是否能成立，并且提出追溯古代疾病史可能遇到的问题。希望能从不同的角度对古代疾病史的研究提供些许的贡献。

关键词：汴京大疫，鼠疫

陈光华，长庚大学中医学系传统中医学硕士班、陈光华中医诊所院长

皮国立，中原大学通识教育中心助理教授

游智胜，长庚大学中医学系副教授、长庚医院中医内儿科主治医师

壹、前　　言

鼠疫是古老的疾病，可追溯到2800—5000年前的亚洲及欧洲，在第6世纪、第14世纪、第19世纪发生三次世界大流行（pandemics）。[②]第一次大流行被称为Justinian plague，始于541年的罗马，影响了罗马帝国的历史。第二次大流行被称为黑死病（the "Black Death"），始于1347年，死亡人数占当时欧洲人口的30%。第三次大流行影响较小，[③]始于1894年中国广东、香港，[④]其后在中国东三省爆发"20世纪最严重的鼠疫大流行"，[⑤]在7个月内（1910年10月—1911年4月）死亡人数达96 998人。[⑥]当时伍连德采取检疫、隔离、焚烧死者尸体等策略，最后使疫情得到控制，[⑦]并且促成国际学术会议——奉天万国鼠疫研究会。[⑧]

对于中国鼠疫史，有的学者认为源自清代，例如：伍连德认为"鼠疫于中国，乾隆时见于云南，同治初见于北海，光绪时广州、香港相继受染后，乃蔓延至他处"；[⑨]陈邦贤认为"新医学输入以后，始有鼠疫之名"，而最早的鼠疫记载："当推洪稚存《北江诗话》：'赵州师道南……道南赋鼠死行……不数日，道南亦以怪鼠死，奇矣！'这是记载乾隆壬子、癸丑鼠疫在中国流行惨酷的状况。"[⑩]但是，范行准、符友丰等学者则认为可追溯至金元时期（详下文）。本文以金代"汴京大疫"为例，探讨"鼠疫说"是否能成立。

一、金代"汴京大疫"

金代"汴京大疫"是"金末死亡人数最多"的大疫，[11]汴京是当时的国都，即今河南省开封市。[12]《金史》记载："凡五十日，诸门出死者九十余万人，贫不能葬者不在是数。"[13]元好问《脾胃论·序》记载："往者，遭壬辰之变……殁者，将百万人。"[14]李杲《内外伤辨惑论》则提到："既病而死者，继踵而不绝，都门十有二所，每日各门所送，多者二千，少者不下一千，似此者，几三月。此百万人岂俱感风寒外伤耶？"[15]虽未直接提出死亡人数，只概称"百万人"，但藉由12座城门，各城门每日送达死者1000至2000人，历经50至60日，粗略估计总死亡人数落在60至144万人之间，这和《金史》记载"死者九十余万人，贫不能葬者不在是数"、元好问《脾胃论·序》所称"将百万人"并无太大冲突。因此，将"汴京大疫"死亡人数视为"将近一百万人"应是可接受的。

"汴京大疫"不满三个月，但死亡人数将近100万人，对于疫情的严峻性几乎没有争议，但对于死亡率认知却有落差。符友丰认为"贞祐南渡"后，汴京"居住人口可达一百三四十万，故死亡率达70%以上"。[16]该文没有提"居住人口可达一百三四十万"的根据为何，推测可能源自《元史·耶律楚材列传》："汴梁将下……时避兵居汴得百四十七万人。"[17]但这是汴京降蒙时的人数，当时"汴京大疫"已结束，显然在"汴京大疫"之前，人口数应高于"一百四十七万人"。由于低估疫前人口数，导致高估死亡率。

汴京在大疫前有多少人口，目前缺乏准确记载。《中书令神道碑》记载"时避兵在汴者户一百四十七万"，[18]和《元史·耶律楚材列传》"百四十七万人"不同，王国维认为应"改户为口"，而且认为"盖以户一百四十七万，当得四五百万人"，[19]不过未说明户数、口数换算根据。如果依照王国维所说，则每户约有2.7—3.4人，而当时历经战乱,是否能这么高,有待商榷(详见下文人口研究文献探讨)。吴松弟认为贞祐四年十月,[20]"谕附京民尽徙其刍粮入城",[21]自此"开封城人口开始大增"。[22]在天兴元年正月,更"起近京诸色军家属五十万口入京"。[23]到了"汴京大疫"时,"估计城内避难者至少在两百余万人左右",[24]但未说明如何计算。对此,可以借助其他资料确认。葛剑雄认为金代人口高峰"出现于泰和七年或八年(1207—1208),数量略高于 8 413 164 户"(当时每户约有 6 人),[25]并认为其后"汴京城在聚集难民最多时有可能多达 100 多万户",[26]可能就是《金史·地理志·开封府》记载"户百七十四万六千二百一十"[27]的真正时间点。[28]当时经历多年战乱,每户人口不可能有 6 人,但是以 1 746 210 户来看,人口要超过 200 多万,应该是合理的,因此,可以佐证前述吴松弟的看法:"估计城内避难者至少在两百余万人左右。"因此,考量"汴京大疫"死亡 100 万人、汴京沦陷时还有 147 万人、沦陷前还有人数不详的逃难人口,估计"汴京大疫"之前的人口数应超过 247 万,也是合理的。据此,"汴京大疫"发生时应超过 247 万人,死亡约 100 万人,死亡率不会高于 40.5%,显然并未高达 70%。

关于"汴京大疫"发生的时间,有几种不同的说法。《金史·哀宗本纪》记载:"天兴元年……五月……辛卯,大寒如冬。密国公璹薨。汴京大疫,凡五十日,诸门出死者九十余万人,贫不能葬者不在是数。癸巳……"[29]据此看来,"汴京大疫"发生在天兴元年五月辛卯日或壬辰日。李杲《内外伤辨惑论》则记为:"向者壬辰改元……迨三月下旬,受敌者凡半月,解围之后,都人之不受病者,万无一二,既病而死者,继踵而不绝……似此者,几三月。"[30]天兴元年的干支纪年就是壬辰年,[31]文中"壬辰改元"指的就是金哀宗壬辰年更改年号,《金史》对此有小字注记:"(天兴元年)是年本正大九年,正月改元开兴,四月又改元天兴。"[32]根据李杲《内外伤辨惑论》，三月下旬被围、半月后解围、解围后爆发大疫、持续几乎三个月，判断"汴京大疫"发生在四月到六月。这和《金史·哀宗本纪》所载差异不致太大。李中琳、符奎对照《金史》、李杲《内外伤辨惑论》，判断"汴京大疫"始于天兴元年四月"辛未"到"丙子"之间，迄于六月"辛未"之前，跨越三个月，所以李杲才称"几三月"，而且因为五月疫情加剧，《金史·哀宗本纪》才记载为五月。㉝

不过，另有一种看法，根据《金史·后妃列传下·宣宗皇后王氏》，认为"汴京大疫"发生在"贞祐元年（1213）九月"，如陈邦贤《二十六史医学史料汇编》、㉞马伯英《中国医学文化史》、㉟《中国军事医学史》、㊱《古今中外大疫启示录》、㊲符友丰《李杲脾胃学说形成与发展动因探讨》㊳及《金元鼠疫史与李杲所论病证》㊴等文献都提到1213年"汴京大疫"。王星光及符奎《1213年"汴京大疫"辨析》对此进行考证，发现这是误解文义的结果。《金史·后妃列传下·宣宗皇后王氏》记载："宣宗皇后王氏……明惠皇后妹也……宣宗崩，哀宗即位。正大元年，尊后为皇太后，号其宫曰仁圣……或曰：宣宗为诸王时，庄献太子母为正妃，及即位，尊为皇后。贞祐元年九月，诏曰：'元妃某氏久奉侍于潜藩，已赐封于国号，可立为皇后。'"其名氏盖不可考也。或又曰："自王氏姊妹入宫而后宠衰，寻为尼，王氏遂立为后，皆后姊明惠之谋也。初，王氏姊妹受封之日，大风昏霾，黄气充塞天地。已而，后梦丐者数万踵其后，心甚恶之。占者曰：'后者，天下之母也。百姓贫窭，将谁诉焉？'后遂敕有司，京城设粥与冰药。及壬辰、癸巳岁，河南饥馑。大元兵围汴，加以大疫，汴城之民，死者百余万，后皆目睹焉。"㊵之所以误解，主要是将"及壬辰、癸巳岁，河南饥馑。大元兵围汴，加以大疫，汴城之民，死者百余万，后皆目睹焉"认定为系"贞祐元年九月，诏曰……"之后接连发生的事。但是，对照《金史·五行志》："哀宗正大元年正月戊午，上初视朝，尊太后为仁圣宫皇太后,太元妃为慈圣宫皇太后。是日,大风飘端门瓦,昏霾不见日,黄气塞天。仁圣又梦乞丐万数踵其后,心恶之,占者曰:'后为天下母,百姓贫窭,将谁诉焉。'遂敕京城设粥与冰药以应之,人以为壬辰、癸巳之兆。"[41]可以发现就是《金史·后妃列传下·宣宗皇后王氏》所载"正大元年,尊后为皇太后,号其宫曰仁圣……初,王氏姊妹受封之日……后遂敕有司,京城设粥与冰药"事项,而且还可根据《金史·五行志》得知该事迹发生于"哀宗正大元年正月戊午"。此外,对照后可发现"宣宗为诸王时……贞祐元年九月,诏曰……皆后姊明惠之谋也"为"插叙"。因此,"及壬辰、癸巳岁,河南饥馑。大元兵围汴,加以大疫,汴城之民,死者百余万,后皆目睹焉",是接在这段"插叙"之后,应该连接到"插叙"之前的段落,时间应为"正大元年",而非"插叙"提到的"贞祐元年九月"。而且,在"插叙"之后提到"及壬辰……后皆目睹焉",可能源于《金史·五行志》提到正大元年正月戊午的事迹,"人以为壬辰、癸巳之兆"。此外,以蒙金战争脉络来看,贞祐元年(1213)蒙军还没逼近到汴京,不可能发生汴京围城。因此,"汴京大疫"发生在"贞祐元年九月"是错误的。[42]

此外,另有文献记载"汴京大疫"发生在"天兴元年二月"(《河南通志》)、[43]"天兴元年春三月汴京大疫"(《古今图书集成·方舆汇编·职方典·开封府部记事·祥异附》),[44]都未说明根据为何,李中琳及符奎认为属后世记载错误。[45]

二、鼠疫的简要介绍

人类的鼠疫由鼠疫杆菌(Yersinia pestis)感染导致。根据临床症状,主要有三种类型:腺鼠疫(bubonic plague)、肺鼠疫(pneumonic plague)(占 10%—20%)、败血性鼠疫(septicemic plague);此外,还可引发脑膜炎(meningitis)、咽炎(pharyngitis)、 tonsillitis（扁桃腺炎）。其中，腺鼠疫最常见，占 80%—95%，典型症状为：突然发烧、寒颤（chills）、虚弱、头痛，之后出现肿痛的淋巴结（bubo），通常在鼠蹊部，但也可以出现在腋下、头颈部。腺鼠疫若不治疗，约有半数患者发展为败血症（sepsis），之后再成为肺鼠疫或脑膜炎。若不治疗，腺鼠疫死亡率约 50%—90%；若经治疗则降至 10%—20%。败血性鼠疫较少见，占 10%—20%，因为缺乏临床特征，不容易在初期诊断。肺鼠疫更少见，又分为原发性（primary）和续发性（secondary），后者相对较常见。原发性肺鼠疫因吸入患者（或动物）的呼吸道分泌物（respiratory secretions）或飞沫（aerosolized droplets）而罹病，续发性肺鼠疫则因鼠疫杆菌从腺鼠疫患者肿大的淋巴结（bubo），经血液流至肺部而发病。肺鼠疫患者通常出现突发呼吸困难、高烧、胸痛、咳嗽、血痰（bloody sputum），其中血痰是特征，但不一定出现。此外，鼠疫是否能藉飞沫而造成人类间的传播，仍有争议。肺鼠疫若不治疗，死亡率几乎 100%，若经治疗仍高达 50%。[46]

贰、方　　法

"汴京大疫"造成严重疫情，如果能准确得知患者症状，有助了解大疫本质，可从史书、医书、其他古籍等三方面搜集资料。史书部分除查询《金史》、《元史》等正史，还可藉由元好问《壬辰杂编》、杨焕《天兴近鉴》、王鹗《汝南遗事》、[47]刘祁《归潜志》补正史不足，[48]可惜元好问《壬辰杂编》、杨焕《天兴近鉴》已亡佚，[49]王鹗《汝南遗事》则从天兴二年开始记事，已是大疫之后，当然没有相关记载。刘祁《归潜志·录大梁事》记载事迹虽涵盖"汴京大疫"时期，[50]但仍缺乏大疫的相关记载，至于该书金人小传等部分，和其他古籍资料一并探讨。医书部分，由于金元四大家只有李杲亲身经历"汴京大疫",因此可从李杲的著作查询"汴京大疫"患者的症状。其他古籍则透过"中国基本古籍库"查询。

叁、结　果

史书部分,《金史·哀宗本纪》载:"五月……辛卯,大寒如冬。密国公璹薨。汴京大疫凡五十日……"[51]《归潜志》则提到:"天兴初,北兵犯河南,公已卧疾……后数月薨。"[52]判断密国公可能在蒙军三月围汴京之前已病,在五月病殁,很可能死于"汴京大疫",但症状不明。此外,《金史·宣宗王皇后列传》记载:"及壬辰、癸巳岁,河南饥馑。大元兵围汴,加以大疫,汴城之民,死者百余万,后皆目睹焉。"[53]也缺乏具体症状。至于《金史·赵秉文列传》,和其他古籍一并探讨如后。

医书部分,《内外伤辨惑论》提到:"大抵人在围城中,饮食不节及劳役所伤,不待言而知。自其朝饥暮饱,起居不时,寒温失所,动经三两月,胃气亏乏久矣,一旦饱食大过感而伤人,而又调治失宜,其死也无疑矣。""余在大梁,凡所亲见,有表发者,有以巴豆推之者,有以承气汤下之者,俄而变结胸发黄,又以陷胸汤丸及茵陈汤下之,无不死者。盖初非伤寒,以调治差误,变而似真伤寒之证,皆药之罪也。"[54]基本上将"汴京大疫"视为"世人用药之误",着重在"误治"后的纪录,无法得知"汴京大疫"的病情原貌。此外,《脉诀指掌病式图说》:"余目击壬辰首乱以来,民中燥热之气者,多发热,痰结咳嗽。医又不识时变,投半夏、南星等,以益其燥热,遂至咳血,肾涎涌逆,咳吐不已,肌肉干枯而死者多矣。"[55]被许多文献引用为"汴京大疫"的病情(如范行准《中国医学史略》[56]),这有待商榷,因为《脉诀指掌病式图说》的作者未必是李杲,所谓"壬辰首乱"应该不是壬辰年"汴京大疫"(详下文)。而且,该文"医又不识时变，投半夏、南星等，以益其燥热，遂至咳血，肾涎涌逆，咳吐不已，肌肉干枯而死者多矣"指的仍是"误治"的反应，不能视为病情的本貌。

除了史书、医书之外，古籍也可能包含"汴京大疫"患者症状的记载。以"天兴"、"汴+疫"、"汴+伤寒"、"汴+瘟"等关键字查询"中国基本古籍库"的"金"、"元"文献，扣除援引《金史·哀宗本纪》、《金史·后妃列传下·宣宗皇后王氏》的文献，发现赵秉文、侯册、高永等人可能是"汴京大疫"的患者。

关于赵秉文之死，《金史·赵秉文列传》记载"是年五月壬辰，卒"，[57]《归潜志》记载"天兴改元，夏五月卒"，[58]而《闲闲公墓铭》记载得较详细："公讳秉文，字周臣，姓赵氏。闲闲，其字号也……时公已老，日以时事为忧，虽食息倾不能忘……竟用是得疾，以夏五月十有二日，春秋七十有四，终于私第之正寝。"[59]看来赵秉文因操劳而病倒，最后病死，虽然正值"汴京大疫"，但无法确认是否和"汴京大疫"有关。即使真是"汴京大疫"的患者，症状仍然不详，也无从得知是否如同李杲所说，死于误治。

至于侯册之死，[60]《中州集》记载："壬辰岁病京师，围城中作诗云……"[61]《归潜志》记载："天兴改元，陈乱……独走大梁……会疾作，数月死。"[62]《归潜志》所称"天兴改元，陈乱"可能有误，因为根据《元史·太宗本纪》，窝阔台四年正月"帝至三峰……遂下……陈……等州"，[63]判断侯册"陈乱……独走大梁"就是此时，但当年金哀宗先于正月改元为"开兴"，[64]到了四月才又改元为"天兴"，[65]因此，《归潜志》记载修正为"开兴改元"更符合史实。此外，《中州集》所称"壬辰岁病京师，围城中作诗云"应指壬辰年三月。对照以上文献，可知侯册在壬辰年正月因战乱从陈州到汴京，于三月围城期间病发，数月后死亡，很可能是"汴京大疫"的患者，但症状同样不详。

高永在壬辰年死于京师,[66]可能是"汴京大疫"时期,但症状不详。

很可惜,即使通过以上努力,不论史书、医书或是其他古籍文献,即使有三位可能为"汴京大疫"的患者,但症状仍不详。

肆、讨论:支持金代"汴京大疫"为鼠疫的文献探讨

如本文开头所述,有些文献认为中国鼠疫史可追溯至金元时期,并认为"汴京大疫"就是鼠疫。可分为三类观点:"鼠疫"说、"腺鼠疫"说、"肺鼠疫"说。

一、"鼠疫"说

这类观点未强调"腺鼠疫"、"肺鼠疫",但从"接触史"论述,包括蒙军接触史、动物接触史。

曹树基和李玉尚认为鼠疫和蒙军接触有关,[67]并认为蒙军征战路线发生的疫情也是鼠疫,据此判断"大疫的发生又在解严之后,即发生于城内人口与元兵接触之后",[68]认为"汴京大疫"为鼠疫。虽然"接触史"的确是传染病诊断时需要考虑的重点,但接触蒙军而发病,该病未必就是鼠疫,这是最根本的问题。该书具体援引《宋史·王登列传》,将王登、唐舜申的死亡,判断为蒙宋战争在四川疫情当中"相当典型的鼠疫案例"。[69]虽然该文已将当时疫情排除霍乱(cholera)(因为cholera为外来疾病,当时尚无)、疟疾(当地非流行地区),但难以认定就是鼠疫,因为还有很多可能的疾病没有排除。而且细究《王登列传》中"开庆元年,登提兵援蜀,约日和战。夜分,登经理军事,忽绝倒,五藏出血,幕客唐舜申至,登尚瞪目视几上文书,俄而卒",[70]其实原文没指出王登染疫而亡,就算

只探讨王登的死亡,病程快速且有出血症状,但只要传染病引发败血症就有可能发生,所以有很多种疾病有待厘清(或者根本无法厘清),无法据以认定为鼠疫。至于《王登列传》当中唐舜申的部分,"他日,舜申舟经汉阳,有蜀声呼唐舜申者三,左右约景宋声也。是夕,舜申暴卒",[73]原文同样没提及染疫死亡,只知猝死而不知病情细节,仍有许多可能引发猝死的疾病有待厘清(例如脑中风、心律不整等),如果只凭曾和王登接触就判断罹患相同疾病,证据薄弱。因此,只能说王登、唐舜申的病程很短,但难据此认定即为鼠疫。再以粤东疫情为例,该书根据《宋史·刘黻传》"服大黄者生",并引用《辞海》所列大黄可治的病症,剔除痢疾后,判断所治病症的"痈肿疔毒"为鼠疫。[72]实际上,根据《中药学》,大黄的功用至少可归纳为"泻下攻积,清热泻火,凉血解毒,逐瘀通经,利湿退黄",[73]运用时机涵盖传染病及非传染病,无法因为大黄有效就据此反推该疫情为传染病,更无法得知为鼠疫。再举赣南为例,该书认为赣州人口少,认为并非只由战争引起,而推测和传染病有关,而且这个传染病由文天祥部队和元军接触后带进赣南。[74]但赣南具体疫情不明,是否真和传染病有关,有待商榷。再举福建为例,认为"与赣南的情况联系起来看,南下的元兵有可能将鼠疫菌传至福建",[75]但疫情细节同样未明,难以判断就是鼠疫。该书还谈到南安疫情,引用《见素集》记载疫情,从症状分析,排除天花、钩端螺旋体症,而认为是"肺鼠疫与腺鼠疫的混合流行";但却也认为,牲畜染疫而死,应为讹传。[76]但认定为鼠疫有先入为主的嫌疑,该文先认定该疫情为鼠疫,再从鼠疫不会造成牲畜死亡,判断《见素集》关于牲畜染疫而死的记载有误。是否有文献可直接证明该记载为讹传?若非讹传,则该记载反而可证明该疫情并非鼠疫。

马伯英则从动物"接触史"探讨。《中国古代主要传染病辨异》提到"说此疫为鼠疫,有其不通之处",因为人类发生鼠疫会伴随大量老鼠死亡（举六世纪东罗马鼠疫、中国明清鼠疫为例），而"中国史书五行志之类尤重视此类动物灾异征兆"，但当时"未同时见有鼠情之记叙"。[77]不过马伯英在较晚出版的《中国医学文化史》提出之所以未记载"鼠情"的原因："大约这一过程（指肺鼠疫）太快，而人际间鼠疫爆发状甚惊心动魄，以致人们对最初的鼠情注意不够而被淹没。"[78]关于鼠类活动纪录，根据徐胜一《历史气候编年档》，除了鼠类啃食粮食造成饥荒的纪录之外，还有鼠类迁移的记载，包括：北魏年间"群鼠浮河向邺"，唐高祖年间"洛阳鼠一夕渡河尽去"，唐中宗年间"聚万余鼠，州遣人捕击杀之，余皆去"，明武宗年间"群鼠自何家洲蔽江南渡史家湾等处食禾稼"，明神宗年间"池州有鼠数百万，衔尾渡江为田患，寻有鸟如鹁鹅，食鼠遂绝，鸟亦不见"，清康熙年间"仪征县群鼠衔尾横江南渡"，清康熙年间"崖州有鼠千万衔尾渡江"、清道光年间"沔阳常平仓忽有鼠数千头在梁上，移时方散"。其中有的和疫病相关：元顺帝年间"安化大疫死者无算，湖广群鼠数十万渡洞庭，望四川而去"；还有鼠类死亡的记载：陈后主时"有群鼠自蔡州岸入石头渡淮，至青塘两岸，数日死"，唐宪宗年间"东都大寒，霜厚数寸，雀鼠多死"；其中有的和鼠类饮水有关：元顺帝年间"播州田鼠食禾尽，自赴水死众"；其中有的与疫病相关，有鼠疫的记载：清光绪年间"广州鼠疫起"，清光绪年间"始有鼠疫"，其中还有人类疫病和鼠疫同时发生的记载：清光绪年间"大疫，鼠先死，染者或肿项，或结核吐血，流行甚盛"，清光绪年间"旱鼠疫作，自是连岁苦疫，死者枕藉"。[79]由此看来，马伯英的看法符合史料记载，历代（包括金代之前）史料已有鼠类记载（迁移、死亡、鼠疫），但是迟至清光绪年间才真正同时记载了人类疫病和鼠疫。可见金代或许未知鼠疫和鼠类的关系（也可能当时、当地没有鼠疫），但确实没有鼠类活动的记载，的确很难判断汴京大疫和鼠疫有关。

此外，马伯英也提到鼠疫的媒介不只老鼠，还与旱獭有关。[80]但实际上还要考虑更多物种，因为超过200种哺乳动物是鼠疫杆菌的媒介，包括松鼠（squirrel）、草原犬鼠（prairie dogs）、兔（rabbit）、田鼠（field mice）、花栗鼠（chipmunk）、老鼠（rat）、山猫（bobcat）、家猫（domestic cat）、骆驼（camel）等等，[81]因此许多动物的接触史都要纳入考虑，但许多动物的接触史很难确认，也很难留下文献记载。因此，要凭动物接触史反推鼠疫有实际困难。

二、"腺鼠疫"说

主要依据为患者"症状"出现"淋巴结肿大"，举几例如下：陈方之认为"到了隋代，巢氏《诸病源候论》中，有风肿、毒肿、恶核肿的病名……剔除腺鼠疫而外，有何传染病可以想象拟议？末后且说能杀人，是明指其豫后严重，更可以想到鼠疫"，"唐代王氏《外台秘要》，将剧烈的传染病，纳入于天行病之中……天行热毒，颇与皮肤鼠疫相合，而其说毒肿云……所苦心烦闷数日杀人，又非鼠疫无可想象"；其后引据李杲《二十五论》"夫大头痛者，虽为在身上热邪伏于已，又感天地四时非节，瘟疫之气所着，所以成此疾；至于溃裂脓出，而又染他人，所以谓之疫厉也"，罗天益《卫生宝鉴》"天行大头病，其证头面肿盛，目不能开，上喘，咽喉不利，舌干口燥"，认为"瘟疫之中，有大头病者，为瘟疫之一"；再引述元代《端效方》"时疫疙瘩肿毒"，明初虞恒德《正传》"天行一种，名曰大头瘟"，龚子才《万病回春》"万历丙戌……名之曰大头瘟"，《疫证汇说》"崇祯十六年，京城内外病疙瘩，贵贱长幼，呼病即亡，不留片刻"，最后总结"金元四大家所称大头病，即是鼠疫"。[82]范行准针对金元一系列病情探讨，引用元代施圆端《效方》"古方书论所不见说，故方无此说"及元代砚坚《东垣老人传》"医工遍阅方书，无与对供者"，认定金元时期有些病情异于以往，沿用既有处方但成效不彰，当时有"时疫疙瘩"、"大头天行"、"阴毒"、"阳毒"等多种名称,认为"时疫疙瘩肿毒",是百斯笃菌侵入淋巴腺作肿的症状,也正是"腺鼠疫"的特征,并称为"新病"。[83]符友丰认为晋唐时期"恶核"、金代前期的"时疫疙瘩肿毒",最后变为后来"时毒",《东垣试效方》李杲"大头天行"医案(泰和二年,1202年)、齐德之《外科精义》,都是"腺鼠疫古名",而且认为"《东垣》1202年所治时毒为鼠疫似可定论"。[84]以上论述,大致可归纳为"恶核"、"大头天行"等两类名称。无论论述细节如何,由于"汴京大疫"患者症状迄今无文献可考(如前述),以下仅探讨以上文献的论述是否"合理"。

前引"恶核"文献包括:东晋葛洪《肘后备急方》:"恶核病者,肉中忽有核如梅李,小者如豆粒,皮中惨痛,左右走,身中壮热,恶寒是也。此病卒然如起,有毒入腹杀人,南方多有此患。"[85]隋代巢元方《诸病源候论·恶核肿候》记载:"恶核者,肉里忽有核,累累如梅李,小如豆粒,皮肉燥痛,左右走身中,卒然而起,此风邪挟毒所成。其亦似射工毒,初得无常处,多恻恻痛,不即治,毒入腹,烦闷恶寒即杀人。久不瘥,则变作。"[86]唐代孙思邈《备急千金要方》也记载:"恶核病者,肉中忽有核,累累如梅李,核小者如豆粒,皮肉瘆痛,壮热瘰疬恶寒是也。与诸疮根瘰疬结筋相似,其疮根瘰疬因疮而生,是缓无毒;恶核病卒然而起,有毒,若不治,入腹烦闷杀人。皆由冬月受温风,至春夏有暴寒相搏,气结成此毒也……凡恶核初似被射,公毒无常定处,多恻恻然痛,或时不痛。人不痛者便不忧,不忧则救迟,救迟即杀人,是以宜早防之……其疾初如粟米,或似麻子,在肉里则坚,似疱,长甚速。初得多恶寒,须臾即短气……入腹则致祸矣,切慎之。"[87]元代齐德之《外科精义》:"夫时毒者,为四时邪毒之气而感之于人也。其候发于鼻、面、耳、项、咽喉,赤肿无头,或结核有根,令人增寒发热,头痛肢体痛,甚者恍惚不宁,咽喉闭塞。人不识者,将为伤寒,便服解药,一二日,肿气增益方悟,始召疮医。原夫此疾,古无方论,世俗通为丹瘤,病家恶言时毒,切恐传染。考之于经曰:人身忽然变赤,状如涂丹,谓之丹毒。此风热恶毒所为,谓之丹瘤,与夫时毒特不同耳!盖时毒者,感四时不正之气,初发状如伤寒,五七日之间乃能杀人,治之宜精辨之。"在特定治疗过程中(不赘述),"十日外不治自愈也",但也提到:"此病若五七日已前,精神昏乱,咽喉闭塞,语声不出,头面不肿,食不知味者,必死之候,治之无功矣。"[88]其中以东晋葛洪《肘后备急方》最早出现。[89]以上"恶核"是否为相同疾病,仍有待考证,但都包括如下症状:突然出现疼痛性肿块、恶寒、可以致死(至于高烧、春夏病发、多出现南方则不一致),和近代认知的"腺鼠疫"相当类似,但高烧程度、死亡率高低不详,未必能论断就是"腺鼠疫",例如结核病也可以造成淋巴结肿、发烧。[90]近代著名鼠疫学者伍连德曾著《鼠疫概论》,第一章探讨中国鼠疫史,提到:"《内经》及其他多数古籍中,对于霍乱曾多有论述,然于鼠疫或其相似之病,则并未提及,仅于病源中述及恶核一病曰……"[91]并且总结:"鼠疫于中国,乾隆时见于云南,同治初见于北海,光绪时广州、香港相继受染后,乃蔓延至他处。"[92]伍连德虽然提出"恶核",但该处未明言是否为鼠疫;[93]至于总结中国鼠疫史的段落,虽然可看出伍连德认为中国的鼠疫始于清代,但总结要点都是论述中国近代鼠疫,不知是否表示伍连德该总结段落的本意就只限近代?此外,伍连德提到"一六四四年山西东南部潞安(今改长治)之流行",非仅有"患者之项或臂上,生硬块如凝血",且有"有时突然吐血而亡"之语,以上记载,据著者所知,实为中国鼠疫记载中论及肺疫症状之最古者也"。[94]而1644年为明思宗崇祯十六年,和上引《鼠疫概论》总结中国鼠疫史所称"鼠疫于中国,乾隆时见于云南,同治初见于北海,光绪时广州、香港相继受染后,乃蔓延至他处"有矛盾。因此,很难根据《鼠疫概论》确认伍连德的本意,中国鼠疫史究竟能否追溯到

"恶核"也不得而知，据此无法确认伍连德是否将"恶核"视为"腺鼠疫"。

至于"大头瘟"的相关疾病，名称繁杂，但都提到头部肿大的特征，大都出现于金、元、明等著作中，例如：《施圆端效方》："时疫疙瘩肿毒病者，古方书论所不见其说，古人无此病，故方无此说，唯正隆杨公集《拯济方》内言：自天眷皇统间生于岭北，次于太原，后于燕蓟山野村坊，颇罹此患，至今不绝，互相传染，多至死亡，至有不保其家者。状似雷头，肿弘咽颈，攻内则喉咙堵塞，水药难通，攻外则头面如牛，眼耳穴盈，视听俱非，杜绝闻见。病恶命危，汗之益深，疏利颇瘥。初见憎寒，稍厥饮水，脉沉。"[95]（文中"正隆"为金海陵王年号，"天眷"、"皇统"为金熙宗年号[96]）罗天益《东垣试效方》："泰和二年，先师以进纳监济源税，时四月，民多疫疠，初觉憎寒体重，次传头面肿盛，目不能开，上喘，咽喉不利，口干舌燥，俗云大头天行，亲戚不相访问，如染之，多不救。……或曰李明之存心于医，可请治之。遂命诊视，具说其由。先师曰：……服尽良愈。因叹曰：往者不可追，来者犹可及，凡他所有病者，皆书方以贴之，全活甚众。"[97]（文中"泰和"为金章宗年号，[98]"先师"即李杲）罗天益《卫生宝鉴·头大》："（此邪热客于心肺，上攻头目为肿盛，俗云天行大头病），头面肿盛，目不能开，上喘，咽喉不利，舌干口燥。"[99]明代虞恒德《医学正传》："外有天行一种，名曰大头病，俗呼捏颈瘟，从耳前后肿起，其证甚为凶恶，染此者十死八九。"[100]明代龚子才《万病回春》："万历丙戌春，余寓大梁，属瘟疫大作，士民多毙其症，闾巷相染，甚至灭门。其症头疼身痛、憎寒壮热、头面颈项赤肿、咽喉肿痛、昏愦等症，此乃冬应寒而反热，人受不正之气，至春发为瘟疫，至夏发为热病，名曰大头瘟，大热之症也。"[101]以上"大头瘟"文献以《施圆端效方》所引正隆杨公集《拯济方》最早，[102]而"大头瘟"在中医属于温病学的内容，但孟澍江、[103]张之文、[104]王灿晖[105]等著名温病学家都认为"大头瘟"近代发生较少,也都未提到就是鼠疫,可能"既是时疫,又有发热肿胀,遂将其指认为鼠疫"。[106]虽然"大头瘟"出现大热,死亡率很高("十死八九"、"灭门"),又有传染性,和"腺鼠疫"似乎类似,但有两个疑点。第一,"大头瘟"症状为"肿胀","腺鼠疫"为"肿块"。虽然现已不见"大头瘟",但根据上述专家看法,单以外观而言,"大头瘟"可能和西医所称"腮腺炎"(mumps)相似。"腮腺炎"头颈肿胀(如图1[107]),"腺鼠疫"淋巴结肿(如图2[108]),两者有明显差异。

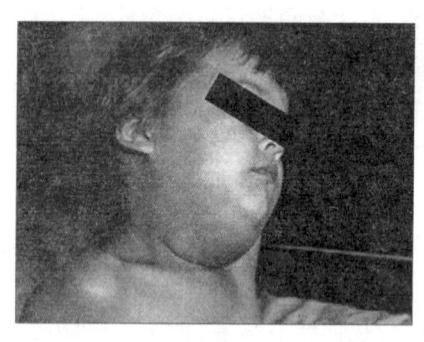

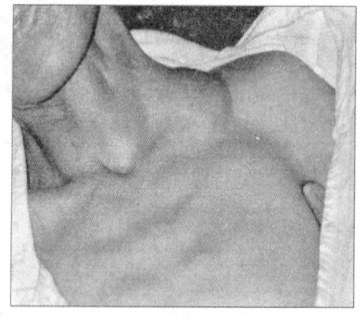

图 1

图 2

此外,中医从《内经》开始,"肿胀"、"肿块"就已分别记载,并未混淆,前者如"诸胀腹大,皆属于热",[109]后者如"荣气不从,逆于肉理,乃生痈肿",[110]历代名医不太可能无法分辨"肿胀"、"肿块"的差异。再以李杲而言,《活法机要》有"肿胀证"、"瘰疬证"(结核,即硬块),[111]可见李杲对两者并未混淆。此外,李杲擅长治疗痈疽,[112]如果发现"腺鼠疫"患者出现体表的"肿块",李杲著作应有记载,但《兰室秘藏·疮疡门》、《活法机要·疮疡证》、《活法机要·瘰疬证》、《东垣试效方·疮疡门》都未见出现"肿块"而且致命的疾病。[113]马伯英也认为李杲著作未见"淋巴腺肿"症状,难以认定为腺鼠疫。[114]第二,肿胀部位在头(包括耳)、颈,这和腺鼠疫患者鼠蹊部淋巴结肿大是不一样的,马伯英就因此认为"大头天行"不是"腺鼠疫"。[115]对此,符友丰认为淋巴结肿大出现在头面部,而非腋下、腹股沟,则是因为一方面,中国"北方有穿鞋裹脚及扎紧踝部的习惯,与印度多赤足及着无面之履不同,且夜间叮咬较多,头面部为易受感染",造成头面部肿;另一方面,"从晋唐以来,脚弱脚气(风毒)的论述人尽皆知……为了避免脚部受毒受邪,后人强化了腿脚的防护",避开了鼠蚤叮咬。[116]这种推测可能无法成立,因为现今不论东西方,寒冷地区民众多半穿厚重鞋子保暖,但鼠疫造成的淋巴结肿大,仍以鼠蹊部为主,而且鼠疫患者如果出现颈部淋巴结肿大,反而常和猫的接触史有关。[117]基于以上两处疑点的探讨,"大头瘟"和"腺鼠疫"应是不同的疾病。虽然邓铁涛[118]、彭胜权[119]、刘景源[120]、王灿晖[121]等中医名家认为"大头瘟"和"颜面丹毒"、"流行性腮腺炎"类似,但就死亡率而言,"大头瘟"远高于现今所见"颜面丹毒"和"流行性腮腺炎",恐怕不能认定为同类疾病,"大头瘟"究竟是何种疾病仍有待厘清。

无论"恶核"还是"大头天行"的论点,基本上都将金、元、明等一系列疾病归为同一种疾病(鼠疫),再将"汴京大疫"纳入其中而归为鼠疫,但实际上都未具体分析"汴京大疫"是否为鼠疫。例如:陈方之提到"金元四大家所称大头病,即是鼠疫",不尽正确。李杲所称"大头天行"见前述《东垣试效方》李杲医案,可致命,但不是"腺鼠疫"。刘完素《素问病机气宜保命集·大头论》:"夫大头病者……此邪见于头,多在两耳前后先出,皆主其病也。治之大不宜药速,速则过其病,所谓上热未除,中寒复生,必伤人命。"[122]除了治疗过速会致命,疾病本身并不致命,而且强调治疗不可过快,这和"腺鼠疫"快速死亡的病程完全不符合。张从正《儒门事亲·雷头》载"雷头者,是头上赤、肿核",[123]朱震亨《脉因证治·大头肿痛》载:"阳明邪热太甚,故资实,少阳相火而为之也。湿热为肿痛,治之视其肿势在何部位,随结而取之,是天行也。"[129]都没提到此病会致命。可见,金元四大家虽然都提到"头部肿大"的疾病,但症状差异很大,不能将其归为同一类。即使李杲"大头天行"明确会致命,但都不能认定其为"腺鼠疫",刘完素、张从正、朱震亨的"大头病"更不像鼠疫。再如范行准《中国医学史略》提到"泰和二年大头时行",紧接着描述"汴京大疫"的事件始末(但未提及患者症状),之后总结"以上是天眷皇统以至天兴间发生鼠疫情况",该文未载"汴京大疫"患者的症状(其实迄今也尚无文献记载),就将"汴京大疫"认定为"腺鼠疫",证据不足。即使引据《东垣试效方》李杲"大头天行"医案,但根据上述探讨,也难认定其为"腺鼠疫"。再如符友丰将《东垣试效方》李杲"大头天行"医案认定为鼠疫,并称"似可定论",也有待商榷。因为李杲所见"大头天行"患者的症状,实际上和"腺鼠疫"有差别(本文已述),但符友丰将"大头天行"认定为"腺鼠疫"之余,并未对照两种疾病的症状差异。

三、"肺鼠疫"说

范行准基于症状,支持"肺鼠疫"之说。范行准除了将"汴京大疫"视为金元一系列鼠疫疫情之一(如前述)外,并引述李杲《脉诀指掌病式图说》所载"余目击壬辰首乱以来,民中燥热之气者,多发热,痰结咳嗽。医又不识时变,投半夏、南星等,以益其燥热,遂至咳血,肾涎涌逆,咳吐不已,肌肉干枯而死者多矣",认为"肺鼠疫中的主要症状已经具备了"。[125]李中琳也认为:"李杲所观察到的症状,都和肺鼠疫有相似之处,范行准的判断也是可信的。"[126]范行准的看法,存在两处争议:其一,《脉诀指掌病式图说》的作者应该不是李杲;其二,《脉诀指掌病式图说》的症状并非病情本貌。

首先，《脉诀指掌病式图说》的作者应该不是李杲。冈西为人《宋以前医籍考》、马继兴《中医文献学》、杨艳红《李杲医籍著作考》、赵士斌等《李东垣著述考》都引用《医籍考》，认定《脉诀指掌病式图说》为李杲著作。丹波元胤《医籍考》根据《六气全图说》载"余目击壬辰首乱以来，民中燥热之气者，多发热，痰结咳嗽。医又不识时变，投半夏、南星等，以益其燥热，遂至咳血，肾涎涌逆，咳吐不已，肌肉干枯而死者多矣……予于《内外伤辨》言之备矣"，认为"壬辰首乱以来"指的就是李杲《内外伤辨》所称"壬辰改元……既病而死者继踵而不绝"，因此"乃知此书实出于明之之手"，而误传作者肇因于"明时书估之所致"，并批评吴勉学《医统正脉全书》称《脉诀指掌病式图说》为"丹溪先生朱震亨修父著"，"亦何失检之甚矣"。至于《脉诀指掌病式图说》的《阴阳关格图说》提到：丹溪先生"阴乘阳则恶寒，阳乘阴则发热"，是"妄人之所掺，当抹杀之"。[127] 朱震亨生平有两个壬辰年：1292年，时年11岁，不可能写出医书；1352年，时年71岁，写出医书是合理的。因此，《脉诀指掌病式图说》作者若为朱震亨，"壬辰首乱"应指1352年（元顺帝至正十二年）的某事件。根据《元史·顺帝本记》，至正十一年五月，"颍州妖人刘福通为乱，以红巾为号"。[128] 因此"壬辰首乱"指的应是至正十一年五月"颍州妖人刘福通为乱"，而非李杲经历的壬辰年"汴京大疫"。而且《脉诀指掌病式图说》提到该病的误治，并非《内外伤辨惑论》所称的汗法、下法，是否真指相同事件，也令人怀疑。再者，丹波元胤判断《脉诀指掌病式图说》"阴阳关格图说"所称丹溪先生"阴乘阳则恶寒，阳乘阴则发热"是后人添加，但未提出理由，也令人怀疑是否根本未经变更，而是原著。基于以上疑点，丹波元胤《医籍考》判断"《脉诀指掌病式图说》为李杲所著"无法确信。

其次，《脉诀指掌病式图说》的症状，不是该病的原貌，而是患者经治疗后的反应。该段记载应分两段解读："医又不识时变,投半夏、南星等,以益其燥热,遂至咳血,肾涎涌逆,咳吐不已,肌肉干枯而死者多矣。"其实这是医师治疗后的结果(姑且不论是否为误治),不是疾病原本的表现。至于"民中燥热之气者,多发热,痰结咳嗽",才是疫情真正的表现。对此,马伯英虽然认为范行准提出"其燥热、痰结、咳嗽、咯血而死,则近似肺鼠疫",但也提出质疑,因为"李东垣在《脾胃论》中描述内伤病之症状,均未述及以上",[129]而且李杲著作"均不见淋巴腺肿、咯血、皮肤出血或瘀血等症状。如果是鼠疫,蛛丝马迹总应当有"。[130]此外,伍连德《鼠疫概论》认为:"一六四四年山西东南部潞安(今改长治)之流行……据著者所知,实为中国鼠疫记载中论及肺疫症状之最古者也。"[131]可见,伍连德认为肺鼠疫始自1644年,已是明代,当然未认定《脉诀指掌病式图说》所提病症为肺鼠疫。

符友丰综合多种因素(症状、流行病学等),认为"汴京大疫"为"肺鼠疫"。因为"发病地域(都)在长江以北,发病季节在农历三月末,高峰在四五月",症状包括"'大热'形证",而且出现"吐衄"及"咳嗽多痰","病程短,逆变快,稍有不慎,'旬日必死',一二日、三二日间必见变证",死亡率高。[132]对此,有历史学者认为符友丰"抓住'汴京大疫'的疾病原型与鼠疫流行的相关性,破译了'脾虚证候发生之谜'",[133]但实际上符友丰的论述仍有待商榷,以下从"时间"、"地点"、"症状"、"病程"、"死亡率"等因素个别讨论。

第一点,探讨时间。符友丰称发生在"农历三月末,高峰在四五月",可判断为"肺鼠疫",但未说明理由。整体而言,鼠疫(未区分"腺鼠疫"或"肺鼠疫")在大部分疫区是有季节性的(seasonal)。[134]进一步说,气候对鼠疫杆菌、鼠蚤、宿主、人类都有影响,但是否有利鼠疫散播则因地而异,须个别探讨。[135]以中国鼠疫史而言,各地鼠疫(通常未区分"腺鼠疫"或"肺鼠疫")发生的时间的确不同,影响因素各异,例如:云南省城疫情有的"起于播稻之时,约在公历五六月间以后,乃大肆蹂躏,于夏季多雨之时,该流行虽仍进展,但其势较轻,自雨季后至年终,乃大肆猖獗";蒙自疫情"流行起始之时为五月,适在肥料移去以后也";[138]广东安铺的腺疫(腺鼠疫)"有时春季间是病乃流行,彼时唯一避免之法,则为离开该区,直至大雨降后之时"。[137]

伍连德归纳近代中国鼠疫疫情(未区分"腺鼠疫"或"肺鼠疫"),认为"华南鼠疫之节季,可谓始于初春,止于暑夏,罕有延至秋季者",而北方的唐山和营口则"爆发多起秋季及夏末,且每延至寒冷之时,而与华南之鼠疫节季适相反也",上海"其节季约与华北者同,人类鼠疫常盛于年末之三月间"。[138]南北方流行季节的差异,"或因蚤类繁殖季节不同"。[139]虽然《鼠疫概论》未提河南省的疫情,但应划分为伍连德所称之"北方"(详下文),如果发生鼠疫(未区分"腺鼠疫"或"肺鼠疫"),"多起秋季及夏末,且每延至寒冷之时"。此外,根据以上讨论,只能判断:符友丰称发生在"农历三月末,高峰在四五月",和北方鼠疫好发季节吻合,但未必是"肺鼠疫"。

以上从季节和温度的"常态"关系,判断鼠疫发生季节在南方和北方的差异。不过,金代"汴京大疫"还需考虑两个"非常态"的季节因素:当时气温反常、古今气候差异。关于前者,虽然"汴京大疫"时值春夏,但当时反而"大寒如冬",气候的影响是否应该考虑"大寒如冬"较恰当?关于后者,"汴京大疫"发生于1232年,当时气温较现代要低(如图3[140]),如果考虑古今气候差异,不知上述鼠疫好发季节是否会不同,关于这一点有待进一步研究。

第二点,探讨地点。该文称"发病地域(都)在长江以北",可

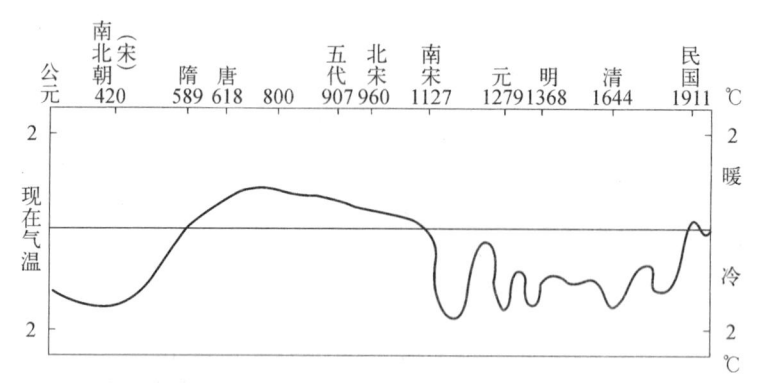

图 3 晋代和南北朝以来中国气温变化曲线图，曲线表示与现在年平均温之相差值（参考自 Shen Wenhsiung, Changes in China's climate, Bulletin of the American Meteorological Society, Vol. 55, No. 11, Nov. 1974.）

判断为"肺鼠疫"，但未说明理由。若以现今世界卫生组织（WHO）统计资料，全球鼠疫（未区分"腺鼠疫"、"肺鼠疫"）发生地区涵盖热带、亚热带、温带，[141] 而 2000 年之后的鼠疫案例有 90% 发生在非洲（如下图[142]），更是在长江以南。

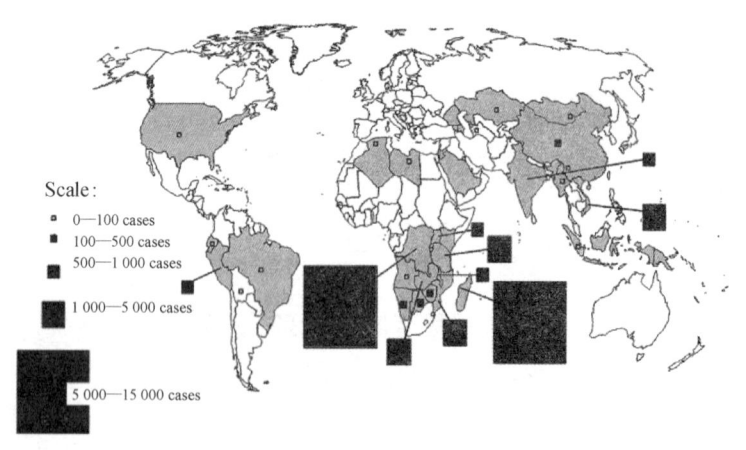

图 4 过去 20 年全球鼠疫发生地区分布图

若单以中国疫情而言,清代在云南、[143]香港[144]都曾爆发大规模鼠疫疫情,也在长江以南。另有文献研究 1840 年后的中国鼠疫疫区,未见华中地区,但长江以北、以南都有疫区(如图 5[145]),但该文也未区分"腺鼠疫"、"肺鼠疫"。

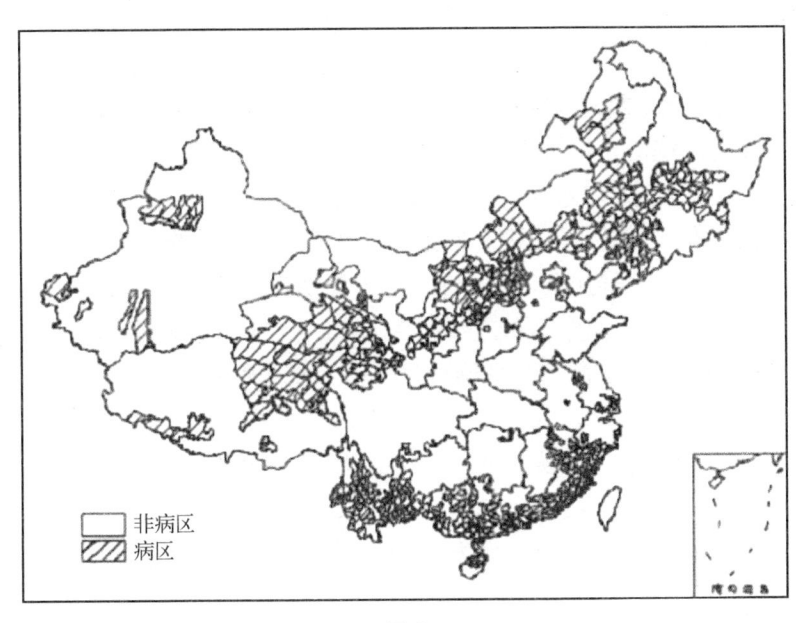

图 5

不过,如果将"腺鼠疫"、"肺鼠疫"分别探讨,结果大不相同。大部分"肺鼠疫"传染发生在空气不流通的空间,而且需要长时间(prolonged)、亲密(close)的接触。以 1910 年、1920 年的东北鼠疫为例,都在公历十月爆发,由于天气严寒,门窗紧闭,空气不流通,和疾病传播有关。甚至有人认为当时疫情趋缓不是感染管控的政策奏效,而是天气变暖,打开门窗,使得空气流通。[146]伍连德《鼠疫概论》汇整了中国鼠疫史(着重明、清及民国二十五年之前),发现鼠疫"肺疫虽亦见华南之广西、广东、福建三省,但多限于散居之患者,或占腺疫流行中之少数,显明之例,则较为罕见","肺型之疫于北方,似较南方更为显明",并提出解释:"大概系受节季影响,爆发期间,天气严寒,群居一处,与患者之接触较近,于是由继发性肺部并发症患者获得呼吸传染之机会,乃形增多。"⑭但未说明北方、南方的具体分界。该文在探讨中国鼠疫史的过程中,分省进行,包括云南、广东(含北海及广州)、香港、福建、外蒙古、外贝喀尔及东三省(含满洲西南部)、热河、山西及陕西、甘肃、新疆,但未记载河南疫情。相对而言,或许可将"云南、广东、香港、福建"视为伍连德所称的"南方",而"外蒙古、外贝喀尔及东三省、热河、山西及陕西、甘肃、新疆"视为伍连德所称的"北方",约略可以长江为界。据此,开封(金代称汴京)应属"北方",而非"南方",如果发生鼠疫,单考虑地点因素,"肺鼠疫"发生机会较大。因此,符友丰所称,因发生"在长江以北"而将"汴京大疫"视为"肺鼠疫",是合理的。

第三点,探讨症状。符友丰该文认为"汴京大疫"患者症状有"气高而喘,自热而烦,其脉洪大……头痛口渴,汗出倦怠,口不知味",东垣独详"吐衄、便血方药、咳嗽多痰变症",特别是热象为"蒸蒸而作躁热,作需待袒衣露居,必有口渴等"大热形证。如本文前述,"汴京大疫"患者症状迄今不详,根本无法从症状判断为何种西医疾病,当然也无法判断是否为肺鼠疫。符友丰该文虽提出上述"汴京大疫"患者的"症状",但未说明出处。经"汉籍数据库"搜寻《东垣医集》,发现"气高而喘,身热而烦,其脉洪大"出于《内外伤辨惑论·饮食劳倦论》《脾胃论·饮食劳倦所伤始为热中论》《医学发明·饮食劳倦论》(但符友丰该文将"身热而烦"误作"自热而烦");⑭"蒸蒸而作躁热,作需待袒衣露居"则摘录于《内外伤辨惑论·辨寒热》:"乃肾间受脾胃下流之湿气,闭塞其下,致阴火上冲,作蒸蒸而躁热,上彻头顶,傍彻皮毛,浑身躁热,作须待袒衣露居,近寒凉处即已,或热极而汗出亦解。"[149]但李杲该处其后未见"必有口渴"或"必口渴",不知符友丰引自何处。根据李杲原文,这些并非"汴京大疫"患者的"症状",而是就李杲整体学说而言,内伤患者所出现的症状。至于"吐衄、便血方药,咳嗽多痰变症",并非出于《内外伤辨惑论·饮食劳倦论》、《脾胃论·饮食劳倦所伤始为热中论》、《医学发明·饮食劳倦论》、《内外伤辨惑论·辨寒热》,符友丰该文也未说明出处,推测可能指李杲有治疗"吐衄、便血方药"(例如《兰室秘藏·衄血吐血门》[150]),以及《脉诀指掌病式图说》:"余目击壬辰首乱以来,民中燥热之气者,多发热,痰结咳嗽。医又不识时变,投半夏、南星等,以益其燥热,遂至咳血,肾涎涌逆,咳吐不已,肌肉干枯而死者多矣。"关于"吐衄、便血方药",并非为"汴京大疫"患者所设,而是内伤患者;关于《脉诀指掌病式图说》,已如前述,并非李杲著作,当然不会是"汴京大疫"写照。符友丰该文最后所提"头痛口渴,汗出倦怠,口不知味",可在《东垣医集》"分别"找到"头痛"、"口渴"、"汗出"、"倦怠"、"口不知味",但并未以"整句"的形式出现于《东垣医集》,该文不知引自何处。

即使不论符友丰所提根本不是"汴京大疫"患者的"症状",单就符友丰引文,也无法判断就是"肺鼠疫"。就中医角度而言,符友丰所提的"症状"大致可归纳为两类情况:血热妄行、痰热壅肺,前者指"热证合并出血",后者指"热证合并咳嗽、黏痰"。[151]只要疾病过程产生"热",而这个"热"影响了"血",就可以造成"血行脉外",造成出血;如果这个"热"影响了"肺",就可能出现"大量的黏痰"、"咳嗽"。不论从"伤寒"或者"温病"的角度,许多"外感"疾病都会出现这两类结果,这样的患者历代很多,甚至很常见,按照常理不会全是"肺鼠疫"的患者。再从西医角度而言,只要肺部感染或发炎,就可以出现"痰多"、"咳嗽",例如各种原因的肺炎

（pneumonia）、慢性阻塞性肺病（chronic obstructive pulmonary disease，COPD）的急性期。此外，感染疾病只要发展到败血症（sepsis）的阶段，就会出现"出血"，这类感染疾病更是不胜枚举，涵盖细菌、病毒、真菌，不会只有"肺鼠疫"。不论中医或西医，在诊断的过程都要考虑到："肺鼠疫"可以出现这些症状，但有这些症状未必都是"肺鼠疫"，也就是"鉴别诊断"（differential diagnosis）的意义。最重要且根本的是，"汴京大疫"患者"症状"不详，无从藉"症状"判断疾病种类。

第四点，探讨病程。符友丰该文提出"病程短，逆变快，稍有不慎，'旬日必死'，一二日、三二日间必见变证"，可判断为"肺鼠疫"。针对"旬日必死"，另撰一文专论"旬日"意义，认为"东垣'旬日'，殆为'一整天'之义"，[152]这恐怕违反李杲本意。根据"汉籍数据库"搜寻《东垣医集》的结果，李杲著作提到"旬日"而且"快速死亡"，只有两处："举世医者，皆以饮食失节，劳役所伤，中气不足，当补之证，认作外感风寒，有余客邪之病，重泻其表，使荣卫之气外绝，其死只在旬日之间。"[153]（《内外伤辨惑论·辨阴证阳证》）"始受病之时，特与中热外得有余之证相似，若误与白虎汤，旬日必死。"[154]（《内外伤辨惑论·辨证与中热证颇相似》）细究文字可知，都是"内伤疾病"患者经过"治疗"后的结果（李杲认为是误治），并非指"汴京大疫"的患者，也不能视为疾病的"自然表现"。因此，符友丰引用"旬日必死"说明"汴京大疫"是不恰当的。就算只探讨"旬日"的含义，也有待商榷。符友丰引据《说文》"旬，遍也，十日为旬"及段注"……日之数十，自甲至癸而一遍"，认为"旬的本意是遍"。[155]暂且不论这样的解读是否恰当，但这不符合李杲的用字习惯，因为李中琳根据李杲《内外伤辨惑论》提出许多实例，说明"李杲在表述'一整天'时习惯于用'一日'，而不是'旬日'"。[156]由此看来，李杲所称"旬日"应以李中琳看法较贴近本意，意指"一整天"。此外,符友丰引用李杲所说"必当待一二日……必不致错误","始病一二日之间,特与外中贼邪有余之证颇相似处",[155]认为"一二日、三二日必见变证(详《内外伤辨》)",[158]甚至说"这与鼠疫死亡多在发病后三五日间的实际相符",[159]佐证病情变化快速。该两段引用文字出于《内外伤辨惑论·辨证与中热颇相似》《内外伤辨惑论·辨劳役受病表虚不作表实治之》,原文分别是:"始受病之时,特与中热外得有余之证相似……此证脾胃大虚元气不足……若有难决疑似之证,必当待一二日,求医治疗,必不至错误矣。"[160]"或因劳役动作……自认外感风寒,求医解表,以重绝元气……且表虚之人为风寒所遏,亦是虚邪犯表,始病一二日之间,特与外中贼邪有余之证颇相似处,故致疑惑,请医者,只于气少气盛上辨之……"[161]可见李杲本意并非一二日后出现变证,而是因为内伤、外伤初期症状难分辨,有时要等一二日后病情明确再治疗。虽然"肺鼠疫"的确病程快速,包括潜伏期短(数小时到数天)、症状突发(呼吸困难、高烧、胸痛、咳嗽、血痰),[162]但是符友丰对李杲原文解读有误,也难以佐证病情变化快速或与"肺鼠疫"相符。

第五点,探讨死亡率。符友丰认为"汴京大疫"患者"死亡率高",将此认定为"肺鼠疫"的根据之一,这也是值得探讨的。首先,符友丰高估死亡率。该文估算"汴京大疫"患者死亡率高达70%,但如本文前述,不会超过40.5%。其次,以往许多医学、历史、文学等文献提到鼠疫疫情的严重,包括人类历史上的三次大流行,造成大量人口死亡,以14世纪的大流行为例,当时欧洲约三分之一的人口死于鼠疫。[163]虽然鼠疫可以造成大规模人口死亡,但实际上鼠疫在人类间的传染力并不强。根据伍连德的东北鼠疫经验、Dr. Jean Randriambelosoa 的 Madagascar 经验、Dr. Sam Orochi-Orach 的 Uganda 经验,显示人类之间传播鼠疫(包括肺鼠疫)的机会非常低。再以实验证实,肺鼠疫患者的飞沫传播距离很有限,可能只有很亲近的人才被传染，并以数学模式估算，每1位患者也只能传给1.3个新患者。经过数百年，鼠疫疫情差异甚大，并非细菌毒性或人类防御能力有了改变，而是现代居住环境（通风良好是重点）、卫生条件、防护措施都有改善，使得现代疫情不像当时严重。而且现今的抗生素疗效很好，可以使病人不致发展到后期具感染力的阶段，[64]并大幅降低死亡率，"腺鼠疫"从50%—90%降至10%—20%，"肺鼠疫"从100%降至50%。[65]由此看来，古代鼠疫（不论"腺鼠疫"或"肺鼠疫"）疫情严重并非鼠疫疾病本身严重，而是当时居住环境、卫生条件差。同样差的居住环境、卫生条件，如果爆发其他类型传染病，同样也能造成大规模死亡。因此，以"死亡率"或"疫情严重"作为"肺鼠疫"的判断依据是不合理的。

最后，综合以上符友丰所提的五点因素一并考虑，如果"汴京大疫"是"肺鼠疫"，有一点符合：第一，发生地点在今日的开封，符合伍连德研究：中国肺鼠疫较常发生在北方，因此符友丰"在长江以北"的依据是合理的。但符友丰的论点有三点不符合"肺鼠疫"：第一，符友丰引用的症状虽然包括"血痰"，而"血痰"是"肺鼠疫"的重要特征，但符友丰引用的其实不是"汴京大疫"患者的症状，而是李杲"内伤患者"的症状；第二，符友丰所称"病程短，逆变快，稍有不慎，'旬日必死'，一二日、三二日间必见变证"，看似符合"肺鼠疫"的特征：潜伏期短（数小时至数日）、症状突发，不过李杲所称"旬日必死"指"内伤病"的"误治结果"，但符友丰误解为"汴京大疫"的"疾病本貌"；第三，符友丰认为"汴京大疫"的死亡率很高，看似符合"肺鼠疫"，但符友丰高估"汴京大疫"的死亡率（实际上不会超过40.5%，但符友丰估算超过70%），造成误判。还有一点无法厘清是否正确：符友丰认为时间"在农历三月末，高峰在四五月"可佐证"肺鼠疫"，但未提出理由，而目前查无相关文献。虽然根据伍连德对中国鼠疫史的研究，北方鼠疫"爆发多起秋季及夏末,且每延至寒冷之时,而与华南之鼠疫节季适相反也",但未区分"腺鼠疫"、"肺鼠疫",无助厘清问题。此外,气温反常、古今气候差异使问题更复杂,有待进一步研究。

伍、结　　论

总结以上讨论,要探讨"汴京大疫"是否为"鼠疫",最大的难点在于"症状"不详。前人对"汴京大疫"的研究,曾提出某些"症状",据以判断为"鼠疫"(甚至可细分为"腺鼠疫"、"肺鼠疫"),但本文逐一探讨,发现全部都不是"汴京大疫"的"症状"。因此,除了"症状"之外,前人有关"接触史"、"病程"等论述,都因为"症状"不详而产生疑义。即使搁置"症状",前人文献认定为"鼠疫"的理由,多数也有待商榷:

1. 死亡率:根据人口史等资料详细计算,"汴京大疫"死亡率不会超过40.5%,并非部分文献认为的高达70%。死亡率不会超过40.5%,如果判断为"腺鼠疫"或"肺鼠疫",不符合目前对"鼠疫"死亡率的认知。

2. 季节(时间):能否因为发生在"农历四—六月"而考虑"肺鼠疫",有待进一步厘清。虽然单就发生地点而论,"肺鼠疫"发生在华北概率较高,而开封接近华北而非华南,似乎"汴京大疫"可能是"肺鼠疫",但关键仍在于"汴京大疫"患者"症状"不详,难以认定为鼠疫。因此,基于中医、西医的知识,就以上文献查询而言,本文认为:无法认定"汴京大疫"为"鼠疫",更无法进一步判断为"腺鼠疫"或"肺鼠疫"。

本文最后,一并探讨研究古代疫情所遭遇的问题,可分为"文献"、"中医"、"西医"等三个面向探讨。"文献"是最根本的问题:疫情记载往往简略。可借用伍连德对古代鼠疫史的看法,说明这点:"欲考鼠疫流行之沿革,困难之点有二,有纪录可考者,只限于文化发达较早之区,其他地方,于鼠疫沿革,虽关重要,但因未曾著名,故无人注意,直至近时方为察觉,困难一也。就有之纪录,语多含糊,于疾病之性质,未能详细辨明,而统称之为'疫',困难二也。"[⑯]其实不只针对鼠疫史,古代疫情研究也常有这个问题。伍连德所提第一点,古代疫情可能因为"疫病不能威胁皇城与宫廷,不足以引起统治者的注意,也就较少载入史册",[⑯]对此,可能要查询地方志才能弥补正史的不足。而且金元时期史料较少,可能还需查询碑文。至于伍连德所提第二点,古代疫情往往"记载不全、不详",[⑯]例如:金代"汴京大疫"虽然是"金末死亡人数最多"的大疫,但《金史》只记载:"凡五十日,诸门出死者九十余万人,贫不能葬者不在是数。"就是一例。但是伍连德所说"于疾病之性质,未能详细辨明",则有讨论空间。伍连德未解释"疾病之性质",如果指"疾病细节记载不详,无法深入了解该病",是可以理解的,因为"古代所说的疫病主要是指同一时期一大批人同时患病",[⑯]常常未具体记载是何种疾病,即使是当时病名(中医名称)也不详;但如果特定指"对'西医'疾病的性质,未能详细辨明",则需确认探讨古代疾病史,是出于"中医"、"西医"哪种角度。如果从西医的角度,要了解某疾病在中国古代的历史,就现今西医的知识来看,中国古代的确记载不详,也无法借以辨别是何种西医疾病。但要做到这点,严格来说,是办不到的,因为无法将古代疾病的患者进行今日的检查,而检查结果对诊断西医疾病是很重要的,尤其是传染性疾病(详下文)。

其次,要考虑中医记载的问题——"同病异名"、"异名同病"。中医对类似症状的疾病,在不同时代、不同地区往往有不同名称,于是出现"同病异名"的情况,例如《施圆端效方》"时疫疙瘩肿毒"、《东垣试效方》"大头天行"、《医学正传》"捏颈瘟"、《万病回春》"大头瘟",根据具体记载(如前述),可以判断为相同疾病。另一方面,中医有时对不同的疾病却又有类似的病名,于是出现"异名同病"的情况,如金元四大家所称"大头病"不尽相同,死亡率差异甚大(如前述),不应该视为同种疾病。名词的不一致(不只病名)在中医文献是常见的现象,因此无法从字面准确判断是否为相同疾病,而需要从中医专业内涵,针对个别文献逐一确认、对照,才能确认是否为同一疾病,这样才有机会厘清疾病史。

最后,如果尝试对照西医病名,需要对西医有基本的了解。虽然许多研究古代疾病的文献尝试将古代疫情转换为现今西医的疾病名称,"但正如不少学者指出的那样,这样做在学术上是有风险的"。[⑩]深入来说,西医要诊断某个疾病,往往需要知道病史、症状、检查结果等资料。"病史"对某些疾病很重要,例如某些癌症或风湿免疫疾病,家族病史很重要;某些病和职业有关;某些传染病要注意接触史、旅游史。"症状"通常对疾病诊断很重要,例如症状发生的位置、严重程度(例如发烧的体温高低)、"突然发生"或"渐渐发生"、症状持续时间、症状出现顺序、症状加重或减轻的因素等等,都是重点。"检查"往往是诊断的重要依据,项目不胜枚举,例如:血液检查、体液检查(痰、脑脊髓液等)、尿液检查、影像检查(X光、计算机断层、磁振造影、超音波、心电图等)、检体(痰、尿液、血液等)培养、分子生物学检查、病理切片等等。对于某些无特定症状的疾病和症状类似的疾病,诊断很可能必须仰赖检查,如有文献认为"汴京大疫"是"传染性肝炎"(应指"病毒性肝炎")或"钩端螺旋体病"(leptospirosis),[⑪]但这两种病的症状都不典型,无法根据症状就诊断,"检查"对这两种病的诊断就相当重要。此外,许多不同疾病会有类似症状,必须厘清(医学上称为"鉴别诊断"),例如前述探讨鼠疫的文献,有的理由是患者快速死亡,病程快速,但实际上除了鼠疫,还有心律不整、脑中风等多种可能,必须厘清，无法单凭患者快速死亡就可认定为鼠疫。整体而言，如果要确定西医的诊断，病史、症状、检查结果、鉴别诊断都很重要，因此，古代疫情往往资料不足，严格来说，要诊断为西医所称的某疾病，很难成立。尤其对于传染病，因为症状类似，"检查"非常重要，但对于古代疫情研究，这点几乎不可能做到。② 因此，即使知道症状（包括病程、死亡率）、发生季节（时间）、发生地点等资料，但缺乏检查结果，对许多传染病的诊断而言，也是无法成立的。更何况古代疫情往往连症状都不详，这对疾病的判断（不分中医或西医疾病）有极大且根本的困难。

　　古代疾病史的追溯相当不容易，马伯英就认为"对于中国古代的传染病，素来辨识困难"，"要确切认定，困难至大，非集思广益，争辩再三方可"。③ 前辈已做出许多努力，在这样的基础上，本文再从医学的角度考量，提供一己之见，希望能有绵薄的贡献。

---

① 邓铁涛主编：《中国防疫史》，广西科学技术出版社2006年版，第271—287页。

② Daniel J Sexton, etc, epidemiolody, microbiology and pathogenesis of plague(Yersinia pestis infection), *uptodate*, April 6, 2016.

③ Raoult D, Mouffok N, Bitam I, Piarroux R, Drancourt M. Plague: history and contemporary analysis. *J Infect*. January, 2013; 66(1): 18-26.

④ 邓铁涛主编：《中国防疫史》，第250页。

⑤ 同上书，第271页。

⑥ 同上书，第272—273页。

⑦ 同上书，第273—277页。

⑧ 同上书，第282页。

⑨ 伍连德等编：《鼠疫概论》，卫生署海港检疫局上海海港检疫所民国二十五年(1936)版，第53页。

⑩ 陈邦贤：《中国医学史》，团结出版社2011年版，第194、314—315页。
⑪ 邓铁涛主编：《中国防疫史》，第86页。
⑫ 薛国屏编著：《中国古今地名对照表》，上海辞书出版社2010年版，第261页。
⑬ 脱脱等：《金史》卷一七《哀宗本纪》，台湾商务印书馆2010年影印本，第192页。
⑭ 元好问：《脾胃论序》，李杲撰，丁光迪、文魁编校：《东垣医集》（重刊本），人民卫生出版社2015年版，第55页。
⑮ 李杲：《内外伤辨惑论》，李杲撰，丁光迪、文魁编校：《东垣医集》（重刊本），第9页。
⑯ 符友丰：《李杲脾胃学说形成与发展动因探讨》，《河南中医杂志》第15卷第2期（1995年）。
⑰ 宋濂、王祎：《元史》卷一四六《耶律楚材传》，台湾商务印书馆2010年影印本，第2225页。
⑱ 李修生主编：《全元文》第1册，江苏古籍出版社1998年版，第173页。
⑲ 王国维：《耶律文正公年谱·余记》，北京图书馆编：《北京图书馆藏珍本年谱丛刊》第34册，北京图书馆出版社1999年版，第501页。此外，王国维也未说明"改户为口"的理由。不过，按常理判断，《元史》成书较晚，但和《中书令神道碑》文字高度相似，若为传抄错误，应属可信。
⑳ 原书误植为贞祐五年，此处据《金史》更正。
㉑ 脱脱等：《金史》卷一四《宣宗本纪》，台湾商务印书馆2010年影印本，第161页。
㉒ 葛剑雄、吴松弟、曹树基：《中国移民史》第四卷，福建人民出版社1997年版，第159页。
㉓ 脱脱等：《金史》卷一七《哀宗本纪》，第191页。
㉔ 葛剑雄、吴松弟、曹树基：《中国移民史》第四卷，第159页。
㉕ 葛剑雄：《中国人口发展史》，福建人民出版社1991年版，第201页。
㉖ 同上书，第200页。

㉗ 脱脱等:《金史》卷二四《地理志中》,第262页。
㉘ 葛剑雄:《中国人口发展史》,第200页。
㉙ 脱脱等:《金史》卷一四《哀宗本纪》,第191页。
㉚ 李杲撰,丁光迪、文魁编校:《东垣医集》(重刊本),第9页。
㉛ 洪金富编著:《辽宋夏金元五朝日历》,台湾中研院史语所2004年版,第509页。
㉜ 脱脱等:《金史》卷一四《哀宗本纪》,第191页。
㉝ 李中琳、符奎:《1232年金末汴京大疫探析》,《医学与哲学》(人文社会医学版)第29卷第6期(2008年)。
㉞ 陈邦贤辑录:《二十六史医学史料汇编》,中医研究院中国医史文献研究所1982年版,第299页。
㉟ 马伯英:《中国医学文化史》,上海人民出版社2010年版,第440页。
㊱ 朱克文、高恩显、龚纯主编:《中国军事医学史》,人民军医出版社1996年版,第65页。
㊲ 梁峻、孟庆云、张志斌主编:《古今中外大疫启示录》,人民出版社2003年版,第100、117、123页。
㊳ 符友丰:《李杲脾胃学说形成与发展动因探讨》,《河南中医杂志》第15卷第2期(1995年)。
㊴ 符友丰:《金元鼠疫史与李杲所论病证》,《中医杂志》第37卷第4期(1996年)。
㊵ 脱脱等:《金史》卷六四《宣宗皇后王氏传》,第637页。
㊶ 脱脱等:《金史》卷二三《五行志》,第249页。
㊷ 王星光、符奎:《1213年"汴京大疫"辨析》,《中国史研究》2009年第1期。
㊸ 田文镜:《河南通志》,王士俊等监修,纪昀等总纂:《景印文渊阁四库全书》,台湾商务印书馆1983—1986年影印本,第167页。
㊹ 蒋廷锡等奉敕纂:《古今图书集成》卷三八九《方舆汇编·职方典·开封府部记事·祥异附》,中华书局民国二十三年(1934)影印本。
㊺ 李中琳、符奎:《1232年金末汴京大疫探析》,《医学与哲学》(人文社

会医学版)第 29 卷第 6 期(2008 年)。

㊻ Daniel J Sexton, Stephen B Calderwood, Allyson Bloom, Clinical manifestations, diagnosis, and treatment of plague (Yersinia pestis infection), *uptodate*, May 27, 2015.

㊼ 苏天爵:《三史质疑》,李修生主编:《全元文》第 40 册,江苏古籍出版社 1998 年版,第 451 页。

㊽ 陈学霖:《金宋史论丛》,(香港) 中文大学出版社 2003 年版,第 261 页。

㊾ 同上书,第 243、251 页。

㊿ 刘祁撰,崔文印校点:《归潜志》,中华书局 1983 年版,第 121—130 页。

(51) 脱脱等:《金史》卷一七《哀宗本纪》,第 192 页。

(52) 刘祁撰,崔文印校点:《归潜志》,第 4 页。

(53) 脱脱等:《金史》卷六四《宣宗皇后王氏传》,第 637 页。

(54) 李杲撰,丁光迪、文魁编校:《东垣医集》(重刊本),第 9 页。

(55) 张年顺等主编:《李东垣医学全书》,人民卫生出版社 2006 年版,第 282 页。

(56) 范行准:《中国医学史略》,中医古籍出版社 1986 年版,第 161—162 页。

(57) 脱脱等:《金史》卷一一〇《赵秉文传》,第 1037 页。

(58) 刘祁撰,崔文印校点:《归潜志》,第 5 页。元本记为“夏四月卒”,该书考据后更正。

(59) 元好问:《闲闲公墓铭》,李修生主编:《全元文》第 1 册,江苏古籍出版社 1998 年版,第 456、458 页。

(60) 王庆生:《金代文学家年谱》,凤凰出版社 2005 年版,第 716 页。

(61) 元好问编,萧和陶点校:《中州集》,华东师范大学出版社 2014 年版,第 479—480 页。

(62) 刘祁撰,崔文印校点:《归潜志》,第 21 页。

(63) 宋濂、王祎:《元史》卷二《太宗本纪》,第 38 页。

㉔ 洪金富编著：《辽宋夏金元五朝日历》，台湾中研院史语所，2004年，第509页。

㉕ 脱脱等：《金史》卷一四《哀宗本纪》，第191页。

㉖ 王庆生：《金代文学家年谱》，凤凰出版社2005年版，第946页。

㉗ 曹树基、李玉尚：《鼠疫：战争与和平——中国的环境和社会变迁（1230—1960年）》，山东画报出版社2006年版，第80页。

㉘ 同上书，第79页。

㉙ 同上书，第81—82页。

㉚ 脱脱等：《宋史》卷四一二《王登传》，台湾商务印书馆2010年台二版影印本，第4958页。

㉛ 脱脱等：《宋史》卷四一二《唐舜申传》，第4958页。

㉜ 曹树基、李玉尚：《鼠疫：战争与和平——中国的环境和社会变迁（1230—1960年）》，第83页。

㉝ 高学敏等主编：《中药学》，人民卫生出版社2012年版，第565页。

㉞ 曹树基、李玉尚：《鼠疫：战争与和平——中国的环境和社会变迁（1230—1960年）》，第84页。

㉟ 同上书，第87—88页。

㊱ 同上书，第85—86页。

㊲ 马伯英：《中国古代主要传染病辨异》，《自然科学史研究》1991年第3期。

㊳ 马伯英：《中国医学文化史》，上海人民出版社2010年版，第444页。

㊴ 徐胜一："历史气候编年档"，第108、120、130、464、557、690、691、879、377、117、152、381、912、914、914、917页，1996年国科会专题研究计划成果报告"中国历史时期气候编年资料"（微缩编号：NSC－85－2111－M－003－002a）。

㊵ 马伯英：《中国医学文化史》，第443—444页。

㊶ Daniel J Sexton, etc, epidemiolody, microbiology and pathogenesis of plague(Yersinia pestis infection), *uptodate*, April 6, 2016.

㊷ 陈方之：《内科病学》第一册《传染病学》上册，商务印书馆1950年

版,第106—107页。但该书引文和原文有出入,例如《医学正传》,详下。

㉝ 范行准:《中国医学史略》,中医古籍出版社1986年版,第161—162页。

㉞ 符友丰:《金元鼠疫史与李杲所论病证》,《中医杂志》第37卷第4期(1996年)。

㉟ 葛洪撰,王钧宁点校:《肘后备急方》,天津科学技术出版社2000年版,第139页。

㊱ 丁光迪主编:《诸病源候论校注》(重刊本),人民卫生出版社2013年版,第585页。

㊲ 孙思邈:《备急千金要方》,王士俊等监修,纪昀等总纂:《景印文渊阁四库全书》第735册,第709页。

㊳ 齐德之撰,徐福松校注:《外科精义》,江苏科学技术出版社1985年版,第38—39页。

㊴ 丁光迪主编:《诸病源候论校注》(重刊本),人民卫生出版社2013年版,第585页。伍连德《鼠疫概论》误以《诸病原候论》最早,有误。

㊵ Pai M, Behr MA, Dowdy D, Dheda K, Divangahi M, Boehme CC, Ginsberg A, Swaminathan S, Spigelman M, Getahun H, Menzies D, Raviglione M. Tuberculosis, *Nat Rev Dis Primers*, October 27, 2016; 2: 16076.

㊶ 伍连德等编:《鼠疫概论》,卫生署海港检疫局上海海港检疫所民国二十五年(1936)版,第8页。另外,冼维逊《鼠疫流行史》提出:"鼠疫在中国最早的记载根据伍连德考证:远在公元前五至三世纪,及在春秋战国时期,便在《黄帝内经》中记述了恶核病……显然是针对鼠疫的科学论述。"(引自冼维逊编著《鼠疫流行史》,广东省卫生防疫站1988年版,第90页),但伍连德《鼠疫概论》明确提出《内经》"于鼠疫或其相似之病,则并未提及",而且细查《内经》,的确未见"恶核"一词。

㊷ 伍连德等编:《鼠疫概论》,第53页。

㊸ 伍连德此处引据有误,"恶核"最早见于东晋葛洪《肘后备急方》,并非《诸病源候论》(即引文的"病源")"恶核肿候"。

㊹ 伍连德等编:《鼠疫概论》,第10—11页。

(95) (朝) 世宗御编,世祖御校:《医方类聚》第六十八卷,九州出版社2002年影印本,第80—81页。

(96) 洪金富编著:《辽宋夏金元五朝日历》,第507页。

(97) 李杲撰,丁光迪、文魁编校:《东垣医集》(重刊本),第534页。

(98) 洪金富编著:《辽宋夏金元五朝日历》,第509页。

(99) 陈方之所称“天行大头”,实际上《卫生宝鉴》称为“大头天行”,见许敬生主编《罗天益医学全书》,中国中医药出版社2006年版,第209页。

(100) 虞抟撰,黄惠勇整理:《医学正传》,中医古籍出版社1999年版,第174页。

(101) 龚廷贤编著:《增补万病回春》,(台北县中和市)弘扬图书有限公司2011年版,第88页。

(102)《东垣试效方》医案发生于金章宗,而《拯济方》内容则发生于金熙宗,以后者较早。

(103) 孟澍江:《孟澍江温病学讲稿》,人民卫生出版社2009年版,第252页。

(104) 张之文:《张之文温病学讲稿》,人民卫生出版社2009年版,第283页。

(105) 王灿晖编著:《王灿晖温病学讲稿》,人民卫生出版社2010年版,第206页。

(106) 邓铁涛主编:《中国防疫史》,第118页。

(107) Hviid A, Rubin S, Mühlemann K. Mumps, *Lancet*, March 15, 2008; 371(9616): 932 - 944.

(108) Prentice MB, Rahalison L. Plague, *Lancet*, April 7, 2007; 369(9568): 1196 - 1207.

(109) 郭霭春主编:《黄帝内经素问校注》(重刊本),人民卫生出版社2013年版,第765页。

(110) 同上书,第33页。

(111) 李杲撰,丁光迪、文魁编校:《东垣医集》(重刊本),第380、385页。

(112) 元好问:《伤寒会要引》,李修生主编:《全元文》第1册,第327—

329 页。

⑬ 李杲撰，丁光迪、文魁编校：《东垣医集》（重刊本），第 246、380、385、457 页。

⑭ 马伯英：《中国医学文化史》，第 440 页。该文本意认为范行准的鼠疫说"证据不足"，本文考量论述架构，拆为"腺鼠疫"或"肺鼠疫"两处。马伯英关于"肺鼠疫"的看法见下文。

⑮ 马伯英：《中国古代主要传染病辨异》，《自然科学史研究》1991 年第 3 期。马伯英该文认为"'大头'是指头部，而非鼠蹊部"，据此认为"'大头天行'，应不是腺鼠疫"，但事实上，"大头天行"的肿胀部位包括头（耳）、颈，而且鼠疫造成的淋巴结肿大虽然最常出现在鼠蹊部，但也可以出现在颈部。

⑯ 符友丰：《金元鼠疫史与李杲所论病证》，《中医杂志》第 37 卷第 4 期（1996 年）。

⑰ Daniel J Sexton, Stephen B Calderwood, Allyson Bloom, Clinical manifestations, diagnosis, and treatment of plague（Yersinia pestis infection）, *uptodate*, May 27, 2015.

⑱ 邓铁涛主编：《中国防疫史》，第 118 页。

⑲ 彭胜权主编：《温病学》，人民卫生出版社 2001 年版，第 294 页。

⑳ 刘景源：《刘景源温病学讲稿》，人民卫生出版社 2008 年版，第 260 页。

㉑ 王灿晖编著：《王灿晖温病学讲稿》，第 206 页。

㉒ 宋乃光主编：《刘完素医学全书》，中国中医药出版社 2006 年版，第 473 页。

㉓ 徐江雁等主编：《张子和医学全书》，中国中医药出版社 2006 年版，第 71 页。

㉔ 田思胜等主编：《朱丹溪医学全书》，中国中医药出版社 2006 年版，第 480 页。

㉕ 范行准：《中国医学史略》，第 161—162 页。

㉖ 李中琳、符奎：《1232 年金末汴京大疫探析》，《医学与哲学》（人文社会医学版）第 29 卷第 6 期（2008 年）。

⑫⑦［日］丹波元胤著，郭秀梅、［日］冈田研吉校译：《医籍考》，学苑出版社2007年版，第124—125页。根据张年顺《李东垣医学全书》，《脉诀指掌》并无《六气全图说》，但文中所引用文字出现在《辨六淫外伤六经受病于人迎说》，见张年顺等主编《李东垣医学全书》，第282页。

⑫⑧宋濂、王祎：《元史》卷四二《顺帝本纪》，第485页。

⑫⑨马伯英：《中国古代主要传染病辨异》，《自然科学史研究》1991年第3期。其中，范行准所提"其燥热、痰结、咳嗽、咯血而死，则近似肺鼠疫"，马伯英误认为对"大头天行"的记载，实际上是引据自《脉诀指掌病式图说》："余目击壬辰首乱以来……民中燥热之气者，多发热，痰结咳嗽。"范行准谈论"大头天行"是在不同段落。见范行准《中国医学史略》，第162—163页。

⑬⓪马伯英：《中国医学文化史》，第440页。"淋巴腺肿"属于"腺鼠疫"的症状，而"咯血、皮肤出血或瘀血"属肺鼠疫或败血性鼠疫的症状。

⑬①伍连德等编：《鼠疫概论》，第10—11页。

⑬②符友丰：《李杲脾胃学说形成与发展动因探讨》，《河南中医杂志》第15卷第2期(1995年)。该文"发病地域都在长江以北"，其中"都"疑为赘字，因为该文未一并讨论其他疫情，而只论"汴京大疫"，为避免误解，此处加注括号。以下引用同此。

⑬③曹树基、李玉尚：《鼠疫：战争与和平——中国的环境和社会变迁（1230—1960年）》，第9页。

⑬④Prentice MB, Rahalison L, Plague, *Lancet*, April 7, 2007; 369(9568): 1196.

⑬⑤Ben-Ari T, Neerinckx S, Gage KL, Kreppel K, Laudisoit A, Leirs H, Stenseth NC, Plague and climate: scales matter, *PLoS Pathog*, September, 2011; 7(9): e1002160.

⑬⑥伍连德等编：《鼠疫概论》，第12—13页。

⑬⑦同上书，第13—14页。

⑬⑧同上书，第21—22页。

⑬⑨同上书，第34页。

⑭⓪刘昭民：《中国历史上气候之变迁》，台湾商务印书馆1992年版，第

22页。

⑭ WHO 资料,http：//www. who. int/mediacentre/factsheets/fs267/en/。注：Reviewed September 2016。

⑭ Raoult D, Mouffok N, Bitam I, Piarroux R, Drancourt M, Plague: history and contemporary analysis, *J Infect*, January, 2013；66(1)：18-26。

⑭ 陈邦贤：《中国医学史》,团结出版社2011年版,第315—316页。

⑭ 曹树基、李玉尚：《鼠疫：战争与和平——中国的环境和社会变迁(1230—1960年)》,第159—191页。

⑭ 杨林生等：《1840年以来我国鼠疫的时空分布规律》,《地理研究》第19卷第3期(2000年9月)。

⑭ Kool JL. Risk of person-to-person transmission of pneumonic plague, *Clin Infect Dis*, April 15, 2005；40(8)：1167-1167。

⑭ 伍连德等编：《鼠疫概论》,第22—23页。

⑭ 李杲撰,丁光迪、文魁编校：《东垣医集》(重刊本),第19、84、301页。

⑭ 同上书,第11—12页。

⑮ 同上书,第207页。

⑮ 实际上,这两类情况有重叠的时候,也会互相影响。但中医诊断角度(辨证系统)非唯一,其中的差异不是本文重点,暂略。

⑮ 符友丰：《东垣脾胃内伤病缓急考——兼述"旬日"词义》,《医古文知识杂志》1999年第3期。

⑮ 李杲撰,丁光迪、文魁编校：《东垣医集》(重刊本),第7页。

⑮ 同上书,第16页。

⑮ 符友丰：《东垣脾胃内伤病缓急考——兼述"旬日"词义》,《医古文知识杂志》1999年第3期。

⑮ 李中琳、符奎：《1232年金末汴京大疫探析》,《医学与哲学》(人文社会医学版)第29卷第6期(2008年)。

⑮ 符友丰：《东垣脾胃内伤病缓急考——兼述"旬日"词义》,《医古文知识杂志》1999年第3期。

⑮ 符友丰：《李杲脾胃学说形成与发展动因探讨》,《河南中医杂志》第

15卷第2期(1995年)。

⑮⑨ 符友丰:《东垣脾胃内伤病缓急考——兼述"旬日"词义》,《医古文知识杂志》1999年第3期。

⑯⓪ 李杲撰,丁光迪、文魁编校:《东垣医集》(重刊本),第16—17页。

⑯① 同上书,第17页。

⑯② Daniel J Sexton etc., Clinical manifestations, diagnosis, and treatment of plague (Yersinia pestis infection), *uptodate*, October 10, 2016.

⑯③ 同上。

⑯④ Kool JL, Risk of person-to-person transmission of pneumonic plague, *Clin Infect Dis*, April 15, 2005; 40(8): 1170-1171.

⑯⑤ Daniel J Sexton etc., Clinical manifestations, diagnosis, and treatment of plague (Yersinia pestis infection), *uptodate*, October 10, 2016.

⑯⑥ 伍连德等编:《鼠疫概论》,第1页。

⑯⑦ 李文波编著:《中国传染病史料》,化学工业出版社2004年版,第6页。

⑯⑧ 同上书,第1页。

⑯⑨ 邓铁涛主编:《中国防疫史》,第1页。

⑰⓪ 同上书,第3页。

⑰① 崔文成:《甘温除热法管见》,《中医杂志》1994年第8期。

⑰② 有少数例外,例如公元541年罗马的鼠疫,可在当时尸体的牙齿找到证据。见 Raoult D, Mouffok N, Bitam I, Piarroux R, Drancourt M, Plague: history and contemporary analysis, *J Infect*, January, 2013; 66(1): 18-26.

⑰③ 马伯英:《中国古代主要传染病辨异》,《自然科学史研究》1991年第3期。

合信《全体新论》的生产与初期传播

苏 精

摘要：合信(Benjamin Hobson, 1816—1873)是非常重视在华传播医学知识的一位传教医生,他于1851年出版的《全体新论》,对近代中国人的医学知识产生重大影响。本文以合信本人留下的文献作为主要的史料来源,包含伦敦传教会(London Missionary Society)档案中他的书信报告,及伦敦卫尔康图书馆(Wellcome Library)所藏他的各种文献,讨论他藉印刷出版传播医学知识与基督教义的理念,编印《全体新论》的背景与构想,生产过程中的内容编辑、印刷技术与费用等问题,以及本书出版后到1858年他离华为止七年间的流通传播。

关键词：合信,《全体新论》

苏精,台湾云林科技大学教授,清华大学历史研究所兼职教授

绪　言

在十九、二十世纪来华的基督教传教医生中,[①]合信(Benjamin Hobson)是非常注重传播医学知识的一位。他于1851年在广州出

版的《全体新论》一书，在启迪近代中国人的医学知识上有重大的作用和意义。本文以合信当年留下的文献作为主要的史料来源，包含伦敦传教会（London Missionary Society，下文称伦敦会）档案中他在华期间亲笔撰写的一些书信报告，以及目前伦敦的卫尔康图书馆（Wellcome Library）所藏合信的相关文献，讨论他藉由印刷出版传播基督教义与医学知识的理念，《全体新论》成书过程中的内容编辑、印刷技术与费用成本等问题，以及本书出版后到1858年他离华为止七年间的流通传播。

一、合信的生平

1816年1月2日，合信出生于英格兰中部北安普顿郡（Northamptonshire）的韦尔福德（Welford）乡区。他的父亲是不属于英国国教会的独立教派（Independents）牧师，因此合信从小就有虔诚的基督教信仰。1829年合信自文法学校毕业，翌年（1830）进入伯明翰总医院（Birmingham General Hospital）担任练习生。五年后，合信于1835年就读伦敦大学学院（University College London）医科，他在学期间成绩优秀，先后有十门学科获得荣誉奖，得到医学士（Bachelor of Medicine）学位。1838年4月，合信取得皇家外科医生协会（Royal College of Surgeons in London）的会员证书，成为可以开业行医的合格医生。

1830年代的英国社会弥漫着向海外异教徒传教的气氛，伦敦会来华传教士麦都思（Walter H. Medhurst）于1836年回英国休假两年期间，极力主张伦敦会应派遣传教医生到中国，又在巡回各地演讲时不断宣扬医药传教的理念，伦敦会接受了麦都思的建议，并在医学刊物上持续刊登招募医生的广告。合信受到这些影响而萌生往海外传教的念头，也写信向麦都思等人请教，并且在取得医生资格的两个多月后,于1838年7月初向伦敦传教会申请到中国担任传教医生,合信认为这是自己"身为基督徒的责任"。②

伦敦会于1838年8月13日的理事会中决议接受合信的申请,任命他为中国传教医生,驻地为广州。③1839年7月28日,他偕同新婚妻子搭船启程,于同年12月18日抵达澳门上岸,展开他在中国的医药传教工作。

合信在中国的十九年间,以工作与居住的地点可分为四个时期:

(一)澳门时期(1839—1843):合信初抵澳门时,中英两国关系正为鸦片问题而处于剑拔弩张的战争前夕,而外人也早已自广州撤往澳门,合信事实上不可能前往广州。在合信之前,伦敦会已派有一位来华的传教医生雒颉(William Lockhart),其于1839年1月抵达澳门,并接受"在华医药传教会"(Medical Missionary Society in China)委任,主持该会在澳门的医院。至同年8月间局势紧张,雒颉关闭医院撤离澳门。同年底合信到达澳门,于1840年8月重新开张了雒颉留下的医院,并一直主持到战争结束后的1843年3、4月间才迁移到香港。

(二)香港时期(1843—1848):鸦片战争后,伦敦会在成为英国殖民地的香港建立布道站,在华医药传教会也在当地新建一所医院,由于外人一时无法进入排外情绪高涨的广州,合信便留在香港负责在华医药传教会的医院。不料他的妻子于1845年间患病,他只好携家带眷回英,妻子却在即将抵英前病故。合信在英期间续娶,并为了在中国建立一所医学校而进行募款。1847年合信再度举家来华,于同年7月抵达,仍在香港执业。

(三)广州时期(1848—1856):1848年2月间,合信终于进入了自己的预定驻地广州,于同年6月间在广州西关的金利埠租屋建立"惠爱医馆"。④在以梁发为首的一些中国助手的协助下,进行讲道与医药并行的传教工作。合信在广州工作了将近九年,直到第二次鸦片战争起后,外人撤离广州,他也不得不于1856年底放弃惠爱医馆,前往香港短期暂住后转往上海。

（四）上海时期(1857—1858)：1857年2月11日合信抵达上海,直到同年底主持当地仁济医馆的雒颉离华后,才由合信接掌仁济。但是他的身体不能适应上海的气候环境,其他医生出具诊断书要他回英休养,⑤合信几经考虑终于决定回英,在1858年12月18日离开了居住只有一年十个月的上海,也结束了在中国十九年的医学传教活动。⑥

回到英国后,合信的生活并不顺遂,他本可支领伦敦会规定的半薪退休金,但他觉得公款应该用于直接传教比较有效,自己可以凭着开业门诊自食其力,因而放弃退休金。⑦不料悬壶后却发现同业竞争激烈,他即使两次迁移诊所地点,并从外科改行内科,收入仍不如预期,以致经济拮据,又因中风而难以行医,伦敦会几次给予金钱补助,⑧最终在1873年2月16日病故,年57岁。

二、编印《全体新论》的背景与构想

合信来华后的医学活动,包含直接从事医疗治病、培训中国医学人才,以及编印医学图书等三者。其中又以编印图书传播医学知识的成就和影响最受后人关注,而《全体新论》是他的第一种医学著作,因此其背景动机与构想值得探究。

印刷出版一向是基督教用以辅助传教的重要工具,十九世纪初来华的传教士也从一开始就非常重视印刷出版工作,并从主要以圣经等传教书刊的传播,随后扩大到兼顾引介科学知识给中国人。不仅一般传教士重视印刷出版,传教医生也不例外,初期的传教医生如宁波的玛高温（Daniel J. MacGowan）与麦嘉缔（Divie B. McCartee）、广州的波乃耶（Dyer Ball）等人，都在合信之前已有相当活跃的印刷出版活动，他们也都编印出版过传教性与非传教性两类书刊，不过他们并没有出版过中文医学图书。

合信在澳门和香港时期并没有编印过中文出版品，而是分发别人编印出版的现成书刊。进入广州以后，他开始了印刷出版的活动，并于1848年12月报导自己第一次印刷的成果，那是由梁发撰写的祈祷文单张，以木刻印刷1 000份，费用才75分钱。⑨此后他的印刷出版活动越来越频繁，甚至还从1850年起雇用了一名专业的陈姓印工，每月付其5元工资。⑩

印刷生产完成后接着是分发传播的工作，而如何让中国人愿意接受并阅读免费的基督教书刊，却是十九世纪中叶在华传教士共同面临的一个难题。合信自己和其他传教士在这方面累积了不少的经验与感受，例如他在1851年1月向伦敦会秘书梯德曼（Arthur Tidman）报导华人的态度：

> 我对昨天宾惠廉（William C. Burns, 英国长老会传教士）的一番话大有感触。他说他站在布道站门口送书给过路的人，并邀请他们入内。贫苦穷人会欣然接受，但衣着像样的中国士绅和商人，会先向内望一眼，知道是在讲外国人的道理后，就拒绝入内，许多人还摇着头拒绝接下书册。⑪

合信认为，基督教成了一种标签，凡是与此相关的事，包括传教士编印的书在内，中国人都拒绝接受。

半年多以后的1851年8月，合信又写信给梯德曼。当时合信到广州即将三年半，估计至少已有七万人到过惠爱医馆，也分发了六万份书册，却没有什么效果。他说：

> 在医院中，病人当然会礼貌地接受这些（传教）书，有时候或许也仔细地阅读了；但是，我们有证据显示，在街道上和店铺中，这些书经常被人撕碎，或当作废纸，更经常遭人拒绝接受。[12]

在1851年的惠爱医馆年报中，合信又表达了同样的感受：

> 再三的证据告诉我们，在本地街道和店铺中发送的传教小册和书，被人极无礼的对待，毫无疑问它们是由于讲求外国人的道理而遭到轻视，它们通常立即被人责骂，或者人们只看了一眼封面后就置于一旁，如果分书的人是华人，还经常会受到粗鲁言语的侮辱。[13]

这些难堪的挫折并非只是合信一人在广州一地面临的窘境，各地传教士都有同样的遭遇，已经是英国殖民地的香港也有类似的现象。1852年时在香港的传教士理雅各（James Legge）写信给梯德曼说：

> 我可以保险地说，从来就没有中国人为了圣经付过一块钱。他们会花一点钱购买其中夹杂着基督教文献的通书，以及像合信医生《全体新论》、《天文略论》之类的通俗与科学性的书，但是他们从来不想要也不会买圣经和纯粹基督教的书。我这么露骨地说出这些真相（the truth），可能会让您及关切圣经在华流通的朋友们感到失望。[14]

这种现象能否改变呢？合信和有些传教士一样，认为应该讲究编印的策略，在传达中国人陌生的基督教义时，也传播他们可能会感兴趣的基督教文明的产物,如文学、艺术、社会制度、科学、技术等等,并以此连带引起他们对于基督教义的注意。

合信认为科学知识就是中国人可能会感兴趣的内容,并在1849年编印《天文略论》一书时获得实际的经验。《天文略论》编译自苏格兰牧师兼科学家狄克(Thomas Dick, 1774—1857)的《太阳系》(*The Solar Sytem*)一书,[15] 狄克原书由英国宗教小册会(Religious Tract Society)出版,内容结合神学与科学,将上帝创造天地的恩典寓于天文知识之中,而合信也在《天文略论》的序文中先说:"此书所讲虽略,而所据极真……乃经各国之天文士,用大千里镜窥测多年善观精算,分较合符,非由臆说。"再进一步告诉读者:"诸天惟上帝主宰,……于此试思上帝如何力量,如何神通。"提醒读者必要敬奉上帝,倚赖耶稣等等。合信的《天文略论》出版后,在两年内共印刷四千册,其中1851年印的一千册还附有石印的四幅天文图。合信自己认为本书"还算畅销"(somewhat popular),有七所布道站设立的学校采用其为教科书之一,还有华人来要书,说是要转送给政府官员。[16]

编印出版《天文略论》的经验,让合信对以科学内容的书改变中国人的印象有了信心,也准备再接再厉,编印更多这方面的书,他选择的第二种科学书是自己专长的医学。在1848年至1849年的惠爱医馆年报中,合信提及:

> 在我们尝试引介更好的医学知识与实践系统时,除了让医学生在医院中目睹与治理疾病以外,最好莫过于提供一些优良的基础读本,如解剖学、生理学、化学、药物学以及外科手术学,附带能说明并引人入胜的插图。[17]

其实,合信不但有编印医书以传播医学知识的念头,甚至较早时也初步动手实施了。他在1849年1月底写给梯德曼的信中，提及自己和学生阿本（Apoon）的互动："他每星期三个晚上来找我，我继续教导他，他也协助我准备一种能够解说自然神学的生理学基础读本。"[18] 但是，阿本协助准备的应该只是零星片段的材料，并没有具体的成果，所以一年两个月后，合信在1850年3月报导自己每天（礼拜日除外）上午教学生医学时，仍然表达有意准备一些手册（manuals），以便向学生传达医学知识的愿望。[19] 又经过了四个月，合信在1850年7月给梯德曼的信中再度写道：

> 入冬以后若时间许可，我期望准备一种生理学的入门书，附有许多插图，以阐明上帝造物主的力量、智慧、恩典与合一性；我觉得这样的书可能有利于（接近）特定阶层的人，他们是无法以平常的方式接近的。书中的插图将在此地准备和印刷。[20]

这段话并不长，但构想中的《全体新论》已经相当具体，内容、插图、写法和预定的读者都有了。本书的内容将是生理学的入门读本，附有许多在广州印制的插图，并本于自然神学的观点进行编写，结合医学与神学的内容于一书，以期接触"特定阶层"的读者。合信所谓的"以阐明上帝的力量、智慧与恩典"，是典型的自然神学的说法。[21] 至于想藉着本书接触特定阶层的人，合信虽然没有说明何谓特定阶层，但应该就是前文所述那些衣着像样的中国士绅和商人等等读书识字之辈，合信认为《全体新论》这样的书应该可以吸引他们，改变他们对基督教书刊的印象。《全体新论》的构想已定，接下来就是具体实施了。

三、《全体新论》的生产

(一) 内容与编辑

《全体新论》的编印和合信的医学教育工作密切相关,甚至可说是他医学教育的成果之一。他由于自身工作需人帮忙,也为了将西方医学传播给中国人,从1840年初到澳门不久起便招收中国青少年作为助手,[22]不仅让他们从工作中接受学徒式的训练,同时特意为他们上课,讲授医学知识,因此他也经常称呼助手为学生。此后,合信在香港、广州都持续有中国助手或学生,最后在上海时期也继续雇用并教导前任雒颉的助手黄錞(春甫)。[23]

《全体新论》正是将合信为学生授课的教材内容进行整理后付印的。1850—1851年,他有三名学生,合信在1851年1月底报导他为学生上课的情形:

> 几个月来,我们每星期上三堂课,每堂两个小时,已经上完了生理学与一般解剖的课程,目前我们正接着上药物学,随后将是临床医学与外科。我的(中文)老师也是其中一名学生,他以草书记下我授课的内容,课后再写成优美的中文,并送来让我改正,这样一部生理学的书几乎就已完成到可以付印的程度了。[24]

合信的中文老师应该就是《全体新论》序文中提到的陈修堂,也就是前文所提阿本的兄弟。[25]本书除了合信署名的序文外,并没有如一般中文书的作法那样在正文每卷的卷头刻印作者姓名,而是再版时才补上,先署为"西国医士合信氏著",接着是"南海陈修堂同撰"。合信提供笔记内容并给予整理誊正的陈修堂以"同撰"

的名义，以及几年后合信在上海雇用管茂材（嗣复，字子异）协助《内科新说》等书的编译，一样是给予其"同撰"之名，这种作法比后来翻译西书大都署为外人"口译"、华人"笔受"等方式，显得较为平等相待。其实合信在《全体新论》中文序中已表示，自己是与陈修堂"商确定论、删烦撮要"才能成书，在英文序中也表示，如果不是这位聪明才智的华人，本书不可能写成优美流畅的中文。

《全体新论》内容分39章，他归纳成三大部分：第一，各器官及其功能描述；第二，讨论消化、循环与呼吸系统；第三，讨论生殖器官。合信表示本书内容都取自各家生理学与解剖学的现成著作，所以他在英文序中称本书是"概要"（Compendium）的性质，也认为自己的身份是编者（editor）。合信又说本书18页、约270幅大小不一的插图，是描绘自 Jones Quain（1796—1865）、Erasmus Wilson（1809—1884）等七位当代专家的著作原图。[26]

合信首先列举的专家 Jones Quain，正是他就读伦敦大学学院时的生理学与解剖学教授。目前在伦敦卫尔康图书馆所藏合信大学时期的文献资料中，至少有两件和 Quain 有关，第一件是他在1838年7月24日亲笔为合信所写的推荐函，表示自己和合信密切熟识，称赞合信有高度的求知欲和充分的专业知识，足以达成任务。[27]第二件是合信于1837—1838年修读生理学课程获得荣誉奖的证书，在证书上亲笔署名的任课教授即 Quain。[28]Quain 的著作之一是解剖学的教科书 Elements of Descriptive and Practical Anatomy for the Use of Students，1828年初版，1832、1834、1837年分别再版，其中1837年第四版应该是合信上课时使用的教科书，也非常可能就是他在广州授课的教材以及《全体新论》内容的重要来源。

合信既然定下以自然神学观点传播医学知识的写法，在《全体新论》中便尽量具体实现，不仅将上帝冠于"例言"之首，各章内容也随处加入一些神学文句，或是颂赞上帝造人的权能，或是提醒读者敬畏上帝与感恩，而本书最末一章"造化论"讨论人类的起源、发展和人种等，更是明显结合科学与神学的观点，甚至连这些观点也大有来头，合信表示是取自著名的自然神学家William Paley（1743—1805）的《自然神学》（*Natural Theology*），以及英国著名的自然神学系列论著 *Bridgewater Treatises* 等书。㉙

合信还意犹未尽，等到《全体新论》印成后，他在"造化论"之后附带一纸传教单叶，装订在书末。到了《全体新论》再版时，传教单叶不见了，却又在"造化论"之后加上"灵魂妙用论"一篇，称："救世主基督，灵魂之医师也；新旧约圣书，灵魂之方药也。"不过，很明显且值得注意的是，在《全体新论》以后的其他医书中，合信再也只字不提这些传教的内容，应该是他自己发觉还是"就医论医"比较单纯妥当，因而放弃了自然神学立场的结果。

（二）技术与费用

内容实证新颖是《全体新论》打开中国读者眼界的主要原因，而其以中国木刻与西方石印两种技术兼具并施的印刷方法也很独特。本书的文字部分为木刻，而部分插图与说明文字以及书前的英文序则出之石印，再将两者线装合订。

木刻为传统中文图书的主要生产方式，中国读者也习以为常；石印则不然，自从1826年由马礼逊传入中国后，到合信印刷《全体新论》时已有25年，应用者主要是少数传教士和中国助手，以及需要使用货品表单的外国商人。㉚其中，合信对石印可说是情有独钟，以此种技术先后印刷出版至少七种书册，㉛而最引中国读者瞩目的就是《全体新论》的插图。

合信接触石印在印刷《天文略论》期间，他觉得中国木刻工匠无法精确无误地绘刻他们不熟悉的天体星球图，于是他在1849年

8月以110银元代价从香港购得一部二手的铁制石印机,㉜先雇请印度工匠印出《天文略论》中的插图,合信自己经过阅读有关石印的文献和数次尝试后,也摸索出掌握石印的技巧,再教给华人印工。

《全体新论》中的18页、270余幅插图并非全部石印,只有其中七张大折页的图才用石印,合信自己也说只约四分之一数目的插图为手绘后石印,其他都是木刻印工在他的监督下细心刻成的作品,㉝但这些木刻插图的线条比较生硬,不如手绘石印者流畅。《全体新论》的石印插图大部分出自合信在广州的一位朋友 Henry Rutter 之手,㉞少部分是合信自己的作品,至于说明文字则由中国助手所写。不论是石印或木刻的插图,都是合信雇用的陈姓印工一手操作石印机或从木刻板刷印的,这位印工是基督徒,原在香港以木刻为业,1849年改往广州谋生,受雇于合信以后就住在医馆中,并跟合信学会了石印的技术。㉟

从1850年7月合信立意编印《全体新论》开始,经过编写教材口授、学生记录整理、师生商榷定稿、交付刻版印刷,再配补插图绘刻,历经一年三个月后,合信终于在1851年10月底报导,《全体新论》已经生产完成,印量1 400册。㊱不久他又在惠爱医馆1851年的年报中比较完整地报告生产与费用:册数修正为1 200册(800册白棉纸、400册竹纸),印刷费用包含刻板24元、抄工6元、印刷75.5元、石印纸张与工钱70.5元,以上合计176元。㊲

伦敦会向来不承担传教士个人出版品的印刷费用,合信从过去自行募得的款项支应大部分费用,㊳也接受各地传教士付款购书,当然也有中国人向他买书,但他没有留下书价每册多少的纪录,只说将以成本价供应传教士和中国人,㊴若以1 200册的费用176元计,每册成本价应是0.15元。

四、《全体新论》的出版传播

（一）初步的反应

《全体新论》是合信抱着改变中国人轻视基督教书刊的态度编印的，本书既然出版了，他当然非常在意中国人的反应如何。1851年10月底他在报导本书出版的消息时表示：

> 这是个实验，且看一本这种主题的书会引起什么反应。圣经和所有宗教小册都遭人轻蔑与忽视，理由是它们谈的都是不适合中国人的道理和教义，因此毫无用处。现在有了一本主题不同并且世人认为是实用而有趣的书，这能否受到不同的对待，将是有意思的事。[40]

1851年底，也就是《全体新论》出版两个月后，合信报导已有初步的反应，说是本书已开始在中国人当中流传了，他们读得很有兴味，最近的销路很好。很有意思的是，合信进一步说，他还随书附赠圣经与传教小册。[41]在惠爱医馆1851年的年报中，合信也表示本书已被中国人接受，有些中国学者和医生以赞赏的态度谈论《全体新论》。

出版十个月后，合信在1852年8月写信告诉梯德曼：

> 我正在准备《全体新论》第二版的图版。本书的销路与上海、宁波及各处传来对它的好评，都让我感到鼓舞。有些中国高级官员派人来买，最近有人告诉我总督送了一册给皇帝，但我无法证明这是真是假。[42]

出版后不到一年已在准备第二版,可见初版的1 200册已经存书不多,这显示《全体新论》确实受到中国人的欢迎,也说明合信以医书测试中国人反应的"实验"是成功的。对此显得相当满意的合信,又在1852年惠爱医馆的年报中谈到《全体新论》,认为本书是当时能够鼓舞他的少数事情之一,因为本书受到中国读者不寻常(unusual)的接受与认可,在广州、上海和其他地方都受到热烈地探求。[43]

(二) 后续扩大传播

合信要准备《全体新论》再版的另一个原因,是他遭遇了中国人的翻刻本,而且在初版问世后的两年半内就出现三种翻刻本,都是广州当地知名的人所为。最先是曾经官至浙江盐运使的潘仕成,在《全体新论》问世后随即翻刻,合信在1851年10月底报导完成生产,还不到三个月后的1852年1月,潘仕成已经为收在其《海山仙馆丛书》中的翻刻本写成了序文,可见他选书眼光之锐利与刻印行动之迅速。接着是两广总督叶名琛的父亲叶遂翁,于1853年将插图翻刻成八副卷轴,供自己浏览并用以赠人。第三是广州城内一家大书店1854年初的翻刻本,只是合信并未就这个版本多做说明,也没有指出书店的名称。[44]

《全体新论》如此受到中国人重视,合信当然很欣慰:"本书可望因此而风行于十八省中,而且主要是由中国人自动而为。"[45]只是让他觉得遗憾的是,这些翻刻的人都没有征得他的同意,不过他也表示自己没能力也无意愿追究这些侵犯版权的行为。[46]

合信对于潘仕成颇有意见,除了说他没有征求自己的同意外,也指责潘仕成为了让版式统一,将原书折页的图缩小刻印,导致许多图样变得很丑陋和错误,潘仕成甚至径自删除了原书中所有涉及耶稣和上帝的文字。不过,合信在批评潘仕成以后还感到有些庆幸的是，潘刻本总算没有改变医学内容的文字，不致于有碍传播正确的医学知识。同时，合信在指责潘刻本骨骼和循环系统的插图低劣之余，也不吝称赞眼、耳和部分内脏的刻画技巧很可观。[47]《海山仙馆丛书》一套售价30元，合信表示这套书相当畅销，潘仕成获利很可观。[48]

至于叶名琛父亲的翻刻本，很可能因为是用于赠人而非出售，同时刻印质量高的缘故，合信的态度有很大的不同。虽然他也说叶氏没有征得自己的同意，但表示插图的刻画精巧，只有专家才能分辨出翻刻本和原本的差别，合信推测叶氏必然是雇用了最上乘的刻工才能达到这样的水平；合信还特地购买一套叶刻本的八幅卷轴，又请人英译叶遂翁所题赞语并序，连挂轴一并寄给伦敦会珍藏纪念。[49] 合信还以"有趣"（interesting）来形容叶氏的翻刻之举，[50]在后来的《西医略论》中，合信在序文和例言两度夸赞叶氏及其翻刻本："叶公……翻刻全书，广为传布，盖中土士大夫皆知为有用之书。""粤东多有翻刻者，叶遂翁封君所刻最精。"

翻刻本接二连三出现，合信也忙着准备《全体新论》的再版，并于1853年8月中或稍早些印成1 000册。[51]此外，广州的英国传教士组成的宗教小册会当地委员会也加印了200册。[52]再版和初版的主要差别在于插图，一是抽换了部分内容不同的图片，由合信挑选自业师Jones Quain等人的著作；二是印刷技术除了极少数插图仍旧石印外，大多数改为木刻印刷，共210幅，他表示这些插图的木刻都经过自己的指点和检查，一位W. G. Dickson医生也帮忙，因此质量相当不错，肯定可以传达正确的知识。[53]非常值得注意的是，他在再版的"例言"中新增了两条文字：

> 凡欲翻刻是书者，一切形图款式，皆宜细心雕镂，因骨肉经络，部位岐微，缩作小图，仅如尘末，若差之毫厘，即成画虎

刻鹄之误，而后之览者，亦将有别风淮雨之讹矣。

近见有数坊本，形图错处颇多，失却本来面目，阅者需当辨之。

对于侵犯自己版权的翻刻者，他不但没有严词警告追究，反而谆谆劝导细心刻画，以免贻误了读者，同时又提醒读者小心辨别，再加上前文所述他夸赞叶遂翁翻刻本的文字，这样只求传播正确医学知识、不计个人权益的态度，可说是相当宽宏大量的。

再版的费用，由一位格拉斯哥（Glasgow）的韩德森（John Henderson）捐款50英镑，约合220元，比初版所费还多出不少，因此合信几次在医馆年报和写给梯德曼的信中对韩德森深表感谢，还有上海的雒颉也捐了30元。结果因为初版的木刻版片可于再版时重刷，不必新刻，所以再版只用了这两笔钱的一部分，其余准备留供合信已在准备或计划中的《内科新说》、《西医略论》等等之用。

《全体新论》再版以后，合信忙于《博物新编》的出版和《内科新说》的编写，较少再提及《全体新论》。但在1855—1856年的惠爱医馆年报中，合信谈到中国人对《博物新编》的需求程度不如《全体新论》，他说《全体新论》两版再加上潘仕成和叶遂翁的翻刻本（潘刻本也再版），合计已有超过10 000册的《全体新论》在中国各处传播流通。[54]在中国传统的图书出版市场，一本书每一版的平均印量只有100册左右，[55]而1850年代上海墨海书馆几种科学书的印量：《代微积拾级》320册、《代数学》500册，较多的《谈天》1 000册，[56]也都没有再版，而合信的两版《全体新论》已有2 400册（连宗教小册会加印者），加上潘、叶翻刻本后，超过了10 000册的流通量，而且这是从1851年10月初版问世，到合信做此表示的1856年6月的四年九个月间，已有如此可观的结果，《全体新论》

肯定是风行一时的畅销书。

讨论《全体新论》的传播，除了合信的两版与潘、叶的翻刻本，不能忽略本书内容曾在《遐迩贯珍》月刊连载的事实。《遐迩贯珍》于1853年8月创刊，至1856年5月停刊，由马礼逊教育会(Morrison Education Society)出版，伦敦会香港站的英华书院以活字排印，宗旨在向中国人传播中外新闻时事与各类知识，从香港发行到通商五口等地，每月的印量为3 000册。⑤⑦本刊的主编取得合信同意，⑤⑧从1855年1月开始连载《全体新论》的内容与插图，到同一年的11月为止分九期刊载。既然《遐迩贯珍》的连载都已经过合信的授权与修订内容插图，⑤⑨虽然结果未全部刊完，但已刊者占《全体新论》内容的大部分，应当可以视同本书的新版，即1855年由《遐迩贯珍》连载的第三版，⑥⑩而且其印量3 000册比合信自印两版合计的2 400册还多，应该有一定的传播效果才是。

《全体新论》第四个由合信刻印或授权的版本，是上海墨海书馆的刻印本。1857年初合信从广州转到上海后，直到同年底接掌仁济医馆以前，他有较多的工夫编著医书，同时他汲汲于在华传播医学知识的心愿与行动，获得上海外国人社群的赞助，虽然他在上海前后还不到两年，却已获得外人捐款多达1 500两银(约合2 000元)，用以刻印他的全部五种医书，每种1 000册，⑥①《全体新论》是其中之一。但是，本书这第四版出版的时间却有些问题，封面上所署的"咸丰元年新镌"是模仿广州初版的结果，只将初版"惠爱医馆"的字样改成"江苏上海墨海书馆"，经查墨海书馆1851年前后印刷出版清单及传教士书信并没有涉及此书，而且墨海版的此书还收入1853年叶遂翁翻刻本的赞语，因此不可能是1851年所印。

遍查伦敦会上海布道站的档案，包含墨海书馆以及合信在上海期间的书信，都没有刻印《全体新论》的专门记载。但是他抵达上海后，在1858年9月20日写给梯德曼的信中表示，已将刻印完成的整套书寄回英国,只有最后一种《医学英华字释》(*Vocabulary of Terms Used in Anatomy, Medicine, Materia Medica, and Natural Philosophy*)还需一两个月才能完成,[62]如此则《全体新论》最迟在他写这封信前已经印成了。王韬在1858年10月下旬以后的日记中,也几次记载熟人或购或赠合信医书数种的事。[63]

墨海书馆版的《全体新论》进一步为本书的传播锦上添花,而且在合信五种医书陆续出齐以后,彼此共相辉映,不论从图书市场的销售或医学知识传播的观点而言,都会产生更好的效果。这些被王韬的朋友称为"见所未见,闻所未闻,于灵素书外,别创一法"的医学新知,[64]对于中国读书识字的人必然有极大的吸引力,王韬记载协助合信译书的朋友管嗣复说:"合信始著《全体新论》时,远近翕然称之,购者不惮重价。"[65]购买者除了乐于自用,也将其作为礼品送人。不但中国人如此,连外国人也有,传教士杨格非(Griffith John)于1858年10月间到江苏丹阳地方传教,以合信数种医书赠予地方官,结果对方大为满意('Dr. Hobson's Medical and Scientific works took his fancy mightily …'),还回赠以茶叶、糕饼等物。[66]王韬1858年12月25日的日记中,也记载一位美国传教士购买合信医书数种寄往日本,王韬对此表示:"此书流传甚广,真可不胫而走矣!"[67]

结　　语

从决定编写《全体新论》到生产传播的过程中,合信的想法和做法有一些值得注意的修正或改变,例如他在1854年以后不再提随书附赠圣经或小册的举动,又如他在后来出版的《西医略论》等书中不再夹杂自然神学的内容等。合信并没有解释这些修正或改变的缘故,但很可能是他发觉附赠传教出版品的作法,并未有助于改变中国人对传教性出版品与基督教的态度。至于他后来的医书中不再穿插自然神学的内容,很可能是得自潘仕成删除《全体新论》相关内容的启发。虽然宗教信仰与科学知识是不同的领域,两者不必然是冲突的,有宗教信仰的科学家比比皆是,但非要将两者混杂比附在一起传播,不一定能产生传播者预计的结果。

合信编印《全体新论》的初衷,是要以此传布医学知识,并借以改变中国人对基督教相关书刊的轻蔑态度,进而让中国人接受基督教信仰。《全体新论》问世以后,的确引起了中国人极大的兴趣与重视,但是历史的发展显示,多数中国人虽然接受了合信在内的传教士附带而来的科学知识,却没有接受传教士主要传播的基督教信仰。

---

① 本文所称传教医生即 medical missionary,或译为医药传教士或医学传教士。

② LMS [London Missionary Society Archives]/Candidates Papers/Benjamin Hobson to Foreign Secretary of London Missionary Society, Welford, July 2, 1838.

③ LMS/Board Minutes, August 13, 1838.

④ LMS/CH [China]/SC [South China], 5.1.A. [box 5, folder 1, jacket A], B. Hobson to J. J. Freeman, Canton, June 22, 1848.

⑤ LMS/CH/CC [Central China], 2.2.A., B. Hobson to A. Tidman, February 6, 1858.

⑥ Ibid., 2.2.B., B. Hobson to A. Tidman, Shanghai, September 20, 1858; ibid., B. Hobson to A. Tidman, Hong Kong, December 28, 1858.

⑦ LMS/Home/Incoming, B. Hobson to A. Tidman, Clifton, June 28, 1860.

⑧ LMS/Board Minutes, February 13, 1865; July 30, 1866; November 11, 1867; February 24, 1873.

⑨ LMS/CH/SC, 5.1.A., B. Hobson to A. Tidman, Canton, Decvember 24, 1848.

⑩ Ibid., 5.1.C., B. Hobson to A. Tidman, Canton, July 18, 1850.

⑪ Ibid., 5.2.A., B. Hobson to A. Tidman, Canton, January 28, 1851.

⑫ Ibid., 5.2.A., B. Hobson to A. Tidman, Canton, August 20, 1851.

⑬ WL［Wellcome Library］, 5852［Western MSS. 5852］, Miscellanea, No. 43, B. Hobson, *Brief Notice of the Hospital at Kum-le-fau in Canton, during the Year 1851*.

⑭ LMS/CH/SC, 5.3.B., J. Legge to A. Tidman, Hong Kong, October 28, 1852. 理雅各特地在 the truth 底下划一道黑线以强调自己说的话。

⑮ Ibid., 5.1.C., B. Hobson to A. Tidman, Canton, July 18, 1850.

⑯ WL, 5852, No. 43, B. Hobson, *Brief Notice of the Hospital at Kum-le-fau in Canton, during the Year 1851*.

⑰ *Report of the Hospital at Kum-le-fow, Canton, for the Years 1848 and 1849* (n. p., n. d.), p.24.

⑱ LMS/CH/SC, 5.1.B., B. Hobson to A. Tidman, Canton, January 27, 1849.

⑲ Ibid., 5.1.C., B. Hobson to A. Tidman, Canton, March 28, 1850.

⑳ Ibid., 5.1.C., B. Hobson to A. Tidman, Canton, July 18, 1850.

㉑ 1830年代英国非常著名的一套自然神学丛书 Bridgewater Treatises, 为 Bridgewater 伯爵（Francis Henry Egerton, 1756—1829）遗嘱以丰厚的酬金邀请各学科专家撰写论著, 旨在"体现上帝造物的力量、智慧与天恩"（on the power, wisdom, and goodness of God, as manifested in the Creation）。此种说法随即在自然神学界大为流行, 合信也模仿此说。

㉒ 关于合信招收与教导学生的事, 参见 *The Chinese Repository*, Vol. 11, No. 12 (December 1842), pp. 659 - 672, B. Hobson, "Annual Report for 1841 - 1842, of the Hospital at Macao, under the Patronage of the Medical Missionary Society", 尤其是 p. 660。

㉓ W. Lockhart, *The Medical Missionary in China: A Narrative of Twenty*

㉓ Years' Experience（London：Hurst and Blackett, 1861）, p. 142. 合信对黄錞很满意,称赞他是"可信赖、勤奋而很有帮助的医学助手",也是"非常踏实而优秀的青年"。(LMS/CH/CC, 2.2.B., B. Hobson to A. Tidman, Shanghai, April 14, 1858)

㉔ LMS/CH/SC, 5.2.A., B. Hobson to A. Tidman, Canton, January 28, 1851.

㉕ Ibid., 5.2.A., B. Hobson to A. Tidman, Canton, August 20, 1851.

㉖ Ibid., 5.3.C., B. Hobson, "Brief Report of the Hospital at Kum-le-fau in Canton, during the Year 1852".

㉗ WL, 5840, Diplomas and Testimonials, 1838–1860. 此函已无信封,信中也未说明推荐合信担任什么工作,但从此函的日期可知是向伦敦会推荐合信担任传教士。卫尔康图书馆此卷还有其他医学教授同一日期前后的推荐信,明指是传教士一职。

㉘ WL, 5840, Diplomas and Testimonials, 1838–1860.

㉙ LMS/CH/SC, 5.2.A., B. Hobson to A. Tidman, Canton, August 20, 1851.

㉚ 关于石印传入中国及初期的应用,参见苏精《中文石印,1825—1873》,《马礼逊与中文印刷出版》[(台北)学生书局2000年版]第171—189页。

㉛ 这七种是《天文略论》、《全体新论》、Dialogues in the Canton Dialect（《广东方言会话》）,以及四种传教单张:"圣地不收贪骨论"、"圣主耶稣启示圣差保罗复活之理"、"诗篇"、"论仁爱之要"。参见 Alexander Wylie, Memorials of Protestant Missionaries to the Chinese（Shanghai：American Presbyterian Mission Press, 1867）, p. 127。

㉜ LMS/CH/SC, 5.1.C., B. Hobson to A. Tidman, Canton, March 28, 1850.

㉝ Ibid., 5.3.D., B. Hobson to A. Tidman, Canton, March 10, 1854.

㉞ Henry Rutter 为 Hughesdon & Co. 洋行的职员,鸦片战争后于1843年到香港加入该洋行,1846年调往广州常驻。

㉟ LMS/CH/SC, 5.2.A., B. Hobson to A. Tidman, Canton, January 28, 1851.

㊱ Ibid., 5.2.A., B. Hobson to A. Tidman, Canton, October 27, 1851.

㊲ WL, 5852, No. 43, B. Hobson, *Brief Notice of the Hospital at Kum-le-fau in Canton, during the Year 1851.*

㊳ 1846—1847年合信回英期间,曾为了在香港筹建一所中国人就读的医学院,向英国大众进行募捐,但所得只有300英镑(约1300元),不足以建校,合信将款存在银行中,作为他日建校或相关用途,参见 *Report of the Hospital at Kum-le-fow, Canton, for the Years 1848 and 1849*, p. 24.

㊴ LMS/CH/SC, 5.2.A., B. Hobston to A. Tidman, Canton, December 26, 1851.

㊵ Ibid., 5.2.A., B. Hobson to A. Tidman, Canton, October 27, 1851.

㊶ Ibid., 5.2.A., B. Hobson to A. Tidman, Canton, December 26, 1851. 合信对于随着非传教书附赠圣经和小册的作法很积极,也再三有所报导,见 LMS/CH/SC, 5.3.D., B. Hobson to A. Tidman, Canton, January 20, 1854; WL, 5852, No. 44, *Report of the Hospital in the Western Suburbs of Canton*, [...] *from Jan. 1st 1853 to June 30th 1854.*, p. 9.

㊷ LMS/CH/SC, 5.2.C., B. Hobson to A. Tidman, Canton, August 21, 1852.

㊸ Ibid., 5.3.C., B. Hobson, "Brief Report of the Hospital at Kum-le-fau in Canton, during the Year 1852".

㊹ Ibid., 5.3.D., B. Hobson to A. Tidman, Canton, March 10, 1854.

㊺ Ibid.

㊻ Ibid., 5.3.C., B. Hobson, "Brief Report of the Hospital at Kum-le-fau in Canton, during the Year 1852".

㊼ Ibid., 5.2.C., B. Hobson to A. Tidman, Canton, 21 August 1852; ibid., 5.3.C., B. Hobson, "Brief Report of the Hospital at Kum-le-fau in Canton, during the Year 1852". 合信还批评潘仕成在翻刻本中将著者记为"西洋合信氏注",合信认为中国人所称"西洋"通常指葡萄牙,他说自己可没

兴趣被人视为葡萄牙人。事实潘仕成的翻刻本所记为“泰西合信氏注”,合信有所误解。

㊽ Ibid., 5. 2. C., B. Hobson to A. Tidman, Canton, August 21, 1852; WL, 5852, No. 44, *Report of the Hospital in the Western Suburbs of Canton*, [...], *from Jan. 1st 1853 to June 30th 1854.*, p. 9.

㊾ LMS/CH/SC, 5. 3. D., B. Hobson to A. Tidman, Canton, March 10, 1854.

㊿ WL, 5852, No. 44, *Report of the Hospital in the Western Suburbs of Canton*, [...] *from Jan. 1st 1853 to June 30th, 1854.*, p. 9.

(51) LMS/CH/SC, 5. 3. D., B. Hobson to A. Tidman, Canton, 20 January 1854. 合信的书信没有再版印成的明确时间,但他在 1853 年 8 月 19 日写信告诉梯德曼,表示寄出几册再版给他的姊妹(Ibid., 5. 3. C., B. Hobson to A. Tidman, Canton, August 19, 1853)。

(52) WL, 5852, No. 44, *Report of the Hospital in the Western Suburbs of Canton*, [...] *from Jan. 1st 1853 to June 30th 1854.*, p. 8.

(53) LMS/CH/SC, 5. 3. C., B. Hobson, “Brief Report of the Hospital at Kum-le-fau in Canton, during the Year 1852”.

(54) WL, 5852, No. 46, *A Report of the Missionary Hospital in the Western Suburbs of Canton*, [...] *for 1855 - 1856* (Canton: S. Wells Williams), p. 13.

(55) 钱存训:《印刷术在中国传统文化中的功能》,《汉学研究》第 8 卷第 2 期(1990 年 12 月),第 239—248 页。钱文指每版印量平均 100 册是“一般诗文集和学术著作而言”,翻刻或再刷另计。至于字典、读本、通俗读物及民间日历等,每版印量都远超过 100 册。

(56) LMS/CH/CC, 2. 2. C., William Muirhead to A. Tidman, Shanghai, October 12, 1859, enclosure: “Chinese Printing done at the London Mission Printing Office during the past 12 months”.

(57) 关于《遐迩贯珍》及其介绍讨论,参见沈国威等《遐迩贯珍》(附解题、索引),上海辞书出版社 2005 年版。《遐迩贯珍》每月印量 3 000 册,见于该刊 1854 年 12 月号,叶 1,《遐迩贯珍小记》。

(58)《遐迩贯珍》1855 年 1 月号,叶 3。

(59) 关于《遐迩贯珍》连载的《全体新论》修订,参见陈万成《〈全体新论〉的撰译与早期版本》,《中国典籍与文化论丛》第 13 辑,凤凰出版社 2011 年版,第 200—221 页,特别是第 214 页。

(60) 陈万成《〈全体新论〉的撰译与早期版本》一文认为,在 1853—1855 年之间,即《全体新论》再版以后与《遐迩贯珍》连载之前,《全体新论》应该还有个第三版刻印本。陈氏的推论固然不无可能,但本文作者以为,同样可能的是《遐迩贯珍》连载依据的是合信提供的修订稿,而非陈氏推论却无人知见也没有公私收藏著录的"第三版",后来合信又以同一修订稿在上海墨海书馆刻印的版本,如此即无陈氏推测的 1853—1855 年间刻印本。

(61) LMS/CH/CC, 2. 2. B., B. Hobson to A. Tidman, Hong Kong, December 28, 1858; WL, 5852, No. 51, *The Twelfth Annual Report of the Chinese Hospital at Shanghae, from January 1st to December 14th 1858* (n. p. 1859), p. 9. 每种印 1 000 册见于最后印的《内科新说》合信序文。

(62) Ibid., 2. 2. B., B. Hobson to A. Tidman, Shanghai, September 20, 1858.

(63) 方行、汤志钧整理:《王韬日记》,中华书局 1987 年版,第 22、34、57 页。

(64) 同上书,第 34 页。

(65) 同上书,第 111 页。

(66) LMS/CH/CC, 2. 2. B., Griffith John to A. Tidman, Shanghai, November 6, 1858.

(67) 方行、汤志钧整理:《王韬日记》,第 57 页。

当糖精变成燕窝[*]
——孙镜湖与近代上海的医药广告文化

张仲民

摘要:燕窝糖精为晚清上海药商孙镜湖发明制造的著名"补药",该药成分其实不含燕窝,主要由糖精构成,完全不具备滋补或治病作用,但孙镜湖依靠花样百出的广告手法,特别是收买诸多文人为其撰写各式各样的谀药文字,强调该燕窝糖精的滋补效力与包治百病的作用,吸引了很多消费者上当购药。孙的成功由此也导致了很多的仿冒者与追随者,他们纷纷发明类似的补药,并采取大致相仿的广告手法,黄楚九就是后来居上者之一。而探究此种医药广告文化的滥觞,孙镜湖则是始作俑者,他的做法深深影响了晚清以降上海乃至中国的医药广告文化构建。

关键词:孙镜湖,燕窝糖精,广告,黄楚九

张仲民,复旦大学历史系

---

[*] 本文曾蒙中国社科院近代史所马忠文教授、上海师范大学周育民教授、洛阳师范学院崔家田教授指教,四川师范大学历史系张晓川教授、复旦大学历史系博士生林秋云同学各惠赐一则有用资料,谨此一并致谢。

导　　言

　　对于近代上海药商的研究，除了黄楚九等少数著名药商之外，[①]学界的关注并不多，晚清著名上海药商孙镜湖（名瑞孙，字镜湖）就几乎不被研究者注意，就笔者所见，只有夏晓虹教授根据《申报》、《新闻报》上的个别广告及吴趼人《二十年目睹之怪现状》中的叙述，对孙镜湖及其开办的药房京都同德堂有所涉及。[②]但夏文别有关注点，侧重的是孙及其夫人彭寄云趋新的一面，对于孙镜湖的药房生意则语焉不详。实际上，以药商身份出现的孙镜湖在上海商界与医药界有极高的知名度，他发明制造的"补药"燕窝糖精，依靠花样百出的广告，在晚清上海曾经风行一时，不但吸引了很多消费者，也招致了很多的仿冒者和追随者。可以说，孙镜湖的广告手法影响深远，对近代上海医药广告文化的塑造影响巨大。

　　关于孙镜湖本人的情况，我们现在可以依靠的主要是晚清报刊上的报道与广告资料，以及时人笔记、日记和小说中的一些描述。如吴趼人在《二十年目睹之怪现状》中说他是四川人。[③]《医林外史》则说孙镜湖有时自命为蜀人，有时又自谓为皖人，但其原籍应为安徽桐城。[④]还有时论称孙镜湖为"吴人"。[⑤]大概由于孙吃过多次官司，不得不经常改名和变换籍贯，不过显然其更愿意别人称其为徽州新安人。如姚永概在日记中即说孙是休宁人，"休宁孙镜湖大令来访"。[⑥]孙镜湖在广告中的自我署名也可证实此点，他经常自谓为安徽新安（徽州）人："新安江干独钓客"、"蜜陀华阁主人"，又自诩为春秋名将孙武后裔。[⑦]上海知县袁树勋在1891年发给孙镜湖的保护凭证中也说孙自称"原籍新安"。[⑧]至于孙镜湖个人的婚姻情况，其妻系拐骗四川一大户人家的丫头彭寄云，夏晓虹教授大作对此有较好讨论，这里就不赘述。以下我们主要根据有关的报刊、小说资料及其他有关材料，重点对孙镜湖及其发明的燕窝糖精进行一番索引钩沉。

一、发迹伊始

根据爱如生的《申报》数据库检索可知，孙镜湖到上海后先开设茶叶店立足，后因为生意不好才改开药店"京都同仁堂"，[⑨]意在仿冒北京同仁堂。[⑩]正像吴趼人在小说中描述的那样，"沈经武"（上海话发音与"孙镜湖"相同）拐了四川大户人家的丫头到上海后，"挂上一个京都同仁堂的招牌，又在报上登了京都同仁堂的告白"。[⑪]"废物"也在小说《商界鬼蜮记》影射孙镜湖（即小说中的"沈金吾"，上海话发音，"孙镜湖"亦与"沈金吾"相同）道：

  再说沈金吾本是《儒林外史》中万雪斋一流人，先奴后商，只因拐了一个女人，带得有些银钱，便到上海开了一间药房，本来叫做京都公仁堂，后来被京都公仁堂知道了，说他冒牌，要告要罚，他就赶忙拿公仁堂改做异仁堂，方然无事。[⑫]

揆诸孙镜湖在《申报》上刊登的广告，我们很容易发现吴趼人在小说中的描述大致属实，只是人物真名用上海话发音代替。

在"京都同仁堂"开办之初，孙镜湖就在《申报》上登起了连续两天的广告，并抬出已经去世的左宗棠（1812—1885）的名号，以所谓"京都同仁堂鉴，左宗棠赠"的匾额"仙术佛心"作为广告抬头，内容如下：发兑吉林人参枪上戒烟膏，起码二角。戒烟糖起码卅，狗皮膏二角。新到花露酒、种子酒、花露茶、明目茶，色味极佳，每瓶二角。石路口大路路西。[⑬]然而仔细查考，孙镜湖的左宗棠赠匾明显存在问题，1885年已经去世的左宗棠怎么可能给1890年才开药房的孙镜湖赠匾。再根据爱如生数据库检索和笔者阅读过的《字林沪报》资料，我们可以推断：孙镜湖此广告应系抄袭自屈臣氏药房之前在《字林沪报》、《申报》等报纸上所作的广告。相较起来，孙镜湖的广告非常简单，而《申报》上的屈臣氏广告则有较为详细的左宗棠赠匾说明："'仙术佛心'，光绪五年冬，西海高人屈臣氏属恪靖侯左宗棠题。"⑭后来孙镜湖还曾打出曾国藩赠匾的广告，但正如孙镜湖的竞争对手詹诚德堂揭发的那样，京都同德堂悬挂的曾国藩、左宗棠所赠匾额其实皆系伪造：

> 曾、左二公之匾，虽极愚之辈见之，无不识该堂所伪造。且二公已薨于位多年，该堂开设不满二载，堂堂侯相，断不轻易赏赐一匾于人，况如此卑污之辈乎？且二匾长不满二尺，粗俗不堪，岂侯相所赏耶？⑮

再根据《新闻报》上刊登的京都同德堂广告，除了曾国藩、左宗棠所赠匾额为伪造外，署名"阮元赠题"的"扁卢再世"牌匾明显也属伪造。⑯因为阮元早在1849年即已去世，1890年前后才成立的该药房断无可能得到其"孙瑞孙老夫子雅鉴"的赠匾。⑰

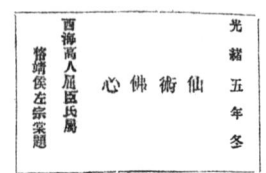

《申报》1890年1月30日　　《申报》1883年8月12日

除了假冒同仁堂及达官贵人之名发布广告外，孙镜湖还假借消费者名义不断发布谢函，试图通过让顾客现身说法的方式说服潜在的消费者，并藉此强调某些药品的功效。如他曾经买通时任《申报》主笔何桂笙（即"高昌寒食生"）发表过两则消费者的谢函，其中一则为《赠药鸣谢》："京师同仁堂各药，素称灵妙。孙子镜湖今设同仁堂分铺于英大马路，兼售参枝，昨以参茸茶及药酒见贻，的真由京师贩来，拜登之下，敬志数语以申谢。高昌寒食生识。"[⑱]另外一则为《戒烟糖引言》，目的在于变相推销孙镜湖销售的一个戒烟药：

余之除烟瘾也，得效于恒济局之拌烟药，故推己及人，而有戒烟局之设。自有此药，而他家戒烟之药一扫而空。近来则又有翻新出奇如百花祠之灵宝戒烟丹。余深知其药品珍贵，取效妥速，故为之命名。近有孙子镜湖，设同仁堂于英大马路，创制为戒烟之糖。夫糖能和中，以此为引，而杂以戒烟灵药，则人之服之者自然甘之如饴，是亦苦心妙制，藉以佐诸家戒烟药之所不足，与余劝人戒烟之志有深相契合者焉。制既成，请余为引言，遂书此以复之。古越高昌寒食生识。[⑲]

孙镜湖冒用北京同仁堂之名做药房生意登广告，引起了真正的北京同仁堂的注意，遂派人来上海调查此事。孙镜湖的竞争对手广东詹诚德堂曾在《申报》广告中公开揭发此事，藉以挖苦、打击孙镜湖，并警告购药者：

呜呼！人心之险恶，莫如同德堂孙某者也。此人向在杨柳楼台对面开一小茶叶店，招牌叫味余斋，因生意清淡闭歇，无可谋生，假冒京都同仁堂招牌开在新署对门，被同仁堂托官提究。孙某大惧，乃改同德堂。今其招牌中有挖补痕也，开未半年，忽称百余年老店，种种说真方卖假药，实堪痛恨，非但于市面攸关，且伪药售出，害人不浅。[20]

揭发和追究的结果对孙镜湖伤害似乎不大，他只是不予还击和反驳（或是默认批评属实），后来干脆弃用"京都同仁堂"的名义，[21]转而专以"京都同德堂"之名，继续做骗人造假生意，更加致力于开发做广告的花样。同仁堂或许正是鉴于被孙镜湖假冒的经验，遂开始在上海开设分店，[22]并在《申报》上大登广告声明自己的正宗性。可以说，吴趼人《二十年目睹之怪现状》中对此事的叙述可能有些夸大和戏剧化，但绝非凭空编造，其所本或即在此。[23]一如旁观者丁福保的揭发和挖苦：

最可恶者为上海英租界大马路之某药肆，彼以开设大马路登报章，人必以为绝大药肆，殊不知伊店仅一间门面。惟所异者，其门面将伪造各大员匾额填满，又柜外用白纸书官给告示，而以玻璃罩其上。又初冒称京都某大药肆分店，后被理论，乃改今名。其药材即贩诸小药肆，甚至有南货店之物，经彼转售，即弋取重价。其每月最多之费用，惟有一种，即各报馆告白费是也。尤可异者，该店本在大马路之北，而忽然于抛球场口墙上钉有洋铁片招牌。又南京奇望街人家壁上大书京都某某堂，发售某药……伊店奸诡百出，实为可恶。[24]

然而，并不像丁福保、竞争对手广东詹诚德堂或吴趼人、"废物"等在小说中认为的那样，孙镜湖采用"京都同德堂"的店名是因为"京都同仁堂"的店名不能再用而被迫修改的。最迟于1890年4月9日，孙镜湖的京都同德堂就已在《申报》上刊登过广告《秘方燕窝粉》的广告了,较之以"京都同仁堂"名义的广告发布没有晚太多。这时,该店设于英租界大马路西,地址与"京都同仁堂"完全一样,同样挂有所谓"左文襄公匾额",标榜自己"向在京都,驰名久远"、"得太医院传授",主要发售包括春药、戒烟药等在内的一些"秘制"成药。㉕因此可以推断,在冒用京都同仁堂名义还没被追究时,孙镜湖就已想好了退路,业已开始使用"京都同德堂"的名义做生意了。而且通过《申报》数据库检索可以发现,在1890—1892年初孙镜湖援用"京都同仁堂"名义这段时间,《申报》上以"京都同仁堂"名义发布的广告比以"京都同德堂"名义的广告少很多,几乎每月《申报》上都有大量的"京都同德堂"广告,有时甚至连续多日。相较起来,"京都同仁堂"的广告则寥寥无几。

之后,孙镜湖的京都同德堂多年都在《申报》乃至后起的《新闻报》上发布广告,广告中除了出售各种药品,还发布门诊、赠药、赠送各种治病灵符的广告,刊载号称来自各处的病人谢函、提醒顾客防备假冒等内容的广告。孙镜湖还经常会将所谓来自外埠邮购者的姓名、所处地方和购药金额在报刊上刊登广告,㉖本埠交易者则不登(因为本地人名字容易被求证真假),藉此暗示其药品在上海之外的知名度和受欢迎程度。㉗同时,在《申报》的报导中,亦不断会出现某些善会向孙镜湖的赠药行为表示谢意的消息。㉘自然,这也是孙镜湖所玩的一种广告策略,藉慈善来为自家药品增加"出镜"的机会。

当然,孙镜湖最吸引人眼球的广告还是其采用的"借名造假"手段,大量刊登达官显贵、名流文人所赠匾额,这些匾额的署名人除去已故的阮元、左宗棠、曾纪泽、潘祖荫、黄彭年等达官,还有一些仍然健在的知名文人或学者如俞樾、王韬,亦有去世的莫友芝之类。㉙李伯元的《官场现形记》对此也有所描述。小说中写到一个身为"候补道"的纨绔子弟"刘大侉子"接了上司三个月戒烟的命令，不得不去找在"梅花碑"开"丸药铺"的"胡镜孙"（即暗讽孙镜湖），到后即被其达官贵人署名的匾额给唬住：

> 轿子未到梅花碑，总以为这爿丸药铺连着戒烟善会，不晓得有多大。及至下轿一看，原来这药铺只有小小一间门面，旁边挂着一扇戒烟会的招牌，就算是善会了。但是药铺门里门外，足足挂着二三十块匾额：什么"功同良相"，什么"扁鹊复生"，什么"妙手回春"，什么"是乃仁术"，匾上的字句，一时也记不清楚。旁边落的款，不是某中堂，就是某督抚，都是些阔人。刘大侉子看了，心上着实钦敬。㉚

由此看出，"胡镜孙"摆设的达官贵人署名的匾额，的确能迷惑一部分见识短浅的消费者。

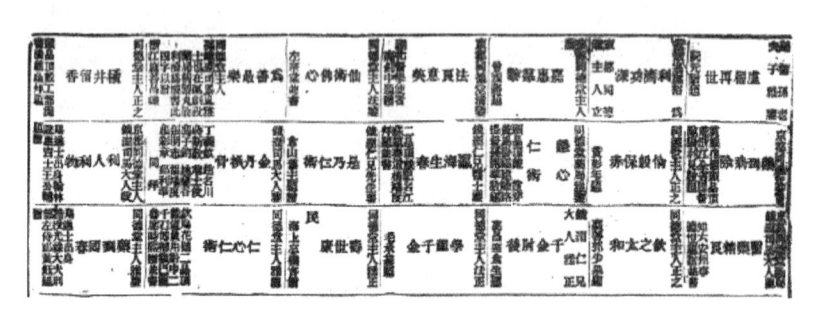

《新闻报》1894年11月21日

二、发明燕窝糖精

以上这些情况均足表明，孙镜湖绝非一个只图当下赚钱的江湖骗子，而是一个有着长远计划与充分准备的精明药商，他伪造自家药房的历史,㉛利用名人代言广告大张声势,又善于在媒体上包装炒作自己,且敢于冒险,不断尝试用新奇的广告手法来吸引顾客,如收买文人或官员等撰文为之鼓吹,刊布图像广告显示京都同德堂药房的雄伟和洋气(实际的同德堂只是一间小店),生意就越做越大,孙镜湖在上海的名声逐渐大了起来。正如《商界鬼蜮记》中的讽刺:

> 却说异仁堂本是一间小小药店,卖些假药,造些假方,聊为糊口计,只因沈金吾天生是个滑骗巨子,自然要施展他那一副滑骗手段,始而是造些假药,贴些招纸,后来是遍登广告,遍立招牌,果然闹得生意兴隆,门庭如市。这店面便一天一天的推广起来,资本便一天一天的充足起来,假药也一天多似一天,声名也一天大似一天。他更连络官场,牢笼商界,吮痈舐痔,拍马吹牛,无一不做,无一不闹。不上几年,沈金吾三字,几乎无人不知,无人不晓。㉜

然而最终成就孙镜湖大名的,是他在1896年开发的一个新"补药"——燕窝糖精。㉝

燕窝如人参一样,在明清中国社会一直是很昂贵的补品,广受富贵人家青睐。像李鸿章在1878年时就曾专门托"香港商户"奔

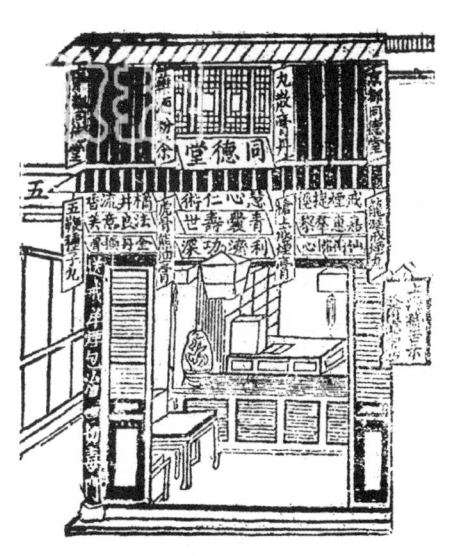

《上洋英大马路虹庙东首京都同德堂告白图说》,《申报》1892年3月15日

赴"暹罗"购买"上白燕窝",用来孝敬母亲。㉞又如之后的清末时论所言,在当时江浙人眼里,"燕窝一物为补益品之最珍贵者,来自暹罗、吕宋、实叻等处,盛销于长江各埠。江浙两省全年进口颇达十八万金。燕窝分两种:曰毛燕,曰白燕。其价值如后,毛燕现在时价顶上八两、中四两、次二两四钱;白燕现在时价拣盏四十两,上三十两,中三十一两二钱,次十四两"。㉟而将燕窝与冰糖"同煮连服",也是当时很普通的服食方法。㊱

孙镜湖发卖的这个所谓燕窝糖精,是 1896 年 9 月下旬,他藉招股成立的上海南洋华兴燕窝有限公司之名发布的一个新补药,其招股章程煞有介事地介绍:

> 本公司设在味莼园左近,专运暹罗、吕宋、新加坡、南洋各埠各种燕窝,并用机器精制燕窝糖精,事半功倍,洵称佳品。按燕窝一物,中西人士咸知补益身体,为日用必需之品,将来生意自然兴旺。本公司大公无私,与人同利,诚能保其利权。惟工务转运,需本浩繁,诚非一人之力所能独办。兹拟集股本一千份,每股五十元,共合本五万元,归孙镜湖经理,按年八厘行息,凭折支取,年终汇结,余开销外,所得余利作十五股分派,各股份共得拾股,经理人得五股。凡附廿股者,可以荐一人来本公司办事,以便量才器使,或充外埠买办。本公司除经理人自认五十股,目下业已招定二百股,尚有七百五十股,专招中国各省士商及旅居外国华人,所有股本存上海银行。凡仕商欲买股份者,请至本埠京都同德堂孙镜湖、或杨泰记杨子京、或金利源林慕放、或衡泰茶栈董杏仙等处,便知详细章程,远埠愿附,函寄英大马路中市一百四十九号门牌公司账房当由原班寄覆,自八月初十日收起,至九月三十日为止。㊲

其实这个招股章程不过是一种高自标榜和愚弄幼稚读者的手段，也是孙镜湖联络上海有权势者的策略，系孙镜湖为推出燕窝糖精所做的"热身"活动，藉招股之名炒作燕窝糖精的价值与吸引潜在的有钱读者的注意，因为只有向消费者灌输燕窝糖精由西方制造、花费甚巨的印象，才能增加燕窝糖精的身价，同时也便于销售畅旺。

大概到1897年7月底，这个燕窝糖精正式上市，孙镜湖开始雇人为之大肆鼓吹。他首先借一个所谓葡萄牙人"锡克思"名义发布广告，从燕窝及其分类谈起，宣传燕窝糖精的效用与价值，建构时人关于燕窝糖精的知识，其立足之基础即在于时人"补"的需求与强调燕窝作为贵重补品的优势与价值，由此引出自家产品燕窝糖精的重要意义和生产特色——"机器"和"化学"——晚清时人们非常崇拜却不太了然的科学新名词：㉝

> 原夫补之为辅也，所以辅其不足而成之也。故凡一事一物，须有补益。语云不无小补，甚矣，补之于人大矣哉！然未易言也，补之不得其道，非徒无益，而又害之矣！惟药亦然，参术棉芪，皆补剂也，遇不能投之时，而又属不得不补之证，轻试之，必横中，如人家之败子，妄与多金，实足以济其恶而速其祸，故官场津贴不称补剂，而称调剂。盖投剂必调，此燕窝一物所可贵也。其品精妙，其气清贵，其味平和，此药物中之饮食，即饮食中之医药，无病者即可用为饮食，常服能助人清灵之气，开胃健脾，添精补髓，生津液，美容颜。盖人参补气，羊肉补形，燕窝则补神也，有病者服之，能抚正气而受攻，药寓调于攻之中，较病后且事半而功倍，因燕窝与各种药品均无妨碍，虽外感未清，内郁未畅，不致闭门户而阻关隔。虽病至垂危，万不能辅之时，服之可望延治，纵不见功，必获小益，亦可

尽孝子仁人不得已之心。然尤未易言也,其取用虽药中之饮食,究不似布帛菽粟之易购而易识,货有真伪,产有优劣,潮有轻重,毛有多寡,闽广间均有伪造之户。成扎者谓之扇燕,风动而发毛皆飞,整盏满网雪白可爱者谓之礼燕,官场送礼装以锦匣,皆伪物也,明者轻之而不食。真伪优劣,非博物君子,莫能辨之。至于穷乡僻壤独善之士,购买匪易,摘洗维艰。此本公司清补燕窝糖精之所由创也。本公司煞费苦心,悟其新法,股集巨款,不惜工本,直入南洋暹罗等处,督办上品,以机器去其毛疵,以化学取其精华,调以真味,造成糖精,从廉定价,以广招徕。大匣四元,小匣二元。上海由京都同德堂经售,俾赐顾者辨色认味,自知功效。本公司货真价实,意图久远,决不欺人而自欺也。本公司分设上洋英大马路泰和里对门一百十七号门牌。此布。华兴南洋燕窝公司督办锡克思谨启。[39]

这样对一些科学名词似是而非的使用,颇能迷惑一部分趋新的消费者。后来,在一个休宁人署名的歌颂燕窝糖精的谀文广告中,特意将"化学"通俗化,说"化学之理本具于人生食饮之间",赞扬孙镜湖为避世乱,才"以医隐于沪,迩得太西燕窝糖精之法"。[40]这里的谀辞将"西装化"的燕窝糖精同传统的滋补观念进一步结合,希望能吸引更多似懂非懂的趋新消费者购买燕窝糖精。此种叙述手法,后来也屡屡为其他药商采用,曾招致时论的批评:"窃科学之作用,以逞诓骗淫恶之行。"[41]

孙镜湖在这时的广告中又说燕窝糖精用途广泛,携带方便,效能突出:"外则以之敬上宪,内则以之奉老亲。""其补益身躯实觉不可思议。""即士人携带入场,客商携带就道,亦复可以随时服用,添精补神,润肺生津,开胃健脾,固肾和肝。"[42]由此,孙镜湖将燕窝糖精的主要销售对象预设为官员、学者和商人,他们皆是有经济能力可以购买得起燕窝糖精的潜在消费者。

为提高知名度和便于一般消费者购买,孙镜湖还特意委托当时沪上著名游览胜地张园(味莼园)代为销售燕窝糖精,因为"沪上味莼园为中西人士乐游之地,礼拜日不约而至者,不下数万人","近来购者日多,承园主人俯允,悬牌寄售,俾世之养生家可以随时求之也"。[43]孙镜湖亦将燕窝糖精在上海暨外埠的分销处不断在广告中发布,提醒读者认准其商标和包装。[44]

可惜的是,有关燕窝糖精这个产品的构成成分和发明由来,我们现在并没有确切的资料可以探知其幕后情形,然而从孙镜湖以往的广告宣传及实际作为来讲,我们可以很容易推定,该补品的成本与效能肯定不会像孙镜湖宣传的那样昂贵、那样神奇。当时的旁观者及后来者对燕窝糖精的成分和发明经过曾有过一些简单的记载或推测,《医界镜》、《商界鬼蜮记》和《医林外史》等小说中则对之有较为详细的描述。只是上述文献中关于孙镜湖同燕窝糖精的记载与描述,皆是负面,正如时人丁福保所言:

> 又燕窝不过食品,今市间忽有燕窝糖精一物,不知果属何用,遂以数百文之物,索价至四元之多,于是白木耳糖精又接踵而起矣!呜呼!我中国不申伪药之禁,遂使此等人得售其奸慝,可叹也![45]

晚清几个小说中的说法与前引丁福保见解类似,皆认为燕窝糖精完全是假货,内中根本不含燕窝成份,也没有滋补作用。而且这些小说对孙镜湖具体的造假细节描述得非常详细和生动。

先看《商界鬼蜮记》中对"沈金吾"发明燕窝糖精情况的叙述:

（沈金吾）向夫人拿了十块钱，叫个伙计，到间壁赵万成南货店内，买了一百斤的次白糖，又到间壁广东茶馆内，请了一位熬花生糖的司务，在自己店内，拣了一对虫蛀假鹿茸，一一齐备，叫娘姨拣那一副熬鸦片的器具，什么紫铜锅、小风炉、竹片、黑炭等类，摆满了一天井，这才叫熬糖司务，升火熬糖。沈金吾自己站在旁边，督工指挥，生怕那熬糖司务偷他的白糖，两只眼睛的溜溜朝着他望。这时已是十月天气，穿了一件宝蓝缎子马蹄袖的银鼠袍子、天青缎子珠皮出风四方马褂，脚踏京靴，头戴小帽，笼着两手，在天井内踱来踱去，顾盼自雄。他夫人穿了一件元色外国花缎珠皮袄，元色湖州绉纱百折裙，头上戴了珠花，手上戴了钻戒，卷起袖口，拿着刀子，在那里将一对鹿茸，细细的切成小粒，旁边立着一个小丫头装水烟，足足闹了一天。到傍晚时候，一百斤糖，方才熬干，收膏成块，沈金吾亲自指点，命熬糖司务切成一块一块，同梨膏糖一般，每一块糖上面，洒一粒鹿茸，及至闹得清楚，已是三更时分。次日自己跑到纸扎店内，照糖的大小，做了一千个纸盒，又照盒子的大小，印了一千张仿单签条，这才到各处报馆去登广告。[46]

再接着看《医界镜》中对"胡镜荪"（即孙镜湖）发明燕窝糖精情况的叙述：

今年四月内，因有事到吴松江边，看见网鱼船，网起许多小白鱼，即俗名人鱼，镜荪取了两三条，到鼻内一嗅，觉得有些腥味，而肉色洁白可爱，晒干起来，可以混充官燕，当时想道：将这物充当官燕，研了粉，和入糖霜，做了圆子，必定适口。现在上海的人，那一个辨得出真假？我倒可以借这样东西，发一注大财呢,即向鱼船说道:"你们网的小白鱼,通统卖与我,要多少钱一斤?"渔船家答道:"四十钱一斤。"当即买了数十斤回来,在太阳下晒干,研成细末,和入糖霜,配制妥当,装好玻璃匣子,美其名曰燕窝糖精,价银大匣两元,小匣一元,初起无人知道……想来想去,只得暗地里请了许多读书人,日逐做糖精的赞词,登在报纸,或托名那一省有病的人吃了糖精,宿病皆除,或说某某虚弱的人,吃了糖精,精神强健的话,又将赞词编成一本,每买药一元,送他一本。人都信以为真,不到数月,燕窝糖精的名,几遍数省了……[47]

《医林外史》这篇小说中也有较为详细的描述,其中说到"沈徵五"突然想起一发财妙计,就是利用燕窝赚钱:

燕窝一物,是富贵人家常服之品,我们何不将计就计,把燕窝两字顶在头上,买了几斤白糖,熬成糖块,就此铺张扬厉登起报来,不怕他们不来上当。[48]

按照此创意,"沈徵五"不顾妻子的劝诫,开始付诸实施:

沈徵五自从那日起就买了几篓白糖,如法炮制,又恐没有燕窝味儿,就拿鱼腥榨了汁水,掺在糖内。当时题了招牌,叫南洋中兴燕窝糖桨公司,又买了许多玻璃盒,印刷许多仿单,装潢得美丽无匹、精致绝伦。另外又请人做些诗词小品,订为一册,题曰《燕窝糖桨小谱》,逐日把谱内的大作去登报表扬。一面又把滑头糖桨去送几家报馆。这报馆得人礼物,自然要替他消灾两句。当时就有《看花日报》(或暗指李宝嘉创办的《游戏报》)主笔替他揄扬起来……[49]

或许是受到上述说法的影响，后来也有人指出，这个所谓燕窝糖精，其实全无燕窝，"实则糖精而附以杂品，借燕窝之名以欺人耳"。㊾之后，亦有人认为：

> 燕窝糖精为二十年前上海风行之一种食品，号称用暹罗燕窝炼制，为滋补圣剂，实则系漆糖掺以香料，混合而成耳！卖价奇昂，制售者获利倍蓰。然其内幕，当时知者甚鲜，一般文士尤乐为之揄扬。㊿

有自谓知道内情的人还说，孙镜湖的燕窝糖精就是萝卜与冰糖的混合，成本极低，获利丰厚，但其实质本无疗效和滋补作用，却能在晚清社会畅销，其原因在于药商抓住了消费者的心理与"病根"：

> 阔人本没有什么病，无非平日油腻吃得太多，心中闷，火气上升，稍微不舒服，就觉得不得了，萝卜清火润肺，冰糖甜蜜可口，也能降火去油，阔人吃了，顿觉舒服，就是实效，也就是销路，什么燕窝，一点也没有，不过价太便宜，他们一定不相信，贵价钱反而好卖……㊼

以上这些材料中的描述虽有一些出入，然而也有诸多共性，皆指出燕窝糖精其实并无燕窝成分，主要由糖精构成，燕窝糖精之所以大卖，是因为孙镜湖拿捏准消费者心理，善做广告的缘故。

在大量的广告轰炸下，燕窝糖精在上海迅速走红，用孙镜湖在广告中的描述是："数月以来业已风行海内，争购者不绝于途，赏鉴家互相传颂，序记铭词书不胜书，并蒙测海、湘帆两官轮回楚购呈大府，其功效简便迅速，想邀四方所深信也。"㊽当然，前引表达只是孙镜湖的夸张之言,意在哗众取宠,然而无可否认的是,燕窝糖精的确取得了很大的成功,吸引了众多不明就里的消费者上当受骗,让孙镜湖"获利厚而易"。[54]或如《医界镜》中所言:"人都信以为真,不到数月,燕窝糖精的名,几遍数省了。数年来,被他赚去洋钱,不下数万元。"[55]孙镜湖由此也成为时人眼中的上海三大滑头之一。[56]

三、文人吹捧

在孙镜湖的诸多广告花招中,大量的文人吹捧燕窝糖精的谀辞最让人印象深刻。那么孙镜湖到底收买了哪些文人呢?这些文人又是如何为孙镜湖及其燕窝糖精吹法螺的呢?以下我们就根据现有资料简要列举几个著名文人的谀辞。

作为晚清上海的资深报人,沈毓桂翻译了大量西学著述,也撰写了大量报刊时论,影响时人匪浅,在上海文人圈富有声望。当然,此人最辉煌的经历是辅助林乐知编辑《万国公报》,并一度担任该报的华文主笔长达十余年,为该报撰写大量鼓吹维新改革的论说。所以当燕窝糖精推出不久,精明的孙镜湖马上找到沈毓桂,请其为文揄扬。年近九十高龄的沈毓桂也不负所托,赤膊上阵,充分发挥文人的丰富想象力,从个人的历史谈起,巧舌如簧,生造其西方来源及"化学"制法,再将平生功业同燕窝糖精建立密切联系,由此凸显燕窝糖精对于个人健康之价值,进而暗示读者都应该购买燕窝糖精滋补身体:

仆年垂九旬,颓然尚在,屡辞笔政,独养天和,每值午榻留云、丁帘对月,与二三知己,酌酒谭诗,兴复不浅。虽素藉读书养气之功,亦未始非服饵滋生之力。畴昔西友每馈燕窝糖精,服之精神为之一振，惜重洋数万里，欲购维艰。客岁南洋华兴公司精制燕窝糖精，分局海上，得以就近购服。考其制法，取地道燕窝，以机器去其毛疵，以化学撷其精华，调以真味，制成糖精，功效非常，能开胃健脾，填精补髓，生津液，美容颜，随时酌服，立见应验。尝之有味，服之有益，实非寻常药饵所可及其万一也！岂不欲人人跻于仁寿之域哉？忆昔美国进士林君乐知，创著《万国公报》，仆实掌华文迨二十载。又立中西书院于沪上，亦已十有四年，聘仆入院，尊为掌教，必孜孜焉栽培后进，夙夜匪懈，不惮劳瘁，然一生心血，日渐耗散，故饮食起居，慎之又慎。幸承华兴公司惠我糖精，助我精力，尚不致疲乏，皆得力于此。拙著《鲍阴庐诗文合稿》、《云蕢吟馆尺牍》，以及《养正编》，已梓行于世矣，尚有数种因乏刊资，未能即付手民。噫！仆壮不如人，自惭烛武；老犹作客，敢比冯唐，每以鬻文卖字为活，寒暑无间，著作日富，精神日惫，然犹耳目聪明，手足便捷，实由日服糖精之效。总之，药补不如食补，此正药饵中可作饮食，饮食中可作药饵者。况得其精华，制法美备，无懈可击，人人共晓，不待鄙人赞词而已可流行于海内矣！惟是屡承嘉惠，实感盛情，爰书数语以志之。光绪二十三年岁在丁酉秋九月，南溪赘叟沈毓桂寿康甫识于沪城寓斋，时年九十。㊼

有意思的是，华兴公司的燕窝糖精才刚刚问世，沈毓桂却在赞词中特意暗示燕窝糖精早被推出，且华兴公司早已赠送过他。如此罔顾事实，不惜编制大量谎言为燕窝糖精背书，沈毓桂目的何在？虽然我们对沈毓桂被孙镜湖收买的背后情形并不清楚，然而透过沈毓桂"尚有数种因乏刊资，未能即付手民"、"每以鬻文卖字为活"的自白，我们或可大胆猜测，沈毓桂之所以愿意具名为燕窝糖精公然唱赞歌，正是由于孙镜湖答应出钱帮其刊刻"未能即付手民"的著作吧。而在《采风报》上，沈毓桂该文还被孙镜湖附加有按语，先录有盛宣怀之父盛康读沈毓桂该则广告的感受："养生之物备矣！多矣！莫知所从焉！今读史编，洞若观火。试之，诚非虚誉！八四老人盛康拜。"㊳接下来按语又叙述孙镜湖与诸多上海商界、学界人物如郑观应、王韬等的结交情况，乃至孙镜湖夫妇也藉参与梁启超等人在上海创办的中国女学堂，及通过一些诗文交流，认识了更多趋新人士的事情。按语最后又叙述了荟萃各个名人品题燕窝糖精作品的《燕窝糖精谱》的出版情况。真真假假、虚虚实实，不由得读者不信。

当时的学界领袖俞樾亦曾为孙镜湖利用。他之前就为孙镜湖的京都同德堂赠送过牌匾"存心救世"，到之后燕窝糖精发卖时，俞樾又现身说法，不但题诗相赠，而且还撰写谀文，替孙镜湖的燕窝糖精背书，其叙述手法同沈毓桂的谀文颇有相似之处，都讲自身服药体会，但俞樾这里对燕窝糖精本身的历史并没有叙述，也没有自我表扬自己的光荣历史，这同沈毓桂巧舌如簧存心欺瞒读者的做法并不完全相同：㊴

镜湖仁兄先生足下：久仰清誉，驰思良深，恒以山水阻长，末由快聆尘教，怅何如之！忆戊戌岁，徐君蔚卿见赠燕窝糖精一匣，装璜精致，知系药物珍品，服之果获奇效。自此屡承诸友惠赐，每当茶余酒后，调服一盏，胜饮百剂参苓。自幸年逾八旬，犹能灯下作细字，殊可感也，语见拙作小序中。去腊戏题小诗两绝，讵意初稿流传，渥蒙青眯，刊之枣梨，且感且愧。窃思沪上为人文渊薮，必有燕许之手笔、徐庾之文章，私衷惓惓，窃欲一窥全豹，倘蒙不弃，赐阅一过，感谢多多矣！并有敝友徐蔚卿回文体词两阕，系补取第十，门下绿琴女史七律六章,系特等第十四,务希推爱,各赐一编为幸。祗颂升祺,伏维荃照,曲园老人俞樾顿首。⑩

无论如何,有俞樾这样的名流学者为之揄扬,自然能抬高燕窝糖精的身价。

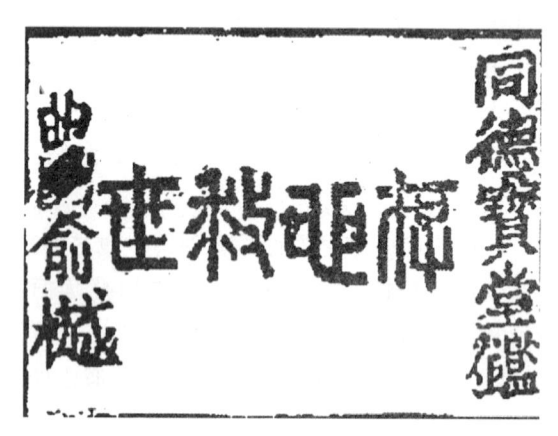

《申报》1895年5月22日

作为上海十里洋场的明星文人,《同文沪报·消闲录》主笔周病鸳也曾为燕窝糖精写过谀文《华兴燕窝糖精辨》,内容同样出格异常:

客有游历四方,周行天下,足迹所到,必讲求物产美恶,价值贵贱,经数十寒暑矣!月前来沪,与予述及华兴燕窝糖精,遂有意难予。曰:海上寓公有年,勤求物理,见闻较确。夫燕窝,沪上所售者不一家,而中西人士购用,往往推尊于华兴,在何故?予答之曰:华兴燕窝,鄙人躬受其惠,目睹其妙,非闽粤所造之伪物可比。凡他家所有礼燕、扇燕、札燕、丝燕、囊燕、熏燕,名目一概不备,独入南洋暹罗等处,选其上等,剔其精品,此推尊之所由来也。客曰:君既知其来历矣,然燕窝而必制成糖精又何故?予曰:凡补物之味适口者稀,而燕窝味甚平淡,毛疵满布,购者每以未便而止。华兴公司悟其新法,始以机器去毛疵,继以化学撷精华,调以真味,制成糖精,无论有病与无病,尽人可服,且随时可用。客乃喟然叹曰:异矣哉!天下竟有若之奇货哉!夫以货物之真,如是制法之妙,又如是而定价,不图厚利,真所谓价廉物美者,有裨益养生家,造福不浅。今而后,此中工用,吾尽知之矣!幸谢……吾客既去,予遂诠次其语,录之以告博物者,名之曰糖精辨。丁酉仲秋蕴宝楼主周忠鉴聘珊甫识于海上。[61]

周病鸳上述文字,用对答形式展开,虚构事实,生造功效,不仅大肆赞扬滑头药品燕窝糖精,而且还刻意贬低孙镜湖的竞争对手,在在显示出上海文人为无良药商鼓吹的卖力程度和肉麻指数之高。

小说家吴趼人亦曾为孙镜湖的燕窝糖精撰写有谀文——《食品小识》,[62]该文亦是借吴本人所谓的服药体会来表彰燕窝糖精的功效,采取欲扬先抑的书写策略,通过药品比较和亲身感受来揄扬燕窝糖精,叙述策略类似沈毓桂等人:

> 余生平于服食之品,素不讲求;于药饵则尤不加意,盖体气素强,无需此品也。即从前征逐时,日御珍馐,而不知其腴;后来闭门株守,日食青韭黄齑,亦不觉其淡。惟于甜品,则不甚喜之。据医者云:此亦脾胃无恙,方克臻此也。入今年来,时觉困倦,饮食锐减。自念壮已如是,老更可知,乃思所以调补之。质诸医者,或劝御六味丸,或言服两仪膏。试从之,三日无效,辄弃去。盖余性急躁,每服膏、丸等,必须以盐汤为引,或须沸汤调冲,沸汤不可遽得,必坐俟良久,始克进服,殊

不耐也，家人辈乃劝服汤药，余益不耐。今秋薄游吴门，中秋之夕，适在旅舍，对月闷坐。夜将半，觉馁甚，检点行箧，得华兴公司燕窝糖精一匣，姑试尝之，觉甜沁心脾，食片许，借以点茶而已。食后觉虽未饱，而殊不饥，犹未为异也。晨起食骤进，午后姑再进之，习以为常。数日后，随友人游虎丘，往返步行，几三十里，殊不觉倦，于是始知此糖之益，决意常服。友人有知之者，咸来索取，惜携带无多，不能遍赠耳。盖其以药品而能代饼饵，且取携甚便，无药引调冲之烦琐，故人皆乐用之也。所尤奇者，余性不喜甜，服此糖则脾胃皆纳，试食他甜品仍不受也。是岂燕窝之功欤，抑别有法以制之欤？还请质之公司主人。丁酉仲冬南海吴趼人识。

燕窝糖精的真假虚实，当时的吴趼人不会不知，但依然愿意具名为孙镜湖大吹法螺，明显可以推测出其间存在利益往来。

孙镜湖还收买文人从养生与卫生角度歌颂燕窝糖精，藉此重点强调燕窝糖精的西方背景和技术特色，点出燕窝糖精是来自于西洋的"卫生之至宝"，很符合求"补"之人的滋补需要：

美味珍馐，古今同好，大圣人食不厌精，脍不厌细，是精细为卫生之本。《乡党》载之详矣！然人生赋质，既有强弱之分，必有修短之别，此补身之物不可不讲求也。参术苓薯，谓之佳品，识者犹患其偏补，每不敢轻于尝试。惟燕窝则不然，善能清补养生种子，功用无穷。惜其毛疵未清，摘洗匪易，食之者虽不乏人，无非假手奴仆，日奉供养，而于用客天涯行旅舟车，尤属未便，即使出以多金，尚苦咄嗟立办，殊可慨焉！西士锡克思君有鉴于此，客岁股集巨款，在葡萄牙国京城创设燕窝公司，分设上洋，督办上等燕窝，以机器去其毛疵，以化学取其精华，制成糖精，较西洋所制，其色愈白，味甘质美，品式新奇，士商乐用，得此而有病即痊，及弱体转强者，指不胜屈，效验风行，名传遐迩，固不待鄙人赘述矣。夫人情大抵畏难尚简，世之素食燕窝者，果能改弦易辙，知糖精厥工，可省神效云，速而争购之，从此中西人士养身有资，所谓卫生之至宝者，非耶？赏鉴家谓饮食中药物，药物中饮食，岂虚誉哉？是为序。光绪丁酉季秋，华阳刘紫贞识于沪渎。[63]

进一步，孙镜湖后来还让人以患者（"徐元炳"）名义发布谀文，称赞燕窝糖精对于治疗各种疾病也有奇效。[64]

不仅有以上中国人等出面，甚至连林乐知这样曾担任过《万国公报》主笔的外国传教士，亦曾具名称颂孙镜湖及其燕窝糖精：

孙镜湖司马以皖南之名士，作沪北之寓公，出其先人秘籍，虔制药饵，在上海英大马路分设京都同德堂药局，二十年来活人甚众。兹蒙惠合创南洋华兴燕窝公司，燕窝糖精以西法泡制，如精金之百炼，而始成此品也。爰书数语，以志谢忱。林乐知识。[65]

通过广告词中的说明，我们很容易找到答案：原来林乐知也是南洋华兴燕窝公司的一个股东，他自然乐意为孙镜湖的燕窝糖精唱赞歌了！后来，林乐知的这个赞词还特意被孙镜湖放进燕窝糖精的包装盒中，作为防止别家假冒的措施之一。[66]

除了收买十里洋场上的这些大小文人与报刊主笔，孙镜湖也网罗了一些医生为燕窝糖精背书。像在上海开业、经常于《申报》上做广告的所谓孟河良医巢崇山，他就为孙镜湖具名发表过《题华兴公司燕窝糖精记》的歌颂文章，从医学方面阐发燕窝糖精子虚乌有的滋补功能，为之大唱肉麻赞歌：

> 岁丁酉腊月八日，同德堂主人以华兴公司燕窝糖精见馈，受而尝之，甘香适口，味美于回。撷南洋珍贵之精，得西国和调之法，几经锤炼，并斯二难。诚哉良工之苦心，神州之创制也！夫人生饮食入胃，赖脾气输精上归于肺，复由肺宣布五脏，以营养百脉，不及则弱。糖精正补脾胃，合燕窝以益肺金，苟食之以时，毫无间断，则脾胃既受其养，而五脏百脉永无积弱之虞矣！岂曰小补之哉？他如品式之新，取携之便，功效之繁，诸君子言之綦详，可无赘述，抑仆更有说焉。中土嗜洋烟者日益众，而因是致疾者日益繁，求其稳妥周详，不烦克制，而自然弭害者，尤莫如燕窝糖精。盖烟味辛苦，最伤中气，烟性峻削，大耗真阴，而燕窝能养阴，糖精能补中，无福气禀厚薄，总使辛苦峻削之品，无所肆猖獗于其间，一举而数善，备胜于参茸之不能漫饵多矣。习闻主人乐善为怀，箕裘克绍，手制良药数百种，廉价济人，数十年如一日。今复别出心裁，礼延西士，制此妙物，饷遗士夫，行见颂声遍于寰区，齿芬流于闾里也。讵不伟欤？仆言之不文，不足为主人重。迭承嘉惠，辄书而扬之。武进巢峻记。[67]

"投之以桃，报之以李"。稍后，孙镜湖也在《采风报》刊出的该记之后增加附言，吹嘘巢崇山为孟河良医，医术高明，在上海开业"数十年如一日，活人无算"，"名公巨卿不远千万里"前来就诊者"指不胜屈，报德之词颂遍海内"。[68]晚清乃至近现代药商与医生相互勾结骗人牟利的情形，由此案例可管中窥豹。

类似多个上海名流署名的燕窝糖精记或者序言被孙镜湖刊布在当时的《申报》、《新闻报》、《中外日报》、《采风报》、《寓言报》、

《游戏报》、《同文沪报》、《华字日报》、《苏报》、《广报》等报刊上。仅以留存非常不完整的《采风报》为例，保留下来的该报上即刊有沈毓桂、刘紫贞、周病鸳、巢崇山、王仁俊、何材植、白云词人等署名的谀文。再以1899年9月16日至1899年10月23日一个多月的《中外日报》上的广告为例，其中至少出现过以下多种谀文（包括谀、题跋等）："白云词人"的《华兴公司燕窝糖精论》、林乐知的《录〈万国公报〉主人谢惠燕窝糖精》、徐庚吉的《燕窝糖精文下》、郑鸿钧的《孙镜湖司马赠燕窝糖精作此谢之》、《新闻报》馆主人的《饮食不忘》、悦庵主人沈敬学的品题《孙镜湖司马以新法制燕窝糖精》、息园居士李根源的《华兴燕窝糖精三首之一》、味雪主人林贺峒回应息园居士的品题《息园诗老》、衢州幸楼主人詹垲紫的《题燕窝糖精谱》、海昌李溁制的《续南洋华兴公司燕窝糖精》、黄冈林道生的《谢孙镜湖司马惠制燕窝糖精并序》、卧庐生程麟的《记华兴公司燕窝糖精有益于世》（上、下）、浦江野吏黄宗鳞的《咏燕窝糖精诗句七绝二章并序》（上、下）、香山刘学诠的《回生妙剂》、汤丙臣的戏作《燕窝糖精时文》、癖花禅的《华兴公司燕窝糖精赞》、新安程霂的《咏燕窝糖精七古》、新安汪信儒的《燕窝糖精铭仿刘禹锡〈陋室铭〉》、□□居士（1899年10月14日）的铭感《华兴公司燕窝糖精》、蒋一桂的《华兴公司燕窝糖精说》（上、下）、休宁程家□的《燕窝糖精小引》、江夏陈梦湖的《燕窝糖精小引》、补园主人的《咏燕窝糖精七古一什五律二章》、汉上适盦老人的《咏燕窝糖精七古》、吴趼人的《食品小识》、吴昌言的《华兴公司燕窝糖精跋》等。比比皆是的文人谀辞，凭空想象与书写燕窝糖精的功效，正杜撰出所谓"五大洲之称颂者，书不胜书"的虚假盛况。[69]之后，燕窝糖精"行销海上，多阅春秋，先后署榜见惠，相与表章者"，名流和达官众多，至少包括李翰章、严筱舫等几十人。[70]孙镜湖将这些真真假假的大小文人、医生、患者和官员乃至所谓消费者称颂燕窝糖

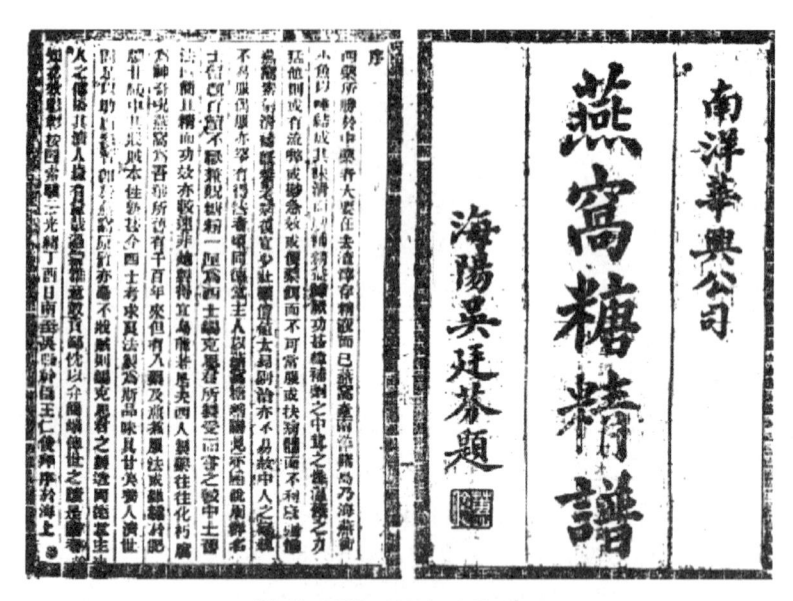

《中外日报》1899年4月18日

精的文章在当时各报上广为发表,大做广告。

  同时,为了加强广告效应,展示燕窝糖精受到的赞美与欢迎,孙镜湖还曾借助李宝嘉主持的《寓言报》发起征文,利用文人的应试热情与竞胜心理,邀请各地文人参与,围绕燕窝糖精撰文抒情,并仿照科举文的撰写程序与点评方式,最后由沈毓桂评判这些征文的优劣高下之后,[㉑]组合装订成一册《燕窝糖精谱》(后该书又增加内容变为《增广燕窝糖精谱》,随药赠送消费者),再让名流文人或官员题签与作序扩大声势,免费分送给购买者或者远方的函索者。前引俞樾谀文即显示俞樾一女弟子和一友人曾参加孙镜湖的征文活动。而俞樾(曲园老叟)亦曾亲自参与过这个征文活动,并被评入"超等十五名"中,获赠"印色一提、《四云亭》一部";其余"特等三十五名"、"一等五十名"亦各有礼物赠送,喜欢在媒体上抛头露面的女文人吴芝瑛手抄的《瘗鹤铭法帖》，则被作为三十五位特等奖获得者的礼物。[72]征文活动中获奖的这些赞辞又会被孙镜湖发布在接下来的报刊广告中，作为燕窝糖精不断受到消费者青睐的新证据。可以说，近代上海文人大规模谀药、谀医的风气即由孙镜湖开创，之后又为各个药商争先仿效，流毒无穷。[73]

四、同类相残

所谓"伪假之事，以上海为最甚。每出一流行货物，必有假货以对峙之"。[74]目睹孙镜湖燕窝糖精的成功，其他一些上海奸商马上效尤，一时之间，至少有三家类似的燕窝糖精公司成立，即广英燕窝糖精公司、大隆燕窝糖精公司和暹罗同兴公燕窝庄等。它们开发出诸多以燕窝命名的补品或药品，像燕窝糖精粉、麦精燕窝清补糖汁、麦精燕窝糖精汁、燕窝糖精条、人参燕窝汁珍珠粉、燕窝珍珠牛髓粉、燕窝肥儿饼杏仁露之类。暹罗同兴公燕窝庄除发卖"燕窝糖精条"外，还开发出"燕窝糖精花"、"燕窝糖精珠"、"冰燕汤"等产品，标价一样是大盒四元，小盒两元。[75]

风行草偃，连一些所谓的在华西人药商也不甘落后，纷纷效法，声称开发出类似的燕窝制品，如"泰西括打药房"声称自己开发出燕窝制品——燕窝玉液，[76]坎拿脱生髓厂声称发明出燕屑参末牛髓粉，[77]济生公司宣布"细参化学新法"发明出综合补药麦精燕窝牛髓糕，[78]一个名为"新加坡卫生公司"则声言自己开发出"人乳燕窝珍珠牛髓粉"，[79]诸如此类。这些广告皆宣称自己的产品大补，能养生壮阳，益寿延年，适合作为送给官员的礼品。这正像时人在小说中所言：

> 说也奇怪，不上半年，竟把燕窝糖糙四字闹得沸天扬地、

四海闻名了。就有一般贪利之徒,窥穿伎俩,袭了糖糖名词,什么华夏公司(或暗指广英公司,引者注)吓、道隆公司(暗指大隆公司,引者注)吓,渐次出现。更有不甘蹈人窠臼的,又想出许多法儿,又是什么燕窝糖珠牛髓粉,立了许多名目。所谓利之所在,人争趋之。[80]

这些后起的药商直接以孙镜湖为模仿与超越对象,从广告宣传到广告手法的采用,都仿造得如同华兴公司的一样,如燕窝的品质介绍基本相似,制造方法一样,产品所标价格一样,甚至连广告的标题亦大同小异,而且都标榜自家产品才是来自暹罗的正品。

最重要的是,孙镜湖的这些竞争对手同样在报刊上连篇累牍做广告,大登消费者的感谢信函。如最早效尤的广英公司曾多次发布不同的消费者推荐函,借机宣传自家燕窝糖精的滋补效用,其中一则即言:

> 仆身弱多病,一切大补之药俱不宜进,幸友人指知上海英大马路五福弄对门泰和里内广英大公司创制燕窝糖精,乃清补之妙品,即函托申号裕源公代购四大盒,计洋十六元,如法冲饮,遗精亦愈,吐血亦止,饮食加增,步履身轻,痰消气顺。足见海外珍品,遐迩驰名,真寿世之灵丹,卫生之妙药也。友人言近有冒名射利之萃兴,招牌价名相同,切勿误购等语。仆恐有害于人,不得不表而出之,此布。汉口镇河街裕源公字号施仲英拜手。[81]

可以看出,广英公司的广告叙述方式,以及发卖的燕窝糖精价格等,皆雷同于孙镜湖的燕窝糖精广告。稍后追随的大隆公司有过之而无不及,该公司虽属后起,但在广告投入上并不弱于孙镜湖,故与华兴公司的燕窝糖精广告相比,完全不落下风。如该公司亦会找一些诸如书院山长之类的文人、医生地方官员为其唱赞美诗并赠送匾额,这些颂词多是将之前歌颂华兴公司刊发的燕窝糖精谀文进行一番改编加工。[82]大隆公司甚至买通《新闻报》馆,请其在最重要的第一版专门发表两篇"论说"——《寿世药言》和《医国药言》,[83]替大隆公司发卖的燕窝糖精大力吹嘘。而当华兴公司的燕窝糖精宣布涨价时,大隆公司马上跟进,也上涨至同样的价格,并暗批孙镜湖的燕窝糖精偷工减料,表示自己的产品决不会效尤,"并不敢效他家暗减货料欺人也"。[84]之后,继续利用《新闻报》(即《新闻日报》)中的这两篇论说来自我吹嘘,将其中一篇论说当作广告迅速连续刊登于《游戏报》等上海报刊中,并趁机自吹自擂:

本公司创制燕窝糖精,近有假冒,乃蒙中国大宪试验称奇,给匾嘉奖,仍恐远处未知,又蒙《新闻日报》著论传诵,以分玉石而彰珍品。[85]

不仅亦步亦趋孙镜湖,这些燕窝糖精公司还在孙的基础上有所创新。如广英公司在销售燕窝糖精的同时,又推出一个所谓燕窝糖精粉的补药,在广告中宣传该粉由"精于格致"的外国医师以"化学创制","名驰中外,开水冲饮,却病延年,驱风寒,除湿气,治诸虚百损劳伤吐血,功能消痰顺气,止咳喘。不论男妇老幼有病无病,一饮糖精,立刻精神百倍。童子读书善忘,及老年阳痿精衰耳聋目暗等症,效验不可思议!近有仿冒,认明广英招牌"。[86]大隆公司则率先开发出另外一种"燕窝珍珠牛髓粉"的补药销售,亦在广告中将其功能吹嘘得精妙绝伦,而究其实质,不过是个变相的春药:"无论虚不受补之人,试服数日,立见髓充精满,面目光昌,威重如山,连服三旬,一夕可御十妾。西人统年常服,故体质倍形强壮,每岁几销数百万盒之多,则功效之神,尚何待言?"⑧

竞争对手的步步紧逼让燕窝糖精的真正发明人孙镜湖遇到了难题,他不得不在广告中声称华兴公司燕窝糖精的独家正统性,明示要报官追究追随者的模仿,并呈请租界工部局保护其商标权,"立案别人不得仿冒燕窝糖精牌号",希望顾客只认准华兴一家的燕窝糖精公司购买,列出华兴公司认可的销售处,并标示一些看似重要实则无多大意义的举措安慰消费者,如监督信局防止其在邮寄中鱼目混珠、激励读者揭发冒牌有赏等。⑧可是这样的做法效果并不明显,广英公司和大隆公司亦声称自家燕窝糖精遭到假冒,也同样会寻求官方保护,并含沙射影攻击华兴公司为假冒主使。⑨像这则大隆公司的广告所言,其叙述手法同孙镜湖的手法如出一辙,且一样借用新科技名词"显微镜"唬人:

督制燕窝糖精,糖汁功效妥速,海内皆知。本公司一家独创,近有无耻匪徒,依样仿冒,希图鱼目混珠,乃蒙中国各大宪亲试考验,确有实效,赏给匾额为凭,并荷中西各报著论褒美,及名人善士序记赞咏,书不胜书,足见制炼精良,比众不同……货料虽贵,不减分毫,故能名驰华夏。试将本公司燕窝糖精开水冲下,以显微镜照之,燕窝绒历历可见。略服少许,立刻精神百倍,遍体舒畅。至于气味之芳香扑鼻,颜色之晶莹夺目,犹其余事耳!近年推销愈广,远近信从。大盒四元四角,小盒二元二角……大隆燕窝公司董事谨启。⑨

一如孙镜湖,大隆公司亦将所谓外埠消费者购药情况公布,亦跟孙镜湖一样宣称:"如报上无名,即系假冒,请函示追查,俾得真药为幸。"⑨假与假战,孙镜湖虽是先行的导师,但似乎并未占到上风。

有意思的是，同一报刊的广告版面（经常是在同一版），居然有多家燕窝糖精公司的广告共存，各个高自标榜，又互相攻讦，但采取的叙述策略却完全相似，对燕窝糖精的来源和功效的解说亦基本一致，甚至连一些广告的标题都大致相似，同时它们在广告中皆会声言产品遭到假冒（实际是没有假冒亦会宣称假冒）。这样的情况无疑显示着所谓燕窝糖精这个补品开发的成功，另一方面其实也暗示了其间存在的危机——燕窝糖精的真相无疑会在这样的互相诋毁与竞争中慢慢显示出来。而随着燕窝糖精造假的秘密被不断地揭露，有关燕窝的新知识的复制与广告模仿就愈加缺乏新意，加之杂乱无序的市场竞争和特意针对孙镜湖挖墙脚式的揭发，到了1901年8月后，孙镜湖在《申报》上发布的燕窝糖精广告就开始减少了，预示着这个药品的销路已经大不如前，但百足之虫死而不僵，直到1922年4月26日，《申报》上还有华兴公司的这个燕窝糖精广告刊登，表明它对于许多消费者仍存在不少吸引力。

不过，这时孙镜湖的注意力也已经转移，正在致力于另外一个新药品的开发和销售，这个药品即孙镜湖创办的富强戒烟善会发行的富强戒烟丸。鉴于戒烟药市场的庞大及利润的丰厚，1901年6月，精明的孙镜湖就组织了一个所谓慈善机构——富强戒烟善会，以慈善名义发行富强戒烟丸。初期赠送，之后则采取批发兼

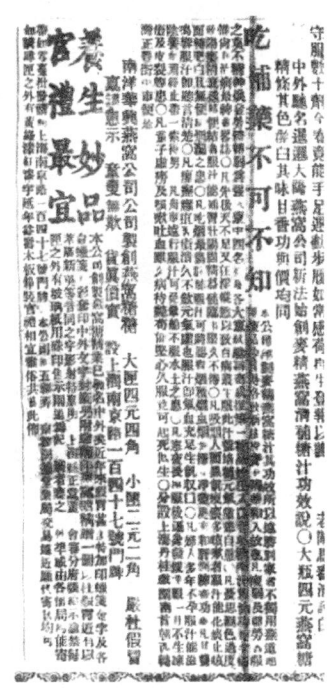

《游戏报》1899年6月17日

零售形式，且使用与发卖燕窝糖精时一样的广告方式。首先刊出一些名流赠匾，并网罗部分文人、医生在广告中鼓吹富强戒烟社开办目的之正当与重要："贫者戒烟，可以变富；弱者戒烟，可以变强。"[92] 每日且将所谓的戒烟成功者名字在《申报》、《中外日报》等报刊上大登广告。

然而，由于之前孙镜湖依靠仿冒别家药房的药品及制造燕窝糖精的做法所招致的各方嫉恨、非议已经甚多，所以一旦富强戒烟丸被人告发，且被化验出含有吗啡，"只顾图利，害人颇众"，敌对的力量马上出手，租界外的富强戒烟善会分会遂遭上海地方当局查办关停。[93] 虽然租界内孙镜湖的同德堂总店安然无恙，并未受到惩处，但孙镜湖的事业却就此一落千丈、一蹶不振。之后清末上海报刊上虽偶尔还能见到京都同德堂广告及华兴公司的燕窝糖精广告，只是不少消费者已经不再上当。如描写清末民初社会黑幕的小说《歇浦潮》中，即有人将孙镜湖的燕窝糖精当作贵重礼品送京官拍马屁：

> 这些罐头食物，是我等二人孝敬四少爷路上用的。还有这四匣燕窝糖精，乃是当年两江总督刘坤一大帅送给枢世先祖之物，先祖因这是名贵之品，珍藏至今，未敢轻用，今烦四少爷带呈老太爷，说是上海电局委员詹枢世的一点小小敬意，不能算礼，只可当作葵藿倾阳，野人献曝罢了。

代父亲北京方总长收礼的四少爷"方振武"却了解燕窝糖精的底细，但又不便直接说破拒收：

> 素闻这燕窝糖精，乃是昔年上海一个开药局的滑头，弄到山穷水尽之时，偶见鱼摊上拣出来喂猫的小鱼，忽然异想天

开，每日向鱼摊上将小鱼收来晒干了，研为细末，用水糖屑拌和，装上锦匣，取名燕窝糖精，假造一张仿单，说此物滋阴补阳，大有功效。那时一班官场中人贪他装璜华丽，名目新奇，都把他当作一桩官礼，顿时大为畅销，很被这滑头赚了些钱。不过后来被他一个伙计因少分红利，怀恨在心，将内容向外人说破，才没人再敢请教。今听枢世说得如此珍贵，不觉暗暗好笑，免不得道声谢收下。⑭

燕窝糖精和富强戒烟丸的把戏既然皆被揭穿，臭名昭著的孙镜湖遂大势已去，尽管1906年时他还不甘寂寞发起创办上海卫生学会，⑮之后还从事过其他一些活动，如他曾获得一个"劝捐委员"的职位，但那已是强弩之末，属于淡出上海医药界舞台之后的"垂死挣扎"。不过，这并不意味着孙镜湖对上海医药界的影响就到此为止，相反，其影响却与时俱增，尤其是孙镜湖为包装燕窝糖精所使用的广告叙述方式，以及为销售燕窝糖精所采取的广告策略，依然对之后上海的医药广告文化建构产生了巨大影响。

五、流毒无穷

事实上，药商与医生在广告中大造其假，孙镜湖绝非始作俑者，此类现象在早期《申报》医药广告中就已经普遍存在，但那时的造假手法比较单一，只是让一些病人或顾客具名简单称颂医生医术高明或药品疗效显著，或者单纯刊登一些官员署名的颂扬匾额，如黄楚九之父黄知异和屈臣氏药房之所为。如从《申报》的广告中得知，黄知异在上海开办有眼科诊所异授堂，曾不断在《申报》上发布过门诊、卖药及发卖秘方广告，⑯亦曾有署名"四明山人王璋"的病者在广告中为黄知异弘扬医名。⑰而屈臣氏药房则曾在

《字林沪报》、《申报》和《新闻报》等报刊上多年连篇累牍刊登诸多达官显贵所赐的匾额。后来，该药房亦曾登过个别"来自"消费者的谢函，并撰《志略》专文介绍有关药房的情况。[30]老德记药房、詹诚德堂等药商等皆曾采取过类似的广告手法，只是方式更为简单。

  以上这些医生与药商只是导夫先路者，真正把晚清这种医药广告造假文化推向繁荣且产生广泛影响的，却非开设京都同德堂药店的孙镜湖莫属。孙镜湖最成功的地方则在于他无中生有创造出一个全无燕窝在内却以燕窝命名的滑头补药燕窝糖精，以及为发卖燕窝糖精所采用的广告伎俩。有意思的是，这样的广告方式很可能正是孙镜湖参考之前欧美在华药商如屈臣氏大药房的广告手段，及欧美药商的广告手法进行融会贯通的结果，但显然不是全盘照搬。像前引孙镜湖采取诗赋征文评比且装订成书的方式，吸引大量文人积极参与，既不同于外国药商采用的一味刊登消费者保证书的方式，也有异于之前药商或医生通常采用的简单刊登病人谢函的形式，它或许更多来自当时上海小报评选妓女花魁做法的启示，以传统文人诗歌雅集比赛的形式来展开，故而非常吸引时人眼球。

  之后，一众上海药商竞相效法孙镜湖的做法，如时论之详细揭露和概括：

    沪上以伪药欺世，坐博多金，如某某汁（暗指艾罗补脑汁，引者注）、某某丸（暗指亚支奶戒烟丸，引者注）、某某血（暗指人造自来血，引者注）者。人或谓其居心之险，然亦服其操术之奇。然彼固非无蓝本也。溯此等伪物所由来，实滥觞于燕窝糖精，创之者为吴人某，即上海三个半滑头之一，纳资得同知职衔，人又称之曰某司马。其制燕窝糖精也风行一时，又倩失业文人为之撰文鼓吹，谓是糖精真有参天地、夺造化之功。

糖精一盒售洋至五元，不三年，而家以骤富。尝谓人曰：使吾若无报纸告白费、委托撰文费，吾家之富，且倍之。后有泄其事者曰："所制糖精，何尝有燕窝？以白糖熬炼，微加薄荷，实则装潢之盒费，且倍于盒内之物也。"自燕窝糖精得大利后，于是效尤者纷纷，炫奇立异，巧立名色，以至于今。凡此药物一方发行，一方必登报辩明"外间伪造颇多，购者注意"等语。其实原物毫无功用，何必伪物始能害人？若辈深想有人（原文如此，引者注）。但析其原质，持以询之。彼且曰："吾不尝大书宜辩伪物，此固伪物，非吾原物也。"问者且无以难之矣！[29]

对于孙镜湖及其燕窝糖精的影响情况，著名报人汪康年也有类似看法：

> 上海各药房之药，自燕窝糖精以狡术获利，于是牛髓粉、牛骨粉、亚支奶及各种戒烟药水相继而起。[30]

英雄所见略同，稍后，有人在笔记中又表达了相仿见解：

> 溯其滥觞，盖在光绪戊戌前一年，时有孙镜湖者，曾任微秩，于官场稍有所接触，乃异想天开，设京都同德堂药肆于沪上。其唯一之出品为燕窝糖精，采用广告政策，大登特登，称糖精之如何用燕窝提制，滋养力之如何有效，并假官场有名人物之称颂申谢，不数月利市三倍。且定价极昂，每盒四元，购者亦深信其为燕窝精而称值焉，实则糖精而附以杂品，借燕窝之名以欺人耳。不数年拥资巨万……其后，贾人鉴于获利之厚而易，踵起者日众……如戒烟梅花参片、亚支奶、补脑、补血等。驯至今日，车载斗量，不可胜数。舶来药品年见增多，昔

之燕窝糖精不过其发轫耳。[101]

上述几处言论都在讲述孙镜湖及其发明的假补药燕窝糖精对近代上海医药界及医药广告文化建构的巨大影响。他们认为正是孙镜湖的所作所为，为后来者提供了恶劣的先例与范本，让接下来的药商有尤可效，且不必担心阴谋暴露遭受惩处。如《医林外史》的作者借"沈征五"之口所道出的药商行骗信条：

笑骂由他笑骂，好官我自为之。我们药界中人，不在这话儿上赚他几个钱，更在那里？况且，六合之内，宇宙之大，乡愚多着，只要每人输我银元一枚，我们便一生吃着不尽哩。[102]

有此理念，况且又是如此容易骗到钱，后来者当然要争先恐后了。

在孙镜湖的追随者与模仿者中，黄楚九最能得其真传，且后来居上。前引《医界镜》、《医林外史》等小说中即曾说及孙镜湖对黄楚九的影响，以及黄楚九的创新。如《医界镜》中写道，受到"胡镜荪"（即孙镜湖）影响的药商"王湘皋"（暗指黄楚九），在补天汁（暗指艾罗补脑汁）的销售过程中，也模仿"胡镜荪"的广告策略，且有所改进，故能后来居上：

究竟湘皋枪花本大，又托名西医蒲服先生真传，报纸上先引出使西洋大臣曾颉刚的历史，又将补天汁广送官宦，如江南提督杨子辰（或系暗指伊始之际就开始为艾罗补脑汁大作保证书的"江南提标右营水师参将周明清"，引者注）等，博其赞美的信札，登报扬名。他们登报的法则，真有异想天开的本领，如明明无人冒牌，他们偏要说那一省某某店冒牌，禀请官府出示禁止，自己纷纷扰扰，闹之不休，无非要将名声闹大了，可以逞其欲壑哟。[103]

之后,"王湘皋"又向"胡镜荪"请教如何开发戒烟药丸,"胡镜荪"就提出:

> 今要造这戒烟丸,须于一月前先登报纸,不要说明,只说以身看病,只能救目前之人,制药济世,可以救天下之人。今因要虔心制药,救济天下同胞,所以于门诊出诊一概停止,专意一志,潜心研究,庶可以发明新理新法,凡各项丸散膏丹,皆亲自监制,因此没有工夫再去诊病,此即将来发行之先声。[104]

"王湘皋"依计而行,发明出一种"特别戒烟丸"(暗指黄楚九发明的天然戒烟丸,引者注)作为新的利源赚钱。同《医界镜》一样,《医学新报》上的连载小说《医林外史》也刻画了孙镜湖对黄楚九及其他药商的影响,文中在描写创办"华佛大药房"(即中法大药房)的"黄九皋"(即黄楚九)之时,即直接说黄受了燕窝糖精影响创造出假补品牛肉汁。[105]可惜笔者没能看到刊载该小说剩余内容的《医学新报》,不知下文如何描写,但无疑可以看出,小说作者认为是孙镜湖启发了黄楚九和其他一些滑头商家,是上海这种滑头药品与滑头广告的始作俑者:"这登报表扬,以及一切匪夷所思的事业,恐怕要算的开天辟地的老祖宗了。"[106]

上述两篇小说中所言黄楚九受到孙镜湖影响的情况,可能有些夸大化与简单化,因为在现实生活中,同在上海经营药房生意的黄楚九和孙镜湖或许会存在一些交集,有过一些来往,饶是如此,孙镜湖也不可能如此对黄楚九进行言传身教,把自己做生意的秘密毫无保留地告诉自己竞争对手之一,尽管两人在上海医药市场上起步的时间都在1890年前后。然而无可否认的是,在后来长期卖药与业医的过程中，年轻的黄楚九借鉴了很多孙镜湖的广告手法且有较大创新，特别是他在1904年同样无中生有创造出艾罗补脑汁，广告手法几乎全部沿袭孙镜湖炒作燕窝糖精的手法，又能有大的创新，如在艾罗补脑汁广告中采用白话小说、白话家常故事，更加充分利用西方科学术语，将药品广告的叙述政治化，让女性在广告中现身说法等策略，又超越孙镜湖主要靠文人作文称颂、购药者录名、药品广告主要针对男性等广告方式。

继之而起的像席裕麒的亚支奶戒烟药、五洲大药房的人造自来血等药品广告，也直接仿效孙镜湖和黄楚九的手法。后来包括韦廉士、兜安氏、东亚公司书药局等在沪的外商药房，亦纷纷采用类似的广告策略。像韦廉士、兜安氏、东亚公司书药局这些外商在华药房，以及个别冒称外商的像震寰药厂、罗威药房等，他们在销售自己的主打药品韦廉士红色补丸、兜安氏秘制保肾丸、中将汤和仁丹、爱理士红衣补丸、红血轮时，都非常频繁地采取了孙镜湖的广告手法。而探究此种医药广告文化的滥觞，孙镜湖应该是无可替代的始作俑者！

六、余　　论

值得注意的是，像孙镜湖这样借助大量花哨广告发售低成本假药的情况，并非为晚清中国所独有，而是当时一世界性现象。如从殖民地时期到1906年美国联邦净化食品与药品法（The Pure Food and Drug Act of 1906）颁布期间，美国的成药市场及其医药广告亦存在类似情形。[⑩]不惟如此，在1870年前后的德国及明治时代的日本，同样的状况也大量存在。这些地方的药商所制药品同样存在成本低、价格高、成分与配方不公开、靠大量广告推销的状况。[⑩]所以，就算是那时一些外商药房制造、销售的所谓真正西药，其制造成本同样不高,实际效用也难说好。如根据1899年澳门《知新报》上的报道,当时在香港的药店,多为英国人与德国人所开,所卖西药,制法简单,价格奇贵,"且多假者"。[109]再据《神州日报》上的评论:日本东亚公司在中国发卖的日月水等20余种药品:"以汉文登广告,侈言效能,曰立验、曰神丹,愚人之计百出,其目的一在于营利。最足奇者,所制便药仅以中国为销场,而本国则反严禁贩卖。"[110]而在清末就开始在中国大卖的两个外商药房的名药兜安氏补肾丸、韦廉士红色补丸,分别经过20世纪初英美学者的专业化验,其成分都非常简单,几乎起不到补肾与补血效果,反倒容易滋生副作用。[111]可能这些药品的实际效果未必佳,甚或服用后对身体有害,但连篇累牍的广告引导、示范、诱惑,无形中为人们提供了便捷的可供参考和对比的无数病患指南,建构与显示了人们正需要什么药品、目前的处境如何的"现实"。

进言之,从病者或消费者角度来言,判断疾病的标准往往是自己的主观感受和外来的价值判断。[112]平常人一般都知道"病可死人",但不会完全明白"药足以杀人"的道理,偶感不适,即成惊弓之鸟,抓药看病,甚或对照报纸广告进行自我诊疗,"幸而愈可,即沾沾自喜,自信弥坚";还有一些人遇到医生就会杯弓蛇影,担心自己业已患病,"平日或遇医生,辄絮絮问曰:吾有病否? 迩者食欲减、睡不酣,无病曷有此噫? 盍贻吾药"?[113]加之一些敏感病人,其"神经是非常衰弱的,疾病纠缠的人,因为受过各种治疗的无效,心理更加怯弱,遇着这种动人的广告,为病急的缘故,往往轻于尝试",就容易盲信上当。[114]再由美国一个社会史学者的研究可知:美国十九世纪的医疗广告之所以具有吸引力,跟药品供给超过需求,而希望保持健康的人众多有关,这些人总希望看到一些病人服药后病愈的案例和药品有效的证明,藉此说服自己购服和希冀有同样的效果应验于自身。[115]

故此，看似吊诡的现象，其实是常识，虚假宣传却导致真实的社会效果，类似燕窝糖精这类的假药及其广告对人们的滋补意识和身体观念产生了重大影响，进而又影响了近代中国的消费文化、身体文化之建构，很值得我们对之进行"厚描"(thick description)。

---

① 参看上海市医药公司、上海市工商行政管理局、上海社会科学院经济研究所编著《上海近代西药行业史》，上海社会科学院出版社1988年版；Sherman Cochran, *Chinese Medicine Men: Consumer Culture in China and Southeast Asia*, Cambridge, Mass.: Harvard University Press, 2006；张宁：《阿司匹灵在中国——民国时期中国新药业与德国拜耳药厂间的商标诉讼》，《中研院近代史研究所集刊》2008年3月号，第97—155页；张仲民：《晚清上海药商的广告造假现象探析》，《中研院近代史研究所集刊》2014年9月号，第189—247页；等等。

② 参看夏晓虹《彭寄云女史小考》，收入《晚清上海片影》，上海古籍出版社2009年版，第130—134页。

③ 吴趼人撰，张友鹤校注：《二十年目睹之怪现状》，人民文学出版社1981年版，第211页。

④ 四明遯庐：《医林外史》(系连载小说，但笔者只看到前两期)，《医学新报》第1期(宣统三年五月二十日)，第72页。

⑤《沪乘片片》，《神州日报》1910年9月10日。

⑥ 姚永概撰，沈寂等校点：《慎宜轩日记》下册，黄山书社2010年版，第841页。

⑦ 参看《燕窝糖精赞》，《采风报》1898年7月27日；《华兴燕窝公司糖精记》，《采风报》1898年8月8日。

⑧《钦加四品衔升用直隶州正任南汇县调署上海县正堂袁为》，《申报》1897年5月25日。

⑨《广东詹诚德堂始创枪上戒烟三香膏，每两足钱二千五百六十文，分铺上洋中和里内》，《申报》1893年8月22日。

⑩ 夏晓虹教授认为吴趼人说孙镜湖假冒同仁堂名号"应是小说家言,当不得真",此处判断应有误。参看夏晓虹《彭寄云女史小考》,《晚清上海片影》,第 133 页。

⑪ 吴趼人:《二十年目睹之怪现状》,第 212—213 页。

⑫ 废物:《商界鬼蜮记》续第五回,《中外日报》1907 年 11 月 3 日。

⑬《申报》1890 年 1 月 30、31 日。

⑭《字林沪报》1882 年 8 月 11 日;《申报》1883 年 8 月 12 日。

⑮ 参看《詹诚德堂声明》,《申报》1892 年 2 月 12 日;等等。

⑯ 类似的借名造假广告手法,19 世纪的美国药商也经常采用。参看 James Harvey Young, *The Toadstool Millionaires: A Social History of Patent Medicines in America Before Federal Regulation* (Princeton: Princeton University Press, 1961), Chapter 11。笔者看到的是该书网络 text 版,所以无法标注页码。

⑰ 参看《天下闻名京都同德堂大药局》,《新闻报》1894 年 11 月 21 日;等等。

⑱《申报》1890 年 2 月 4 日。

⑲《申报》1890 年 2 月 23 日。

⑳《广东詹诚德堂始创枪上戒烟三香膏,每两足钱二千五百六十文,分铺上洋中和里内》,《申报》1893 年 8 月 22 日。詹诚德堂点名道姓对孙镜湖进行的广告抨击还有:《詹诚德堂声明》,《申报》1892 年 2 月 8 日;《再声明假冒》,《申报》1894 年 5 月 28 日;《詹诚德堂声明假冒绝弊之法》,《申报》1894 年 7 月 6 日;等等。

㉑ 孙镜湖后来还曾偶尔使用京都同仁堂的名义骗钱,正如《灵药得子》的广告中所显示的,其致谢对象依旧是京都同仁堂。参看《申报》1892 年 3 月 6 日。

㉒《上海新开同仁堂药铺》,《申报》1892 年 5 月 12 日。

㉓ 包天笑也曾回忆晚清小说家吴趼人写小说的主要材料,即来源于报刊资料和日常见闻的汇编:"我在月月小说社,认识了吴沃尧,他写《二十年目睹之怪现状》,我曾请教过他。他给我看一本簿子,其中贴满了报纸上所载

的新闻故事,也有笔录友朋所说的,他说这都是材料,把它贯串起来就成了。"包天笑:《钏影楼回忆录》上册,山西教育出版社、山西古籍出版社 1999 年版,第 458 页。

㉔《告白生业》,《中外日报》1899 年 7 月 13 日。该文应该出自丁福保之手,被稍许修订后收入丁福保《医话丛存》(1910 年),略去引文中"又燕窝不过食品"之前部分,在白木耳糖精加"补脑、补肺、补血等药"。丁书被收入沈洪瑞、梁秀清编《中国历代名医医话大观》下册,山西科学技术出版社 1996 年版,引文在第 1535 页。

㉕《京都同德堂新设上洋》,《申报》1890 年 4 月 12 日;《京都同德堂敬送》,《申报》1890 年 5 月 5 日;等等。

㉖《京都同德堂丁酉八月十一至十五日远埠购药清单·五日一登》,《申报》1897 年 9 月 12 日;《京都同德堂戊戌三月初六日至初十日远埠购药清单·五日一登》,《申报》1897 年 9 月 12 日;《京都同德堂戊戌七月二十五至三十日远埠购药清单·严杜假冒·五日一登》,《采风报》1899 年 12 月 28 日;《京都同德堂己亥十二月二十一日至二十五日远埠购药清单·五日一登》,《采风报》1899 年 12 月 28 日;等等。

㉗丁福保在清末时曾指出这种做法其实也是一种诳骗:"凡世界文明愈甚,则奸诈亦愈甚,辨别情伪之法亦愈严,此皆迫不得已,相因而起也。即如药肆告白,近又愈出而愈奇:有登报言其销数者,有声明信局假冒者。使他方人见之,必惊为销路之广,其实乌有是者。"丁福保:《告白生业》,收入丁著《医话丛存》(1910 年),见沈洪瑞、梁秀清编《中国历代名医医话大观》下册,第 1535 页。《中外日报》上的《告白生业》原文没有这段话。

㉘《银药纷助》,《申报》1890 年 8 月 25 日;《灵丹救疫》,《申报》1890 年 8 月 27 日;《书药并助》,《申报》1890 年 9 月 1 日;等等。

㉙《上海五福街口京都同德堂药房》,《申报》1895 年 5 月 22 日。稍早时,老德记药房也曾刊出过曾纪泽赠匾"匡救情殷"。《匡救情殷》,《申报》1890 年 1 月 10 日。有关近代医药广告中的借名造假情况,此处不详述,可参看拙文《近代上海医药广告中的借名造假现象初探》(《上海档案史料研究》2015 年 12 月号)。

㉚ 李宝嘉:《官场现形记》上册,人民文学出版社1963年版,第328—329页。

㉛《申报》上曾刊出过一则京都同德堂发布的广告,该广告系宣传同德堂创办历史的悠久、声名遐迩,声称京都同德堂由所谓乾隆年间新安一个叫孙连元的医生创办。《药目原序》,《申报》1891年5月15日。

㉜ 废物:《商界鬼蜮记》续第五回,《中外日报》1907年11月3日。

㉝ 曾有学者认为目前的西方医疗史界越来越关注对具体药物的研究,已经出现一个"药物转向"。但就中国近代医疗史研究领域来言,目前关注药品的研究还寥寥无几,说业已出现一个"药物转向",似乎为时过早。参看边和《西方医疗史研究的药物转向》,《历史研究》2015年第2期,第27—33页。

㉞ 参看《致李瀚章》,顾廷龙、戴逸主编:《李鸿章全集》第32卷,安徽出版集团2008年版,第332页。此材料为张晓川教授提供。

㉟ 参看"海内外商情·记燕窝",《华商联合报》1909年第4期,第1—2页。有关民国时期上海燕窝业的经营情况,可参看张一凡主编《国药业须知》,中华书局1949年版,第72—77页。

㊱ 赵学敏:《本草纲目拾遗》,中国中医药出版社1998年版,第378—379页。

㊲《上海华兴南洋燕窝有限公司股份章程》,《申报》1896年9月21日。

㊳ 所谓"化学为西学之大端",像当时相信西医的人都认为中医的"大病在不知化学以求其原质,而惟以意断定之"。参看《答问四》,《格致益闻汇报》1898年8月20日,收入《近代报刊汇览·汇报》第1册,广东教育出版社2012年影印版,第24页;袁允楙:《积矩斋日记》第二册,未刊稿,不分卷,第8页,上海图书馆藏。

㊴《上海五福弄口京都同德堂经售南洋华兴燕窝公司创制清补燕窝糖精功用说》,《申报》1897年9月12日;《燕窝糖精功用说》,《采风报》1898年9月18日。后来孙镜湖一度将燕窝糖精价格涨至大盒四元四角、小盒二元二角。但此更改并未真正执行,孙镜湖只是将其作为促销手段,后来的燕窝糖精广告中其价格依然如旧。但到1900年下半年后,一度涨至大盒五元、小盒二元半,但有的代售处却售大盒四元四角、小盒二元二角。参看《南洋华兴燕

窝公司燕窝糖精涨价》,《游戏报》1899年3月8日;《创制延年百补真正燕窝糖精功效说》,《游戏报》1899年3月30日;《养生妙品,官礼最宜》,《游戏报》1899年5月23日;《华兴公司燕窝糖精真伪辨》,《同文消闲报》1900年9月30日;《新到各样唱戏机器》,《同文沪报》1901年1月3日。

㊵《华兴公司燕窝糖精》,《游戏报》1898年7月11日。

㊶《论国民道德堕落之原因》,《神州日报》1908年7月19日。

㊷《华兴公司燕窝糖精场屋妙品,官礼相宜》,《申报》1898年2月26日;《华兴公司燕窝糖精舟车良便,官礼相宜》,《游戏报》1898年9月4日。

㊸《华兴公司告白》,《采风报》1898年8月5日。

㊹《南洋华兴公司创制燕窝糖精》,《游戏报》1898年9月4日。

㊺《告白生业》,《中外日报》1899年7月13日。

㊻废物:《商界鬼蜮记》,《中外日报》1907年11月4日。

㊼儒林医隐:《医界镜》,收入金成浦、启明主编《私家秘藏小说百部》第76卷,远方出版社、内蒙古大学出版社2001年版,第75页。

㊽四明遯庐:《医林外史》,《医学新报》第1期,第74页。

㊾张织孙:《医林外史》,《医学新报》第2期,第71页。

㊿陈伯熙编著:《上海轶事大观》,上海书店出版社2000年版,第202页。

㉛陈无我:《老上海卅年见闻录》下册,上海大东书局1928年版,第215页。

㉜参看《三个半滑头之半个》,《民声》第3卷第1期(1947年),第8—9页。

㉝《创制燕窝糖精》,《申报》1897年12月23日。

㉞陈伯熙编著:《上海轶事大观》,第202页。

㉟儒林医隐:《医界镜》,收入金成浦、启明主编《私家秘藏小说百部》第76卷,第75页。

㊱如《医界镜》即言:"却说胡镜苏乃上海三大滑头之一,枪花甚大。"再如《医林外史》中起始也言:"上海滑头甲于天下,其术之工,其计之巧,令人不可思议。最著名者凡三人,医界竟居其一。此人姓沈名鑑表,字征五。"参

看儒林医隐《医界镜》,《私家秘藏小说百部》第 76 卷,第 75 页;四明遯庐:《医林外史》,《医学新报》第 1 期,第 72 页。当然,关于上海“三个滑头”或“三个半滑头”究竟是谁,有多个说法,这里且不去细究。

(57)《燕窝糖精赞》,《申报》1897 年 10 月 21 日、《中外日报》1899 年 9 月 8 日。此则广告无按语。

(58)《燕窝糖精赞》,《采风报》1898 年 7 月 27 日。

(59) 汪康年主持的《刍言报》上曾经发表过一则尖刻的评论,批评俞樾人品极差,喜欢攀附权贵,既势利又善于作伪。刘声木也基本认可这样的观点。参看《论俞樾》、《俞樾自述诗注》等笔记,收入刘声木《苌楚斋随笔续笔三笔四笔五笔》上册,中华书局 1998 年版,第 380—381、633—634 页;等等。

(60)《惠函照登》,《申报》1901 年 2 月 27 日。

(61)《华兴燕窝糖精辨》,《申报》1897 年 11 月 5 日、《采风报》1898 年 8 月 20 日、《中外日报》1899 年 9 月 11 日等等。

(62) 该广告文原见《消闲报》(即《同文消闲报》),转见 1899 年 10 月 22 日《中外日报》;又见陈无我《老上海卅年见闻录》下册,第 214—216 页;魏绍昌:《吴趼人的两篇佚文》,收入海风主编《吴趼人全集》第 10 册,第 319—320 页。

(63)《南洋华兴燕窝公司创制燕窝精糖灵效记》,《游戏报》1899 年 3 月 29 日。

(64)《南洋华兴燕窝公司创制燕窝精糖序》,《申报》1897 年 11 月 12 日、《游戏报》1898 年 9 月 18 日。

(65)《录〈万国公报〉主人谢惠燕窝糖精》,《中外日报》1899 年 8 月 25 日、《申报》1899 年 11 月 8 日。

(66)《上海华兴公司再声明假冒》,《游戏报》1900 年 11 月 23 日;《华兴公司燕窝糖精真伪辨》,《同文消闲报》1900 年 9 月 30 日。

(67)《孟河巢崇山医士题华兴公司燕窝糖精记》,《申报》1898 年 1 月 3 日。

(68)《孟河巢崇山医士题华兴公司燕窝糖精记》,《采风报》1898 年 7 月 31 日。

(69) 王修桂:《恭志华兴公司创制燕窝糖精记》,《游戏报》1898 年 9 月

20日。

⑦《燕窝糖精价值贵贱亟宜辨别说》,《寓言报》1901年3月9日。

⑦小说《医林外史》中对此即有所影射:"更在那报(暗指李宝嘉办的《世界繁华报》)所设的贪利诗社广征诗词,一时骚人墨客投作甚多。征五就把来作评定甲乙,编为一辑,题了名签,叫《燕窝糖糤赞辞》,又想出许多法儿去登报铺排。"张织孙:《医林外史》,《医学新报》第2期,第71页。

⑦《前中西书院山长南溪赘叟审阅咏华兴公司燕窝糖精硃卷厘定甲乙,登诸报章,以供众览。凡投课卷,逐加评语,陆续再录》,《采风报》1900年1月25日。此材料蒙林秋云提供。

⑦有关近代上海医药广告中的此种现象,可参看拙文《近代上海的名人医药广告——以文人谀药为中心》,《学术月刊》2015年7月号,第153—162页。

⑦奇花:《上海》,上海华洋书局代印,无出版时间,第11页。据书前何孟广序言所言,作者索序时间为"壬寅冬季",可知该书约出版于1903年。

⑦《暹罗同兴公燕窝庄》,《游戏报》1899年4月4日。

⑦《泰西妙制上上补品燕窝玉液》,《游戏报》1899年4月27日。

⑦《燕屑参末牛髓粉》,《笑林报》1902年11月17日。

⑦《麦精燕窝牛髓糕功用详述》,《同文沪报》1901年1月17日。

⑦《南洋卫生公司人乳燕窝珍珠牛髓粉》,《同文沪报》1903年1月1日。

⑧张织孙:《医林外史》,《医学新报》第2期,第71页。

⑧《广英燕窝糖精卫生须知》,《申报》1898年5月5日。

⑧《主讲江阴南菁书院兼上海敬业书院山长陈昌绅书大隆公司麦精燕窝糖汁、燕窝糖精条奇效事》,《申报》1898年12月19日;《化痰止咳品超庸流》,《申报》1899年1月11日;《论大隆公司燕窝糖精条、燕窝糖汁大有益于人身》,《申报》1899年1月14日;《暹罗大隆燕窝公司燕窝糖精序》,《游戏报》1899年5月7日;《赠额鸣谢》,《申报》1899年6月21日;《大隆公司燕窝糖精不可不服说》,《同文消闲报》1901年2月25日;等等。

⑧《新闻报》1899年3月28日;《新闻报》1899年4月20日。

⑧《暹罗大隆燕窝公司燕窝糖精条》,《游戏报》1899年4月20日;《暹

㉝ 罗大隆燕窝公司燕窝糖精、糖汁涨价》,《新闻报》1899年4月28日;等等。

㉟ 《大隆公司燕窝糖精比众不同,此糖精功力绝伦,香洁无匹,请认明包皮朱印玻璃纸,各大宪题匾,中西文金字仿单,双燕牌记,五色蜡纸各色内封条》,《申报》1899年5月3日;《寿世药言》,《游戏报》1899年4月23日;《同文沪报》1900年12月23日。

㊱ 《补益人身燕窝糖精粉》,《申报》1898年12月18日;等等。

㊲ 《泰西灵药化学补肾生精燕窝珍珠牛髓粉有夺天地造化之功》,《申报》1900年5月9日;《功力绝伦》,《申报》1901年4月20日;等等。此则广告内容后来为黄楚九在发卖号称来自"叻坡济生公司泰西异大医生化学法制燕窝珍珠牛髓粉"时几乎照抄:"……故无论虚不受补之人,试服数日,立见髓充精满,威重如山。西人统年常服,故体质倍行强壮。每岁总销数百万听之多,则功效神速,尚何待言?南洋各埠华人饵服严,信乎此以其血肉之品无克代之弊,又与华人体气极宜,是以信从者众……"参看《补!补!补!》,《新闻报》1904年10月11日。

㊳ 《严杜假冒》,《申报》1898年4月3日;《燕窝糖精》,《申报》1898年4月15日;《华兴公司燕窝糖精慎防假冒》,《申报》1898年6月24日;《军机处存记花翎候补直隶州正堂办理上海英美租界会审分府兼洋务局提调张为》,《游戏报》1899年1月7日;《接录县示照登》,《游戏报》1899年4月12日;《华兴公司燕窝糖精真伪辨》,《采风报》1900年10月29日;《华兴公司燕窝糖精答问》,《同文消闲报》1901年5月3日;等等。

㊴ 《广英公司燕窝糖精粉真假辨》,《申报》1898年6月20日;《暹罗大隆公司燕窝糖精条辨明真假》,《申报》1899年1月3日;等等。

㊵ 《大隆公司燕窝糖精比众不同,此糖精功力绝伦,香洁无匹,请认明包皮朱印玻璃纸,各大宪题匾,中西文金字仿单,双燕牌记,五色蜡纸各色内封条》,《申报》1899年5月3日。

㊶ 《大隆公司远埠购药清单》,《申报》1901年4月3日;《大隆公司远埠购药清单》,《申报》1901年4月19日;等等。

㊷ 《富强戒烟善会劝戒洋烟浅说》,《同文沪报》1903年1月1日。

㊸ 有关的情况,可参看《禁售恶药》,《申报》1903年12月3日;《严禁毒

药》,《申报》1904年3月3日;《富强戒烟分会之禁止》,《警钟日报》1904年3月3日。还可参看李宝嘉《官场现形记》上册,第327—329、346—349页。

㉔ 海上说梦人:《歇浦潮》上册,上海古籍出版社1991年版,第432页。

㉕ 《序》,《卫生学报》1906年第4期,第3页。

㉖ 《预问落雪》,《申报》1874年12月21日;《异授堂眼科黄》,《申报》1875年6月1日;《预知下雪》,《申报》1875年12月27日;《备荒第一仙方》,《申报》1878年9月30日;等等。

㉗ 《感戴扬名》,《申报》1872年12月25日。

㉘ 《廿年断瘾售》,《字林沪报》1883年7月2日;等等。

㉙ 《沪乘片片》,《神州日报》1910年9月10日。

⑩ 汪康年:《汪穰卿笔记》,上海书店1997年版,第37页。

⑪ 陈伯熙编著:《上海轶事大观》,第202—203页。此处个别说法并不很确切,如京都同德堂的产品并非只有燕窝糖精一种。参看《黄山采药图》,《申报》1893年10月8日;《京都同德堂药目录、药品证治功效说》,《同文沪报》1901年1月17日;等等。

⑫ 四明遯庐:《医林外史》,《医学新报》第1期,第73页。据说黄楚九后来也讲过类似的话:"只要全中国人民都上当一次,我就够了。"见《从商业不景气谈到医药广告诳妄》,《康健世界》第4期(1936年),第265页。而1930年代的一个药商也说过类似的话:"上海人多,在大幅的广告招徕之下,如果一百个人里有一个人上当,那末以四百万人口计算,便有四万人上当,以一件货物二块钱来计算,他便有八万块钱收入了。如果上当的人不至(止)百分之一,那末便更可观了。所以那种欺骗的生意,还是有人做的。"叶山:《新药业广告与〈新闻报〉》,《上海评论》第1期(1939年9月),第13页。

⑬ 儒林医隐:《医界镜》,《私家秘藏小说百部》第76卷,第76页。

⑭ 同上书,第79页。

⑮ 关于黄楚九卖牛肉汁一事,可参看《法国新到补身牛肉汁》,《新闻报》1899年11月7日;《牛肉汁上市》,《图画日报》第6册,上海古籍出版社1999年影印本,第254号,第43页;等等。

⑯ 四明遯庐:《医林外史》,《医学新报》第1期,第72页。

⑩⑦ 参看 James Harvey Young, *The Toadstool Millionaires: A Social History of Patent Medicines in America Before Federal Regulation*, Chapter 8, 11。有关这一时期及稍后美国人尤其是美国女性反对假药及为争取健康食品、饮品的努力,可参看 James Harvey Young, *Pure Food: Securing the Pure Food and Drugs Act of 1906* (Princeton: Princeton University Press, 1989); Lorine Swainston Goodwin, *The Pure Food, Drink and Drug Crusaders, 1879 – 1914* (Jefferson, North Carolina and London: McFarland, 1999);等等。

⑩⑧ 参看 Jmmes Woycke, "Patent Medicines in Imperial Germany", *Canadian Bulletin of the History of Medicine*, 9:1(1992), pp. 41 – 56;山本武利著,赵新利等编译:《广告的社会史》,北京大学出版社2013年版,第22—60页。

⑩⑨ 参看《中西药品论略》,《知新报》第86册(光绪二十五年四月初一日),第21页。

⑩⑩ 侯官方擎:《危哉!中国人之生命》,《神州日报》1907年8月31日。

⑪⑪ 勋:《广告药之内容》,《协医通俗月刊》第4卷第7期(1927),第3—4页。

⑪⑫ 参看罗伯特·汉(Robert Hahn)著、禾木译《疾病与治疗:人类学怎么看》,东方出版中心2010年版,第6页。

⑪⑬ 参看吴宣《勿轻服药说》,《广济医报》第6卷第3期(第33册)(1921年6月),第4—5页。

⑪⑭ 参看壮克《医药广告与卖药取缔》,《市政评论》第2卷第1期(1934年5月25日),第87页。

⑪⑮ James Harvey Young, *The Toadstool Millionaires: A Social History of Patent Medicines in America Before Federal Regulation*, Chapter 11.

[本研究受到教育部人文社会科学重点研究基地项目(16JJD770013)的资助]

防疫与殖民管治危机：
1894年香港鼠疫研究

罗婉娴

摘要：1894年香港爆发鼠疫，对香港医疗事务影响深远。香港政府以西方医学为理据，执行防治鼠疫措施，却引致在港华人的强烈反对。基于经济利益和管治考虑，香港政府坚持有关防控措施是必需的，更认为在港华人太过"愚昧"、"无知"。相反，在港华人则控诉香港政府忽视他们的传统价值和医疗观。特别是同时期广州亦爆发鼠疫，两地政府截然不同的处理手法，令在港华人为之不安，最后更出现袭击事件。鼠疫揭露了香港医疗体制的不足，故香港政府在鼠疫后成立多个医疗调查委员会，检讨香港的医疗体制，并研究将西医大规模引入香港的问题。本文以香港政府的档案资料、报告、报刊等原始资料为参考，分析香港政府防治鼠疫政策的理据，并阐释华人反对的理由，以及鼠疫后香港医疗政策的转变情况。

关键词：香港鼠疫，香港政府，防治鼠疫政策，殖民管治

罗婉娴，博士，香港浸会大学历史系教师

一、引　　言

西方医学（以下简称"西医"）在非西方国家的传播，实与欧洲

帝国殖民扩张关系密切,故引起学界的广泛关注及研究。[①]早期,欧洲殖民者在亚洲、非洲地区殖民,会以当地的本土医学治疗疾病。自19世纪开始,随着殖民者对殖民地医疗知识的增多,再加上西医有突破性的发展,细菌学(Germ Theory)的兴起,医学界通过显微镜对病菌进行科学研究,因此产生了克服热带疾病的决心。[②]随着"新帝国主义"在19世纪末20世纪初的兴起,各帝国对外扩张白热化,对于如何有效管治已占领的殖民地,已成为各帝国巩固其国际地位的关键。[③]由是,当殖民地出现疫病,殖民者立即以西医全面控制和管理殖民地所有医疗事务,是为"帝国医学"(Imperial Medicine)或"殖民医学"(Colonial Medicine)政策的执行,以保护自身和殖民地人民的性命,并防止疫病对外传播,维护帝国在国际社会的声誉。[④]

"帝国医学"政策的执行,不仅代表帝国加强对殖民地的管治,更是帝国对西医充满信心的表现。同时,帝国重视热带疾病的研究,因为他们相信只要能克服热带地区的疾病,便能扩大统治的版图,由是热带医学(Tropical Medicine)研究获得进一步的发展。[⑤]史学家大卫·阿诺(David Arnold)指出西医亦成为帝国对外扩张的工具,是西方世界浸入非西方世界的工具。[⑥]然而,殖民者自豪于西医的治疗成效,但被殖民者却怀有另一套医疗观,所以当殖民政府执行控制疫病蔓延政策时,往往引起他们的不满和反抗。

1894年香港鼠疫爆发,是为西医在香港发展的契机。鼠疫令香港政府改变以往的医疗政策,开始全面、积极管理香港的医疗事务,以防止鼠疫危害进一步加剧。而且,在鼠疫后香港政府主动检讨香港的医疗体制,使西医得以进一步发展。由于香港鼠疫对香港、中国大陆及至全球均产生很大冲击力,故引起国际医学界和学术界的关注。部分学者认为香港政府防治鼠疫的政策,是英国"帝国医学"政策的体现。[⑦]Carol Benedict论述19世纪鼠疫在中国各地蔓延的情况,她指出因中西文化差异和医疗观的不同,所以香港政府和清廷有截然不同的防疫政策,亦因而引起在港华人的反对。[8]汤所罗门(Soloman Tom)从国际政治关系和医学派系为切入点,分析为何香港政府支持日本细菌学专家北里柴三郎(Shibasaburo Kitasuto,1852—1931)对鼠疫的研究。[9]杨子婴著《香港的回顾(2)》,记载了香港政府防治鼠疫的措施及华人社区的反应。[10]另有学者运用上海《申报》等中文文献资料,对香港鼠疫进行研究,认识到香港鼠疫与云南、岭南鼠疫关系密切,进而从多角度分析各地鼠疫的关联性和中医治疗的成效等。[11]

本文将以香港政府的档案、报告、报刊等原始资料为参考,并综合既往各学者的研究,分析香港政府对鼠疫的理解、应对及其凭借,以及阐释华人反对香港政府鼠疫防治措施的理据,试图说明在疫病爆发时,管治者与被管治者间因存有不同的医疗观而产生了许多冲突与相互因应的情况。

二、香港鼠疫的情况

1894年3月,广州流传鼠疫爆发的消息。到3月14日,当地报章证实广州出现鼠疫病例。[12]根据《申报》的报导,广州鼠疫疫情严峻。例如1894年4月29日《时疫盛行》中提及广州鼠疫爆发初期的情况,录述如下:

> 粤东迩因天时不正,以至疫症流行,城厢内外人民染之即毙。被灾最重者莫如南胜里,自二月下旬起至本月初五日止,统计疫毙男妇约共一百三十六名。[13]

又如1894年5月7日的《羊城疫势》:

……讵传染之多,比前更甚,城厢内外到处皆然,西关连登巷烟户无多,自三月朔日起至望日止,死者计共数十人,十室九丧,哭行遍地,其余各处大略相同。棺木店昼夜作工,仍觉应接不暇。且所染之症,顷刻即毙,多有不及医治者,故医生药店,反形寂寂。⑭

为了防止鼠疫的蔓延,广东官方下令清洗街道,并在各处张贴告示,呼吁市民保持街道的清洁,更要求他们将盛载粪便等排泄物的桶子用盖子盖上,并规定于每天早上10时前收集。另外,广州的各级政府官员前往庙宇求神祈福,市民则"昕夕异神像出游,焚檀香、放爆竹以辟疫气",以盼借神明的力量消除鼠疫。⑮至5月,鼠疫大规模在广州蔓延,更从主要疫区——贫民居住的南门(South Gate)扩散至广州其他地区,每日约有200人至500人因鼠疫死亡,直到6月30日估计约50 000人死于鼠疫。⑯

香港与广州在地理上相邻,除了每天有无数的船只往返两地,亦有大量来自广东各省的人民移居香港,或经香港前往其他地区。加之1894年4月中国清明节期间,大批回乡祭祖的在港华人曾往返香港和广州两地,但广州早已在3月中证实鼠疫的出现,故香港政府有理由相信鼠疫已由广州带到香港。⑰只是香港政府对广州鼠疫的认识有限,例如广州鼠疫的类型、传染性、传播途径和媒介、死亡率以及防治方法等,均未能确定。因此,香港政府不仅与英国驻广州领事保持联络,以获取最新的消息;更在5月4日派"国家"医院(Government Civil Hospital)署理院长娄逊(James Alfred Lowson,1866—1935)医生前赴广州了解疫情,而娄逊在当地的医院解剖鼠疫死者的尸体,以增加对鼠疫的认识。⑱

5月7日,娄逊从广州返港。翌日,他在"国家"医院发现香港首宗鼠疫个案。⑲患者名为阿雄(A. Hung),是"国家"医院的庶务员,初时医生诊视为弛张热（Remittent Fever），后经娄逊诊断，证实阿雄染上鼠疫。5月10日，娄逊巡视东华医院（Tung Wah Hospital），发现院中已有20多名鼠疫患者，但医院的中医师却未能作出诊断。首批鼠疫患者全是邻居，都是居住在太平山（Tai Ping Shan）水池巷（Tank Lane）和楼梯街（Ladder Street）一带的街坊邻里。[20]

其实，1894年香港鼠疫与广州鼠疫同属淋巴腺鼠疫（Bubonic Plague），病发期为5—8日，患者初期会持续发高烧，达华氏104度或以上，更会感到头痛、喉咙如火烧及口渴。在12小时内患者的颈部、腋窝等的淋巴腺，会胀至鸡蛋般大小或更大，并感到极度痛楚。到后期胀大的淋巴腺会生脓，患者亦随即陷入昏迷状态，并在48小时内死亡。若患者在六日后仍能生存，则可以康复。然而，鼠疫患者的死亡率很高，达65%—100%。[21]

虽然当时香港政府对鼠疫的成因、特性及治疗方法认识有限，但其亦迅速推行实时防治鼠疫的措施（有关香港防治鼠疫措施详见第四节）。可是，鼠疫患者有增无减，更有由华人社区向外扩散的趋势，并逐渐出现欧洲人受感染的个案。5月15日两名葡萄牙人死于鼠疫，及后负责逐户检查、薰洗工作的史路比郡轻步兵团团员（Shorprhine Light Infantry）及多名英军也相继染上鼠疫而死亡，当中包括维思上尉（Captain Vesey，？—1894）。[22]其后，香港本地的鼠疫患者更包括印度人、葡萄牙等欧洲人和日本人等，但仍以华人为主。[23]

鼠疫患者和死者的国籍统计[24]

	患病人数	死亡人数	死亡率
欧人（Europeans）（除葡萄牙人外）	11	2	18.2
日本人（Japanese）	10	6	60.0

(续表)

	患病人数	死亡人数	死亡率
马尼拉人(Manilamen)	1	1	100.0
欧亚人(Eurasians)	3	3	100.0
印度人(Indians)	13	10	77.0
葡萄牙人(Portuguese)	18	12	66.0
马拉人(Malays)	3	3	100.0
西印度人(West Indians)	1	1	100.0
华人(Chinese)	2 619	2 447	93.4

鼠疫引发的死亡率如此之高,曾有数字统计。单是1894年5月11日一天,死于鼠疫的人数为13人,5月14日一天内增至32人。[25]同时,逐户搜查行动的展开,令新的鼠疫个案不断增加,平均每日有三四十宗新案被发现,到5月28日,鼠疫死亡人数为2 215人。[26]虽然以上的死亡数字见于香港政府档案资料,但并非完全准确,因为当时香港政府没有彻底执行强制性的死亡登记制度,故有理由推测实际死亡人数比统计数字还要高。而且,华人反对香港政府的防治鼠疫措施,即使香港政府立法强制鼠疫患者必须入院治疗,但华人仍不肯就医,更有华人将鼠疫死者的尸体匿藏。例如在1894年6月2日,鼠疫死亡人数共75人,但其中只有34人是在医院内病逝,其余41人的尸体是在太平山区的住宅内被发现,[27]这些都是造成鼠疫死亡统计数字不准确的原因,这仍具有一定的参考价值,而且更能反映华人依然疏离于香港政府防治鼠疫措施之外。

由于各国医学界对鼠疫的认识有限,而香港又是一个国际的转口港,特别是劳工转口港,所以香港鼠疫引起国际社会的高度关注。俄国、德国、奥地利和日本等国家都与香港政府保持密切联系，以了解香港鼠疫的最新情况。[28]其后，因鼠疫仍未减退，有些地区如上海、澳门、暹罗和日本等，其政府亦着手执行防疫措施，包括清洁街道、隔离来自香港的船只、限制或禁止华人入境等。[29]

值得注意的是，鼠疫的蔓延严重危害了香港的经济发展。首先，未受感染的华人为了逃避鼠疫，离开香港，"以致港中工作乏人"，出现"各局厂相率闭户"或"各局厂皆停办工事"的萧条境况。[30]另外，多个国家限制香港船只入境，更不容许起卸来自香港的货物，限制和禁止船上的乘客和船员登岸。例如：上海租界当局规定，"凡船之来自香港者，如有病人，须于船上高揭黄旗，暂泊浦江口外"。[31]而从香港开往越南西贡的布斯法立司轮船，因"地方官不准进口，令在口外停泊十天"。[32]新加坡政府和小吕宋政府亦不许香港船只直接进入港口，须在港外分别停泊隔离9日和15日才可驶入港口。[33]有轮船从上海到香港，"不愿承接港中货物客人"。[34]此外，更有外国船只不经香港而取道其他航线，如德国公司轮船"在吴淞口外转装日本来货，即径赴新加坡，不复绕道香港"。[35]由此可见，若鼠疫在香港进一步蔓延，香港的经济将蒙受更大的损失，更危及香港的国际港口地位。

三、香港政府对鼠疫的理解

英国虽然曾爆发鼠疫，但当时的医学界对鼠疫的成因、特性及治疗方法等仍然缺乏认识和有效的应对举措。[36]而且，自英国爆发鼠疫后，直到19世纪才在其位于亚热带地区的殖民地——香港再次爆发大规模的鼠疫，所以令负责处理鼠疫的港英政府官员和医生均感束手无策。然而，他们受到当时盛行的细菌论、环境气候与疾病的关系和流行病学等理论的影响，普遍认为鼠疫与气候、居住环境等有密切的关系。[37]

　　首先,当时处理鼠疫的香港政府官员和医生都认为香港鼠疫的疫源地是云南,后经广州传至香港,但对于鼠疫的传播途径有不同的见解。[38]如英国驻广州领事馆医生林尼氏(Alexander Rennie)认为鼠疫是由云南鸦片商人从云南的经商路线带到广州;William John Ritchie Simpson(1855—1931)则提出反驳,云南与广州相距遥远,单靠鸦片商人不足以将鼠疫大规模传至广州,故认为鼠疫是由平定回乱的清朝军队于云南平乱后,大规模将鼠疫从云南带至广州。[39]虽然两人对鼠疫的传播媒体有不同的见解,但他们都相信鼠疫极具传染性,更可以经人与人的接触而致病。[40]基于这种见解,香港政府对鼠疫患者采取隔离治疗——将所有鼠疫患者送往"海之家"诊治,更不容许其家属探病,以防止患者家属成为病菌的新宿主并将之向外传播。[41]

　　复次,香港政府认定鼠疫与居住环境的卫生程度有直接的关系。因为居住环境的卫生恶劣,污秽物容易积聚,从而产生毒气,有助鼠疫病菌的滋生。[42]广州鼠疫最早在贫民住宅区——南门爆发,该区的卫生情况十分恶劣;[43]香港鼠疫患者亦以下层华人为主,并集中于环境卫生恶劣的太平山区一带。该区的居住环境挤迫,三四十人居住在同一所房屋,每人的居住空间更不多于150平方尺;屋内没有窗户,缺乏光线,空气亦不流通。此外,屋外的地下水管窄小,又不能清洗,令污秽物质积聚。[44]因此,香港政府认为在这种居住环境下,病菌特别容易滋生,成为鼠疫病菌的温床。

　　另外,香港政府认为天气因素亦与鼠疫蔓延有关。[45]在1893年11月至1894年4月六个月内香港天气持续干旱,总降雨量只有4.305寸,与过去十年同月份平均总降雨量达17.26寸相比,下跌了75%。[46]医学界相信鼠疫病菌主要寄生在地板和屋顶上的污秽物内并进行繁殖,六个月缺乏雨水的冲洗,令污秽物质进一步积压,并散播毒气或瘴气。[47]由于华人住所窄小,空气又不流通,所以毒气及瘴气容易在屋中弥漫。医学界认为这样可以解释为何鼠疫患者多来自同一居所,他们更相信若另一群健康人士入住鼠疫患者的居所,同样都会染上鼠疫。[48]鉴于以上的理论,香港政府官员普遍相信只要降雨回复正常,鼠疫最终会消失。[49]

1883—1894年的降雨量比较表[50]

月份	1893—1894年降雨量(英寸)	1883—1893年十年平均降雨量(英寸)	1893—1894年湿度	1883—1893年十年平均湿度
11月	0.03	1.17	57	65
12月	0.045	1.00	58	65
1月	0.895	1.67	74	74
2月	0.58	1.76	74	79
3月	0.27	4.08	77	85
4月	2.485	7.58	87	86
总降雨量	4.305	17.26	—	—

四、香港政府防治鼠疫措施

基于以上对鼠疫成因的理解,香港政府希望借此推行防治鼠疫措施,以控制鼠疫进一步蔓延。

首先,香港政府在5月11日宣布香港为疫埠,禁止在港华人离港,并检查抵港的人士。[51]同日,行政局(Executive Council)授权洁净局（Sanitary Board）成立常设委员会（Permanent Committee）处理所有与鼠疫相关的事务。委员会的权责，包括授权通过有关的条例，以控制鼠疫在本地蔓延；组织及指挥全港的医护人员，安排搜查人员逐户搜查，执行防治鼠疫措施；并提供和咨询医学意见，以作出适当的决策等。[52]另引用《1887年公共卫生条例》（Public Health Ordinance of 1887）第32条，实施一系列保障公众健康、卫生及预防鼠疫蔓延的法例，授权洁净局可接收不合卫生要求的房宅。[53]

其次，香港政府设立专责医治鼠疫的医院。最初，香港政府规定所有鼠疫患者（包括东华医院的20多名鼠疫患者）集中在由洁净局管理的医疗船——"海之家"（Hygeia）接受西医治疗。[54]"海之家"停泊在西角（West Point）对面的海岸，用以有效隔离治疗鼠疫患者；而且海上的空气较为流通，亦有助患者的康复。[55]为了防止鼠疫病菌残留在患者的衣物上，香港政府更规定所有鼠疫患者须在入院前将其衣物烧毁。[56]其后，随着鼠疫患者日渐增多，香港政府增设多所专治鼠疫的医院，包括：将坚尼地城警署改为"坚尼地城医院"（Kennedy Town Hospital），以接收更多的鼠疫患者；[57]另设"坚尼地城玻璃厂医院"（Kennedy Glass-Work Hospital），由东华医院管理。可惜鼠疫患者仍有增无减，医院亦不胜负荷，香港政府只好将新落成的屠宰场改为临时医院（Slaughter House Hospital），以收容更多的鼠疫患者。[58]

另外，香港政府组成共300人的史路比郡轻步兵团，专责搜查太平山的华人住宅区，找寻匿藏的鼠疫患者。[59]香港政府认为搜查太平山是必需的，因为鼠疫蔓延与居住环境有关，而且鼠疫患者又以居住太平山区的华人为主，所以强制搜查房屋能有效控制疫情。史路比郡轻步兵团按洁净局的指示，若发现居民发高烧，颈部、手部等淋巴腺胀大，则将其列为鼠疫患者，必须送往"海之家"接受治疗。㉖洁净局还规定，凡房屋发现鼠疫患者，其住所中的家俬、衣物等均须消毒，必要时则烧毁。㉑若住所被搜查人员评为不合乎卫生要求，屋内所有住客务必迁出，待薰洗后，经洁净局批准才可再度入住。㉒除了逐户搜查外，史路比郡轻步兵团还负责在楼宇及渠道洒上药粉消毒。㉓香港政府亦规定，凡公众和私人厕所，每天须清洗两次，并用生石灰消毒，以保持清洁和卫生。㉔

香港政府有特定方法处理鼠疫死者的尸体，以杜绝鼠疫传播的可能性。香港政府规定任何人不得领走鼠疫死者的尸体，凡因鼠疫死亡的尸体须由洁净局埋葬。㉕并设有一系列埋葬的规则，包括将石灰撒在尸体上，才可放入棺材，再在棺材上铺上石灰。㉖这项措施不分死者的国籍，均需依从，而华人的棺木则另有记号，由东华医院监管，以作日后识别之用。㉗另外，香港政府规定墓地最少要深9寸，以确保尸体不会暴露于地面，并由"工务署西人度加地督工，掩埋恐其草率从事，挖掘不深，致有秽气泄出"。㉘香港政府更不许任何人接近墓地，以免感染鼠疫。㉙

同时，香港政府为了更有效控制鼠疫，聘请了医学和科学专家到港进行医学研究。1894年6月12日，香港政府邀请的日本科学家北里柴三郎（Shibasaburo Kitasuto，1852—1931）及其助手到港调查，而法国政府委派的耶尔赞（Alexandre Yersin，1863—?）医生亦于15日抵港，他们分别对鼠疫细菌进行研究并分析其病源。㉚北里柴三郎在香港政府的支持和协助下，取得鼠疫死者的尸体作解剖研究，并在娄逊安排的实验室内进行有关工作。相反，耶尔赞则没有得到香港政府的帮助，他贿赂英军以取得鼠疫死者的尸体，进行解剖和研究。㉛另一方面，北里柴三郎的助手不幸染上鼠疫，更将自己的手指割下，以解剖查明病源。㉜最后，北里柴三郎和耶尔赞同样成功发现是次鼠疫细菌，但耶尔赞发表的研究报告较详细，故国际医学界将鼠疫杆菌命名为"耶尔赞氏鼠疫菌"（Yersinia Petis）。㉝

五、华人的不满与香港政府的回应

香港政府的防治鼠疫措施是为香港居民的生命设想,有关措施的执行不分国籍和种族,凡是鼠疫患者均须接受洁净局的医疗安排和其相应措施。然而,"英官颁行辟疫章程,华人深以为不便,恐或不免滋生事端也"。[74]华人作出种种反抗,以显示对香港政府防治鼠疫措施的不满。例如,有华人鼠疫患者匿藏起来或潜回中国大陆,以逃避逐户搜查;拒绝进入"海之家"接受香港政府安排的西医治疗。有些在坚尼地城医院治疗的鼠疫患者逃走,而由于"海之家"停泊在海上,所以在该处的鼠疫患者无法逃走。[75]除了以消极的方法对抗香港政府的防治鼠疫措施外,华人更以暴力的方法表示不满,如5月19日,有搜查员在太平山住宅区搜查时被投掷石头。[76]

归根究底,华人始终不满香港政府以西医治疗鼠疫。自第一宗鼠疫出现后,香港政府旋即以西医治疗患者,不因国籍而有所差别对待。可是,华人鼠疫患者以苦力、工匠为主,他们没有接受西方教育,不懂得亦不了解西医。再者,医治华人鼠疫患者的医生以欧洲人为主,大多都不懂广东话,而华人患者又不懂英语,彼此语言不通,不单造成沟通上的障碍,更导致医者与患者之间欠缺互信和合作的基础。在此情况下,鼠疫患者根本无法信任和理解欧洲人医生的诊治方法。例如:送入"海之家"的鼠疫患者,要服用12盎司的白兰地酒(Brandy)加药,并于额头敷上6磅冰,手部、颈部及脚部也分别敷上1磅冰。[77]华人不明白这种治疗的方法,更"恐以西药治华病,脏腑各不同"。[78]再者,香港政府并未能有效根治鼠疫,进入"海之家"接受隔离治疗的鼠疫患者大多病逝,所以华人鼠疫患者宁愿死在街头或山边,也不肯就医。故此在史路比郡轻步兵团搜查房屋时，曾发现有华人鼠疫患者强撑在桌上，以蒙骗他们的搜查。[79]这反映出华人对"海之家"的抗拒，以及对西医治疗方法及其效果的恐惧和不信任。

另外，香港政府逐户搜查的行动，亦使华人感到诸多不便。由于没有固定的搜查时间，"搜查人员突如其来，致惊吓小孩"，有时更在晚上搜查，令华人感到十分滋扰。[80]负责搜查的英军亦令华人妇女受惊，由于她们没有接触外国人的经验，所以令她们感到十分惧怕，更以"洋鬼子"（Foreign Devil）形容英军，所以当搜查时她们逃到邻居的住所，避开英军。[81]由是，很多华人出售在港资产，并设法将妻儿送回国。[82]而且根据法例规定，若发现房屋内有鼠疫患者，该房屋内其他住客须在24小时内搬走，房屋最少要彻底消毒三天，经过洁净局的批准才可入住。可是，香港政府没有如法例规定为受影响的住户提供临时居所。由于大部分华人是在港暂居，而香港政府又以香港已宣布为疫埠的理由禁止华人离港，故此，一旦发现屋内有鼠疫患者，"迁居者连日奔走，栖皇难谋生活"，变成无家可归。[83]

再者，华人亦对香港政府埋葬鼠疫死者的做法感到十分不满。他们认为香港政府的埋葬安排草率，只将石灰撒在尸体上并埋葬，忽视了中国葬礼的仪式。[84]中国人重视葬礼习俗，认为人死后应隆重安葬，并在祖籍兴建独立的墓地，让子孙日后拜祭。[85]此外，华人鼠疫患者祖籍中国，流落异乡南下来港是为了糊口的现实需要，故对华人而言，"客死异乡"是十分悲惨的事情。所以鼠疫患者"一旦病亡，首邱莫正，死者含冤，生者抱恨"，[86]由是很多华人将尸体藏起，以逃避香港政府的埋葬安排。

鉴于在港华人的不满情绪高涨，东华医院主席刘渭川（Lau Wai Cheun）联同400多名华人领袖代表在港华人，于5月20日与香港政府代表在东华医院会面，商讨如何平息华人民众的不满情绪，政府代表包括殖民地医官（Colonial Surgeon）艾尔斯（Phillip Bernard Chenery Ayres，殖民地医官任期：1873—1896）、警察总监（Captain Superintendent of Police）梅轩利（Francis Henry May，1860—1922）等。[87]华人领袖代表要求让"病疫者回省及求免入屋查搜"，梅轩利指出不许华人回省是广东政府的决定；而刘渭川则提出，可由东华医院与广州的爱育善堂共同向广州政府作出请求，以让华人鼠疫患者回广州。[88]另外，华人希望香港政府停止隔离治疗，但梅轩利回应："凡患疫之人，若不另辟地方以居之，则不能禁止其传染。"[89]所以隔离治疗是必需的。

在会议期间，刘渭川的公司（或称"行"）东山湖（Tung San Wo）遭人破坏，所以会议被迫中止。当刘渭川离开东华医院时，群众已在门前聚集，更袭击他的轿夫，不让他离开，以宣泄不满情绪。最后，刘渭川在警方的保护下，才安然离开。[90]是次群众袭击刘渭川的目的，是谴责其"身为洁净局人员，不设善法以卫梓里"。[91]

为了防止袭击事件再次出现，以及缓和华人的不满情绪，华人领袖在5月22日再向港督罗便臣（Robinson William，1836—1912，港督任期：1891—1898）请愿。他们要求香港政府停止执行防治鼠疫措施，包括：停止逐户搜查，容许华人鼠疫患者回国就医，将在"海之家"的华人鼠疫患者迁往由华人管理的医院继续治疗，以及其后发现的华人鼠疫患者亦应送往华人医院治疗。另，不许欧洲人医生为华人鼠疫患者诊症，更要求香港政府准许华人鼠疫死者回国安葬及停止在华人的棺材内撒上生石灰。[92]

可是，香港政府态度坚决，港督罗便臣指出，防治鼠疫措施是保护所有在港居民健康的最佳方法，所以香港政府绝不让步。[93]罗便臣承认在保障公众安全的前提下，香港政府应重新评估其在鼠疫上应负的责任及参与程度，并衡量香港政府应对华人的要求作出何等程度的让步，以缓和华人的不满情绪。[94]对于停止搜查的要求，罗便臣则指斥此为"一群不讲道理的人士"的"不合理要求"而否决。[95]他承认逐户搜查是侵犯了华人的私稳，又造成不便，但从卫生角度而言，这是找出鼠疫患者及死者的最有效的方法。再者，华人因偏见和迷信思想才会匿藏和反抗，这样更显得搜查工作是必需的。[96]

另外，香港政府认为鼠疫患者的治疗安排，是符合欧洲人的医疗要求，仅因华人不认同欧洲人的准则，才令防疫措施难以实行。[97]对于华人提出的不需验身返国的要求，罗便臣则指这是"十分荒谬的要求"。[98]再者，不许华人鼠疫患者回广州，除了因为香港已宣布为疫埠而限制出境外，还因为广州官方"禁止病人回省"。[99]香港政府认为在港华人普遍无知及迷信，才反对香港政府的防治鼠疫措施。

为了遏抑华人持续高涨的反抗情绪，以及防止构成更多的暴动，香港政府在5月24日派炮艇"特威德"（Tweed）停泊在东华医院及太平山对开海面，以示警告。另又严惩4名袭击刘渭川的苦力，罚款50元及入狱两年。[100]这些强硬的手段和举动都显示了香港政府在执行防治鼠疫措施方面的决心，但亦进一步恶化了香港政府与华人的关系。

同时，在广州有不利香港政府的谣言散布，"疫症实由西人放毒而生"，将矛头直指香港政府。[101]当时有告示张贴于街上，宣称欧洲人医生将孕妇的胎儿取出，将孩子的眼睛及内脏挖出制药，更呼吁广州的妇女及人民切勿到香港。[102]还有传闻散布香港政府派调查员到学校为学童验身，若发现他们身上有红斑、肿瘤及红疮，则视为鼠疫患者；甚至指控有调查员不加辨别，便将学童送往"海之家"，再取出他们肝脏制药，[103]甚至"有非患疫之人，及毫无病状者，亦被误送医船"。[104]另有谣言声称香港史路比郡轻步兵团在搜查住宅时，偷取华人的财物，更肆意将华人居民的家具与衣服烧毁。[105]

这些谣言传开后,在港华人社群中产生恐慌,导致大量华人"多往他处避之,每日迁徙者,纷纷不绝"。[106]鼠疫爆发前,香港约有210 000华人居住,而据估计,在1894年5—6月期间,约有80 000—90 000华人偷渡离港,返回广州或其他地区。[107]而在港的妇女为了逃避逐户搜查,亦"附省港轮船"回乡,其人数更"比清明男子回家扫墓尤为挤拥"。[108]华人父母亦不许其子女上学,令学校的出席率下降,继而被迫停课。例如:在油麻地和深水埗,多所学校停课;上环和中环的学校,亦只维持26%—40%的出席率。[109]另中国糖厂(China Sugar Factory)共300名工人,为逃避鼠疫而抛下工作,步行回中国汕头。[110]在港为欧洲人工作的华人,"因有人捏造谣言,谓病由铁路而起,恐与西人为难致遭波累",所以"山巅西人纳凉之处,所用华佣悉皆散去"。[111]

当时谣言泛滥,又在舆情的推波助澜下,使在港华人对香港政府的不满情绪更加高涨,而广州的反洋情绪亦越演越烈。广州地区出现多宗传教士遇袭的事件,"广东因疫症传染,疑及西人,致有西妇行至河南地方,群不逞之徒殴击"。[112]故"粤海关办公之各西人,俱避居沙面租界中,盖防波累也"。[113]广州地区更"有人粘匿名帖,请如港官欲毁太平山房屋,则沙面租界当纵火焚烧云"的威胁告示。[114]

面对这些不利于香港政府的谣言和威胁,香港政府一方面悬红200元,予知情者提供有关散播谣言者的资料;[115]另一方面,香港政府也意识到若不作出让步,香港将会发生更大规模的暴动,这样只会对已遭破坏的经济雪上加霜,更危及对香港的管治。故香港政府与两广总督李翰章商议,合力澄清谣言,更协议在广州各处及香港东华医院分别张贴有关澄清的告示,告示内容是:经东华医院调查后,有关令广州、香港华人不安的谣言,全是虚构和捏造,[116]而且进一步作出澄清:

欧洲人医生对待任何阶层的病人，都是谨慎、善良及有耐性；欧洲人医生与华人医生都能和睦合作，共同为病人诊症。[117]

同时，香港政府作出让步。首先，准许华人鼠疫患者离港回广州就医，但对回省就医的华人鼠疫患者，有以下的规定：

一、凡却将病人载去省垣调理，必须问明本人自愿前往方可；
二、凡病者须要医生允准方可前往；
三、凡病者必须报差知悉方能往省；
四、凡船只将病者载往省垣，必须将病者坐卧之处遮盖妥当，并预防食物及药料等件，以便病者需用。[118]

而鼠疫死者的尸体，亦可以运回中国安葬。[119]香港政府更将坚尼地城玻璃厂医院交由东华医院管理，并由欧洲人医生监督。往后所有华人鼠疫患者均送往玻璃厂医院接受治疗，而"海之家"的华人鼠疫患者亦转往该院。香港政府这样的安排，令华人的不满情绪稍为平息。[120]

六、华人与香港政府的矛盾

香港政府在处理鼠疫的过程中态度坚决，港督罗便臣明确表示执行防治鼠疫措施不会因华人的反对而让步，更派出"特威德"，向华人显示香港政府绝不让步的决心。然而，在谣言的散布下，广州和香港的反英情绪高涨，更危及香港政府管治香港的稳定性，香港政府不得不做出一定让步，允许华人鼠疫患者回乡就医及在华人医院接受治疗。无可否认,香港政府防治鼠疫措施是为华人的生命安全设想,但华人的强烈反抗,是否证明华人如香港政府所形容他们是"无知"及"迷信"?[120]

首先,双方矛盾最主要的原因是华人与香港政府有不同的医疗观。自鼠疫爆发后,香港政府以西医诊治鼠疫患者,而防治鼠疫措施亦以西方的医疗观及卫生观为根据。香港政府对鼠疫成因的见解,受到当时西方盛行的气候地理和疾病关系、流行疾病散播和细菌学等医学观念的影响。香港政府相信鼠疫与华人居住环境卫生状况欠佳有关,加上天气干旱,令鼠疫进一步蔓延。而且,香港鼠疫患者又以下层华人为主,他们居住在卫生条件恶劣的太平山区,这都印证了香港政府对鼠疫成因的推断,所以香港政府防治鼠疫的措施着重改善华人居住环境卫生,如消毒及薰洗华人住宅区。[121]

复次,西医在19世纪末有突破性的发展。如前文提及,西医学界因细菌学的兴起,令不少以往致命的疾病都能得到有效医治,加强了西医学界诊疗疾病的信心。而且,热带医学的发展,亦增加了殖民者对付疾病的决心。当时西医虽暂时仍未能对鼠疫患者进行彻底治疗,但香港政府坚信西医是符合科学原则、发展有系统和成熟的医学。反之,他们认为中国医学(以下简称"中医")不科学,而且是充满迷信色彩的医术,更指出华人中医医生"完全无能力"面对鼠疫。[122]基于香港政府本身信任西医,而鼠疫主要爆发的地区又与香港政府的假设相同,故此,香港政府一直坚持以西医诊治鼠疫患者。

但香港政府忽略了患者的文化背景,及其所衍生出的对疫病的认知能力。由于香港鼠疫患者以华人为主,他们大多都信任中医而疏远西医。在中国传统文化中,中医历史悠久,在数千年的行医经验累积下,华人相信中医是发展成熟及完善的医学。华人生病时习惯向中医师求助，在服药后亦能康复。以香港"国家"医院的华人求诊率为例，说明华人对西医的抗拒。"国家"医院早在1850年成立，但华人的求诊率一直很低，如1853年"国家"医院全年共180名住院患者，其中只有32人是华人，但当时全港华人人口共37 536人，占总人口数的96.2%。[124]另以1887年成立的雅丽氏纪念医院（Alice Memorial Hospital）为例，医院为华人提供免费的西医治疗，但如院长谭臣（John Christopher Thomson, 1863—?）所言，院中求医的华人大部分已接受过中医治疗，如果中医师不能治愈，才会赴雅丽氏纪念医院求诊。而且，他们已经花费了大量的金钱在中医治疗上，所以到医院时连膳食费亦不能支付。[125]谭臣医生的例子正好证明华人对西医的不信任，更能道出中医才是华人求诊的首选。

再者，华人不仅不信任西医，还害怕西医，一直对西医抱有负面的看法。[126]华人特别惧怕西医的外科手术和解剖，因为华人相信"身体发肤受之父母"，所以他们的身体是不可以被剖开，身体完好无缺才是"孝"的表现。[127]虽然，由《申报》有关鼠疫的报导，发现该报是赞同香港政府对鼠疫成因的假设，包括认同鼠疫与天气持续干旱、居住环境恶劣有关等。而且，《申报》更多次表示支持香港政府的防治鼠疫措施，亦以"此事大有益于民生"，赞扬洁净局人员为鼠疫患者住所洒上消毒药水的工作。[128]此外，《申报》还支持香港政府的搜查行动，如："盖太平山等处之民居中多不洁，曾有一屋经洁净人员搜出污秽之物四车，似非一朝一夕所能积者。"[129]所以搜查行动应该继续进行。

然而，与《申报》持同一观念的华人不多。如史家Carol Benedict指出大部分在港华人与广州地区的华人一样，都相信疫病的出现与鬼神有关，所以他们深信鼠疫是神明对凡人的惩罚。凡人在人间犯错，故遭神明的惩罚，所以只有孝道、仁义的人，才可以获得赦免。[129]虽然以现代的医学角度来看,这是迷信的观念,但当时的华人却深信不疑。而且,华人鼠疫患者又以下层人士为主,很少接受教育,对西方的知识更不了解,所以往往将疾病归咎于鬼神。例如《申报》曾报导有一名鼠疫患者死亡后,其家人办理后事时曾发生一桩神怪荒诞的事:

> 是日街邻人等,恭奉洪圣神巡游,击鼓鸣金,异常喧扰。迨神经过之后,甲忽复生,初时见者以为尸变,奔避不遑,及见其自能起坐,即以药饮之,遂霍然无恙,叩以倒毙之故,则茫然无知。咸谓神威所临,疫鬼退避,故得复生。[131]

虽然,报导末句评曰"有识者则一笑置之",[132]表明报章也认为这件事不可信,可是,这却反映了一般民众对鼠疫的见解,认为只要获神明眷顾,瘟疫即可消除。

由于华人与香港政府的医疗观念不同,更对鼠疫的成因有不同的理解,所以两者期望的防治鼠疫措施亦有不同。香港政府与英国政府一样,在1887年成立洁净局,处理香港的卫生事务,所以在鼠疫爆发时亦由洁净局全权负责。[133]再者,鼠疫的蔓延已经影响了香港整体的社会、经济利益,这正是殖民政府极力维护的。而且,香港作为一个国际转口港,以及英国在亚洲和亚洲殖民地网络的重要据点,香港的繁荣安定亦与英国的利益相关。鼠疫的爆发已令投资者对香港的卫生状况留下负面印象,所以若香港政府处理鼠疫不当,便会减低投资者日后在港投资的意向及信心。

故此,自广州出现鼠疫,香港政府已派娄逊到广州了解情况,可见香港政府对鼠疫的关注程度;而自香港发现首宗鼠疫个案,香港政府立刻将患者隔离,防止鼠疫对外传播,更通过法例,全权处理所有与鼠疫有关的事宜,包括治疗、搜查、安葬等,以防止鼠疫进一步向外蔓延。香港政府的做法除了保护香港社会的整体利益、减少鼠疫对香港经济的破坏,亦是修补投资者对香港的印象,维护香港的国际声誉。

可是,香港政府处理鼠疫的手法并不是华人所期望的。在港华人习惯中国政府处理疫病的方式,加上广州在同时期亦出现鼠疫,所以两地政府处理疫病的方法不同,形成强烈的对比,遂凸显了在港华人与香港政府的矛盾。广州处理鼠疫的措施是中国历朝沿袭已久的传统方法。在疫病初期,中央和地方政府是不会"直接、全面"控制疫区,而以"间接"的方法处理鼠疫事宜。如广州发生鼠疫时,广州政府先是颁布告示,向市民交代疫情。地方政府会向北京的中央朝廷汇报地方疫病的情况,中央朝廷只会在疫病情况严重时,才让太医开处方,并颁布民榜以告天下。[134]

再者,华人假定了鼠疫与鬼神有关,所以广州政府官员代表市民向神明祈福,请求神明宽恕,以减轻对他们的惩罚。[135]广州等地地方官员亦于城隍庙"设坛祈禳,致斋三日,不理刑名。并示谕各屠户,不许宰杀,以讶祥和",[136]更有些官员"往波罗南海庙恭请铜锣鼓回省,起以仪仗",藉"神威以除斯夭疠"。[137]广州政府更特赦囚犯,"以弭怨气",以求达到"隐消戾气,寿域同登"的目的。[138]如厦门等地的政府官员,均有迎神逐疫的仪式:

> 香港染患时疫,厦门一带闻风股栗,同安县城好事者迎请温天君出巡,借以逐疫。以纸糊神像,青脸红须,前导纸糊街牌……随从者甚众,神轿后跕一披发仗剑之神,俗呼为童子,即跳神童者也。赴各乡巡游一周,于初十日到厦,即于是夜出巡,厦门城厢内外各街厦民,执香携灯,隋行者约有五六千人,各家门前陈设香案以迎之。[139]

至于广州，处理疫病的工作则由非政府组织负责。地区的乡绅及慈善团体如善堂等负起提供医疗、救助的责任，包括为患者赠医施药、安排身后事、安排住所等，政府官员是不会干预的。[140]例如：广州爱育善堂和地方有名望之士会分担防疫的工作，资助和研制防疫丹药，派发给市民。而爱育堂的董绅于3月28日，请"城隍神巡游，各处金鼓喧天，爆竹震地"。[141]然而，在欧洲人的眼中，广州以善堂处理鼠疫的方法，他们认为是不足够且欠缺效率。John Kerr 指责道："广州这般大的城市，没有卫生部门的设立，政府亦没有实施卫生及预防疫病的措施，例如隔离患者、清理废物……"是十分不恰当的。[142]虽然，欧洲人批评广州政府处理鼠疫的方式，但是这方式并没有引起广州华人的反对；相反，这种处理疫病的方法才符合华人的传统习惯。

在港华人期待香港政府应如广州政府般处理鼠疫，但香港政府处理鼠疫的做法却与广州方面南辕北辙。再者，香港政府以中央集权的方式处理与鼠疫有关的事务，亦有异于过去的殖民管治作风。在过去的殖民管治经验中，香港政府对关乎于华人的医疗事宜，都采取不干预或不处理的态度。例如殖民初期，香港政府将照顾华人医疗需求的责任交给非官方的医疗机构如教会医院等，直至义祠的恶劣卫生情况被揭发，香港政府才正视华人的医疗需求，并协助成立东华医院，提供适合华人要求的中医治疗。从此，香港政府将照顾华人的医疗事务责任，全交予东华医院。由是，在港华人早已习惯由东华医院处理他们的医疗需要，所以当鼠疫爆发后，香港政府直接安排华人患者接受西医治疗，反而令华人感到意外和焦虑。

另外，由于香港政府与华人存有不同的医疗观，所以各自有不同的预期治疗方法和防治措施。当实际的治疗方法不是患者所预期，这已令患者不能完全信任医者。更甚者，当医者未能治愈患者时，患者对医者的反感将会倍增，并产生不能妥协的分歧。这正是1894年香港鼠疫华人患者的写照，香港政府以西医治疗鼠疫，这已不合乎华人所期待的中医治疗方式，更严重的是西医并未能有效治愈鼠疫患者，华人鼠疫死者有增无减，所以华人请求以中医治疗，希望从而获得"一线生机"。但香港政府拒绝华人的要求，更坚持其防治鼠疫的措施，令华人更加反感。

香港政府在执行防治鼠疫措施时，只是以华人"无知"、"愚昧"为借口，来解释华人对香港政府的反抗。香港政府并没有努力向华人解释其防疫政策的理据，或试图了解华人在疫病时的医疗需求。事实上，香港政府直至1894年鼠疫时，已管治香港达50多年，华人虽然占全港总人口95%，但香港政府与华人沟通的渠道极为不足，如立法局只有一名华人议员为华人发表政见。[143]其后，虽有东华医院代表华人向香港政府请愿，但在鼠疫期间，东华医院的调解是失败的，华人鼠疫患者又没有接受过西方教育，亦不能理解香港政府的防疫政策。加之华人对洋人普遍存有既畏且恨的心态，所以当香港政府未能有效控制疫情时，华人便产生极度不安和恐惧的心理。

更重要的是，华人认为香港政府的防治鼠疫措施违反中国的传统观念。例如学者杨子婴指出，在一封华人妇女团体于1894年后致香港政府的请愿信中，她们以中国妇德为理由，请求香港政府停止搜查及薰洗房屋的工作。华人妇女认为"洁净局颁发薰洗屋宇一事，虽系为卫生起见，究竟与我妇女等廉耻有关"。[144]中国妇女最重视"廉耻"，有"三步不出闺门"的规范，但薰洗房屋时，妇女必须走到街上，抛头露面，造成不便及使妇女难堪。她们列举例子，如刚产子的妇女在街上站立，容易着凉，更不能为婴孩哺乳；而且妇女多私亵之事，若"门前露立"容易"堂堂出丑"；又，未嫁的闺女坐立门前，会招人评头品足，更"有碍终身大事"。[145]虽然请愿信于

1894年后才撰写,但已反映此时期华人的观念。

另外,华人不满香港政府埋葬鼠疫死者的方法,认为其忽视了华人"厚葬"的传统。这些传统观念关乎华人在社会处世及其名誉等问题,所以他们极力反对香港政府的防治鼠疫措施。可是,香港政府没有理解华人的传统观念,却以"不合理"和"荒谬"来形容华人。[146]如罗便臣在报告中评论华人:

> 华人强烈抗拒让鼠疫患者,在欧洲人管理的医院接受治疗。因为他们自小习惯群居,更有不清洁的习惯,所以他们无法理解隔离的需要,亦不愿受到监管;他们宁可如羊群般,默默无声地病逝,宁可把病菌传染给别人,或让其亲友承受不能言喻的痛苦,亦不肯将鼠疫患者送往提供合适治疗的医院。[147]

从罗便臣的报告内容,可以管窥香港政府认为华人反对防治鼠疫措施的原因,是因为他们习惯"不清洁",这体现了港英政府优越的殖民心态,同时也反映港英政府漠视了华人反对防治鼠疫措施的真正理据和原因。香港政府坚持执行防治鼠疫政策,正是将科学及先进的医疗带给"落后"民族的表现,遇到反抗都是各殖民者在殖民地必然碰到的情况。[148]在"白人优越论"的影响下,香港政府似乎不愿意向一群"无知"的被管治者——华人作详细的解释。在这种缺乏沟通及了解的情况下,华人与香港政府的管治关系更见危机。

七、1894年香港鼠疫的善后

1894年香港鼠疫自5月爆发后,至10月才有减退的迹象。香港政府为了防止鼠疫再次爆发,立即作出相应的善后工作。

由于香港政府假定鼠疫的蔓延与居住环境和卫生有关，加上大部分鼠疫患者都居住在太平山区，所以香港政府计划清拆太平山区。早在1894年6月，香港政府已商议烧毁太平山区，但"因焚屋一事甚非易办，恐隐寓危机"。[149]经过多次的会议，香港政府通过《清拆太平山条例》(Tai Ping Shan Resumption Ordinance)，彻底清拆太平山区。[150]北里柴三郎表示："须将污秽之房屋尽行拆毁，如曾出疫症之地，其渠中泥土，亦必尽行掘挖，将来复此屋，勿任居人过于稠密。"[151]由是，"彻底清拆"不仅是将该区所有的房屋烧毁，更因医学专家指出该区的泥土亦有被鼠疫杆菌污染的可能，故此该区的泥土亦需要消毒。为了防止华人再次在太平山居住，香港政府决定将整个太平山夷为平地，并改建为卜公花园(Blake Garden)，永远不再作为住宅使用。[152]香港政府认为这是减低或是根绝鼠疫再次爆发的最佳方法。

同时，在鼠疫减退时香港政府亦着手表扬为鼠疫作出贡献的人士，包括医疗人员、志愿人士、陆军、海军、警察等。[153]香港政府以金钱酬谢在鼠疫时工作的人士，如帮助搜查、清洗的军队，其酬金每日为6毫至1.74元；从军队借用的医生，每人可获额外的350元作酬金；其他的公务员和警察，亦会获发特别的酬金。[154]另外，香港政府亦向多名人士颁发勋章，以表彰他们在鼠疫期间的贡献，如史路比郡轻步兵团等。[155]然而，在这个授勋的名单中，没有东华医院的院绅。

虽然香港政府将太平山区清拆，以防止鼠疫再次爆发，但自1894年鼠疫爆发后，之后的十多年鼠疫在港陆续有出现，而4—9月更是鼠疫的高峰期。如在1895年，鼠疫在澳门、海口出现，至3月26日九龙区亦发现鼠疫个案。[156]到1896年1月1—29日，共119宗鼠疫个案，但以华人总人口计算，患病情况不算严重。[157]可是，至4月鼠疫个案大增，到4月7日鼠疫个案共415宗，[158]4月21日共

546宗,死亡人数共计473人,患者包括了欧洲人及犹太人。[159]

1894年至1924年鼠疫患者的数目[160]

年 份	人 数	年 份	人 数	年 份	人 数
1894	5 000	1905	272	1916	39
1895	44	1906	893	1917	38
1896	1 204	1907	240	1918	266
1897	21	1908	1 073	1919	464
1898	1 320	1909	135	1920	138
1899	1 486	1910	25	1921	150
1900	1 087	1911	269	1922	1 181
1901	1 651	1912	1 857	1923	148
1902	572	1913	408	1924	0
1903	1 415	1914	2 146		
1904	510	1915	144		

面对鼠疫的再次威胁,香港政府在往后数年仍沿用1894年的防治鼠疫措施。如在1895年广州邻近地区传出鼠疫的谣言,虽未有蔓延的迹象;但香港政府已立刻准备防疫措施,务求更有效地打击鼠疫在港蔓延。香港政府成立委员会,负责准备鼠疫再次爆发的应变措施,如增加医疗设施、准备墓地等;而洁净局亦立例改善的香港卫生情况。[161]由于澳门、海南出现鼠疫个案,所以香港政府立法禁止该区或其他疫埠的人士到港。[162]并加强港口检疫,严格检查从广州到港的人士,以防止有鼠疫患者从澳门到广州再往香港。[163]另成立包括24名警员和15名军人在内的搜查队,搜查了41 646间房子;为了减少与华人的冲突,香港政府容许华人以私

隐、妇女分娩后生病为理由，申请豁免搜查。[164]

1896年的防治鼠疫措施与1894年相同。如在1896年1月30日，香港政府规定所有与鼠疫患者居住在同一房屋的住客，需往医疗船隔离十日观察。[165]另在3月中，已有华人向香港政府要求让鼠疫患者回乡就医，及将鼠疫死者送回家乡安葬，同样被香港政府拒绝。[166]香港政府展开一系列的防治鼠疫措施，如薰洗街道和房屋逐户搜查等，而鼠疫患者仍须送往由殖民地医官管理的坚尼地城医院治疗，鼠疫死者则埋葬于坚尼地城的墓地。[167]然而，华人仍是不愿意服从香港政府的强迫性防治鼠疫措施，但与1894年的反抗程度相比，他们已较为接受香港政府的安排。[168]

另外，由于鼠疫患者的住所常发现老鼠的尸体，故香港政府认为鼠疫应与老鼠有关，并在全港展开灭鼠行动。香港政府下令全港市民捕鼠及灭鼠，更奖励捕鼠的人士，凡捕一只老鼠可获1元作报酬。[169]香港政府捕鼠行动的目的是根绝鼠疫，但亦有香港居民从中诈骗，他们从大陆运入老鼠，再向香港政府索取报酬。[170]由是随着鼠疫退减，香港政府亦废除了捕鼠报酬的制度。

八、鼠疫对在港西医的影响

1894年香港爆发鼠疫，显示了香港医疗体制不能应付大规模疫病爆发的现状。而且，各界亦指责香港政府过去施政的疏忽，才令香港的卫生和医疗等出现问题，促成鼠疫的爆发。[171]故自1894年鼠疫后，香港政府落实执行卫生条例、改组洁净局及关注香港医疗制度，并对香港医疗制度作出多项研究和调查，如检讨香港医疗状况、医疗部门员工的数目和工作的编制等，以改善香港医疗架构，应付突如其来的疫病。

另一方面，经过华人反抗香港政府防治鼠疫措施后，香港政府更意识到一个"统一"的医疗观是稳定管治的重要因素。这样可以减少华人与香港政府因医疗观不同而在施政上产生的摩擦。故自鼠疫后，香港政府关注香港华人的医疗问题，如介入东华医院的院务、研究如何使华人接受西医、让更多华人参与及从事西医事务等。香港政府的行动间接促使华人接受西医，更通过立法登记制度，提升西医医护人员在港的专业地位，并建立一个合乎香港政府要求的"统一"医疗观。[172]

1.《1895 年医务委员会报告书》

鼠疫爆发展示了香港医疗制度的不足，为了进一步了解香港的医疗情况，香港政府在 1895 年成立医务委员会（Medical Committee）调查香港的医疗情况，并在同年 4 月发表报告。[173]医务委员会主要调查香港政府在医疗工作上的分工和人手编制的情况；如何使华人接受西医、训练华人西医医生、护士和开办诊所的可行性等。报告和受访者答问的内容显示了 1894 年前香港的医疗情况，从中更可发现香港政府有意改变西医在华人社区的地位，希望在港普及西医的意图。

首先，委员会指出香港的医疗编制不当。自 1842 年开始，专责香港医疗事务的只有殖民地医官一人，香港政府没有成立一个专责部门处理。[174]殖民地医官理应属医疗架构之首，但他没有权力调派或重新编配其他医务官员的工作。[175]纵然在紧急的情况下，例如鼠疫爆发时期，"国家"医院的人手不足，殖民地医官亦无权实时增聘人手支援。[176]基于以上问题，委员会建议将殖民地医官改称为首席医务官（Principal Medical Officer），是医护公务员之首，负责全港的医疗行政和管理工作；紧急时可调配所有医护人员，或聘请外来医生协助。[177]另设卫生医官（Medical Officer of Health）一职，独立于所有医疗人员，负责处理香港所有卫生事务。[178]

另一方面，由于"国家"医院出现护士人手短缺的问题，所以报告研究训练欧亚或华人护士作为解决的可行性。[179]娄逊建议为18—19岁的欧亚女孩提供护士课程,让她们可以任职护士,以便替代休假的英国护士长。[180]从长远而言,训练欧亚护士可以减省金钱,亦可避免护士与病人的沟通问题。[181]委员会支持在"国家"医院训练本地护士的计划,但指出欧亚护士是不能代替英国护士长,所以香港政府仍需在英国聘请护士长。[182]

同时,《1895年医务委员会报告书》显示,香港政府关注华人对西医的接受程度,更研究如何使华人接受西医。委员会调查方向包括:华人抗拒"国家"医院诊治的原因,研究通过开办诊所使华人接受西医的可行性,及香港华人西医书院(Hong Kong College of Medicine for Chinese,以下简称"西医书院")毕业生在香港西医普及化上可以扮演的角色。[183]香港政府于1850年设立"国家"医院,最初原拟为香港居民提供西医治疗服务,但最后在港欧洲人成为"国家"医院主要的服务对象,华人则对这些医院望而却步。委员会报告发现华人不往"国家"医院求医,除了因为他们不能支付昂贵的药费外,还因为他们不能与"国家"医院的欧洲人医生沟通。加之他们相信中医,更惧怕"国家"医院的外科手术和解剖验尸等做法。[184]

此外,香港政府计划在全港各处开办诊所,使西医在港逐渐普及。香港政府将提供诊所所需的医疗设施,并构思由西医书院毕业生管理诊所。香港政府开办诊所的目的:广泛收集香港市民患病的数据,监察香港市民的健康情况,从而防止疫病的出现;让西医书院毕业生将西医介绍给华人;让华人使用西药,加强他们对西医的信心。[185]委员会就开办诊所的可行性、管理模式及监察等问题,咨询在港医护人员的意见。

然而设立诊所的建议遭遇到欧洲医护官员的质疑,如娄逊及麦哥林(Hugh McCallum)不认同诊所可收集患病资料,他们认为只有通过立法，执行死亡登记制，才可获得准确的死亡数据。[186]然而，亦有很多医护人员支持香港政府开办诊所，如钟本初、何启、W. E. Crow 和佐敦（Gregory Jordan）均赞同开办诊所，认为其有助于西医在港的普及。[187]但他们指出诊所不能自负盈亏，达到自给自足的要求，所以需要香港政府或慈善团体的资助。[188]

由于计划中的诊所将会由西医书院的毕业生管理，所以香港政府关注他们能否胜任及其人格是否可靠。部分欧洲医护官员在无理据的支持下，认为华人不可信任，若由他们管理诊所，只会出现贪污的情况，所以建议他们应在殖民地医官的监督下工作，香港政府亦不应给予他们太大的权力。[189]但钟本初和何启都认为西医书院的华人学生是管理诊所的最佳人选，因为他们清楚华人的需要；只要香港政府给予他们足够的薪金和指引，并规定他们每月向西医书院呈交诊所的报告，以作监察，便可防止他们从中取利及不上报疾病资料的问题。[190]

再者，有关西医书院毕业生的执业资格亦受到质疑。例如娄逊指出华人若要寻求西医医生的意见，他们会找欧人医生，而不是"找半教化的华人西医医生"；他更认为部分西医书院学生的医学知识不足。[191]何启则重申西医书院的学生在雅丽氏纪念医院实习，已有足够的治病经验。若他们遇上奇难杂症，可以寻求殖民地医官或香港政府的协助。[192]他强调西医书院的学生是有资格在"国家"医院诊病，只是"国家"医院不肯聘用。[193]委员会赞成香港政府开办诊所，而诊所亦应由华人西医医生管理，并由香港政府直接控制及监管。[194]诊所每年的成本约 1 500 元，负责管理的医生月薪 60 元，并不许私人执业。[195]

1895 年医务委员会报告发表后，香港政府就有关的调查内容采取了相应的措施。如改组香港的医疗架构，重新分配医疗官员的工作。另在 1895 年 5 月 30 日，批准在"国家"医院训练欧亚护士,首位见习护士在1896年9月15日接受任命,她是一位广州欧人药商的遗孀。[196]其后香港政府筹备在湾仔设立诊所,并规定负责管理的医生不许私人行医。[197]1905年香港政府推行公众健康运动,在全港各处开办诊所,并由符合资格的华人西医医生负责管理。虽然华人对"国家"医院仍有偏见,但华人妇女则会前往诊所求诊。[198]

2. 东华医院调查报告与改革

东华医院自1870年成立后,受到华人的支持和尊重,但院内的卫生情况及医疗方式,一直遭历届殖民地医官指责。[199]尤其是在鼠疫爆发初期,娄逊巡查东华医院时,发现早已有20多名鼠疫患者入院,但院中中医师竟然不能正确诊断。[200]由是,东华医院的卫生情况、医疗问题再被香港政府官员非议。娄逊从西医角度批评医院缺乏西方的卫生和护理观念,不仅没有将病人分类或隔离,更没有使用消毒剂,而且病逝病人多死因不明。[201]娄逊明白东华医院的问题涉及政治因素,但他指出若医院在英国,必定被公共卫生部门勒令实时关闭。[202]而且,东华医院"对香港社会健康构成严重的威胁",故"在满足华人需要时,不应牺牲香港的卫生"。[203]

1896年2月5日,香港政府成立调查小组,研究东华医院是否符合其成立时的标榜,其组织及管理是否需要改革等问题。调查小组成员包括医生、政府官员和商人,但没有殖民地医官。[204]史家冼玉仪认为这反映香港政府处理东华医院的问题时,着眼于政治考虑多于医疗考虑。[205]调查小组共会见13名人士,但被访者的意见分歧很大。[206]如娄逊和艾坚信坚持应该废除东华医院,因为它只是垂死病人等待死亡的地方。[207]相反,有被访者认为东华医院是华人的医院,应由华人医生以中医治病,香港政府不应干预;再者,东华医院已在港服务华人数十年,若华人需要西医治疗,则会往"国家"医院求医。[208]而以往曾多次批评东华医院医疗、卫生质素的艾尔斯,亦支持东华医院的存在,因为医院可以帮助追溯华人病者的病源，所以建议医院应改善其卫生情况。[209]

调查报告肯定了东华医院对华人医疗的贡献，及其在华人社区工作的价值。[210]报告指出东华医院卫生状况欠理想，香港政府官员亦要负部分责任。调查小组成员怀特里德（Thomas H. Whitehead）指责殖民地医官及华民政务司（Secretary for Chinese Affairs）监管不力，没有行使法例所赋予的权力监督东华医院，才令医院的卫生条件日益恶劣。[211]报告建议香港政府可派华人西医医生往东华医院，以收集准确的死亡资料，其薪金由香港政府支付。另外，派员定期检查医院的卫生状况，并为医院维修楼宇和渠道等。[212]从长远而言，报告提出可通过已受训的华人西医医生逐步取代东华医院的中医师，让华人病者渐渐接受西医。[213]

报告发表后，正值港英政府和东华医院的人事转变之际，双方在东华医院的改革上达成共识。[214]东华医院同意香港政府委派华人西医医生任驻院医生，他将负责登记死亡资料，为华人提供西医诊症，并定期向香港政府呈交一份有关东华医院的报告，而他的薪金将由香港政府支付。另外，香港政府决定批出土地，建一所新的大楼，用作他诊治病人的场所。[215]

其后，香港政府委派华人西医医生钟本初往东华医院工作，他对西医日后在东华医院的发展起了重要作用。过往东华医院只是用中医为华人病者治疗，现在华人病者多了一个医疗选择——西医。1899年，钟本初在东华医院进行首个外科手术，让东华医院病人有机会接受西方的外科手术。[216]虽然从东华医院的门诊个案数字反映华人的医疗首选仍是中医，如1936年198 568宗门诊个案，有165 370宗以中医治疗，只有33 486以西医治疗。[217]但反观住院个案的数字，以西医治疗的个案则逐年上升。1910年，在东华医院住院诊治的个案共3 677宗，其中有1 158宗以西医治疗，中医治疗有2 519宗。[218]至1922年，东华医院以西医治疗4 622人，中医则3 714人。[219]至1936年，入院人数17 008人，9 251人以西医诊治，5 723人以中医治病。[220]

香港政府派钟本初入东华医院，一定程度上促进了西医在华人社会的发展。钟本初的工作不仅是查明病人的死因以作登记，其亦扮演了推动华人接受西医的角色。鼠疫的爆发令香港政府意识到华人对西医的抗拒，同时，香港政府明白要华人接受西方医学非一朝一夕之事，只有通过潜移默化、渐进的方式，华人才会逐渐选择西医。故香港政府委派华人西医医生的做法，不仅削弱了东华医院的自主权，否定中医的权威性，亦是有意提升西医在华人心中的地位。

九、结　　论

殖民地出现疫病可以引起殖民政府管治的危机，1894年香港爆发鼠疫为香港政府带来的管治危机，便是最佳的例子。鼠疫爆发令香港政府束手无策，不仅要面对鼠疫对香港造成的威胁，更受到国际社会的压力。香港政府以少数英人管治大部分的华人，在中西文化缺乏互相了解的情况下，当局将华人的医疗事务交由东华医院处理。这种"华人医疗政策"对香港政府而言，不仅可以节省费用，更可减少其与华人的冲突。然而，当鼠疫疫情严重后，港英当局却不能再漠然置之。在当时的国际政治格局下，各帝国瓜分殖民地白热化，殖民地疫病的蔓延容易成为被其他帝国攻击的弱点。为避免影响殖民地的稳定和帝国的声誉，殖民政府必须全力控制疫情。由是，香港政府实时执行帝国医学政策：以中央集权的方式处理鼠疫事务。由于香港政府的医护官员以英人为主，所以以西医医疗政策控制疫情。而且随着帝国主义的兴起，西医是欧洲人引以为傲的，所以防治鼠疫措施以西医观念为本。

虽然,香港政府对西医充满信心,但鼠疫患者以华人为主,他们并不信任西医。加之以往华人的医疗事务由东华医院负责,香港政府的防治鼠疫措施与华人的传统习惯和价值观相违背,所以华人千方百计逃避香港政府防治鼠疫的措施,其后华人更以暴力表达对政府的不满。香港政府以优越的殖民者身份自居,认定华人的反抗是因为他们"无知"。[22]进而港英政府以军事武力作后盾,不顾华人吁求,继续按照西医方法严控鼠疫,却收效甚微。不满的在港华人获得广东华人的支援,最终迫使香港政府让步。华人反对香港政府的防治鼠疫措施,显示出殖民当局与华人间缺乏一致的医疗观,而不同的医疗观危及了殖民地社会的长治久安。

由是,香港政府自鼠疫爆发后成立多个委员会,调查和研究香港的医疗事务。《1895年医务委员会报告书》检讨了香港过去的医疗体制,探讨医疗体制的缺失。调查内容更显示出香港政府有意将西医介绍给华人,从而增加西医在华人心中的认可度。报告更注意研究训练本地护士、起用本地医生主理诊所的可行性,可见香港政府意图加快西医在港发展的意图。

同时,香港政府亦开始采取措施强化西医在港的地位。如派华人西医医生钟本初往东华医院驻诊,藉此降低中医在东华医院的权威地位,间接削弱东华医院作为华人社区代表的功能。同时又开办护士的训练课程,培训本地护士。并在各区开办诊所,以方便市民求诊,增加市民接受西医治疗的机会。由是,西医在香港得以普及和进一步发展,渐渐成为香港在地民众主流的医疗活动。

---

① Ruth Rogaski, *Hygienic Modernity: Meanings of Health and Disease in Treaty-Port China*, Berkeley: University of California Press, 2004; Andrew Cunningham and Perry Williams, eds., *The Laboratory Revolution in Medicine*, Cambridge: Cambridge University Press, 1992; Angela Ki Che Leung and

Charlotte Furth, eds., *Health and Hygiene in Chinese East Asia: Policies and Publics in the Long Twentieth Century*, Durham and London: Duke University Press, 2010; 李尚仁主编:《帝国与现代医学》,(台北) 联经出版社 2008 年版。

② David Arnold, *Warm Climates and Western Medicine: The Emergence of Tropical Medicine, 1500 – 1900*, Netherlands: Amsterdam-Atlanta, 1996, pp. 6 – 7; Michael Worboys, "Manson, Ross and Colonial Medical Policy: Tropical Medicine in London and Liverpool, 1889 – 1914", in Maclead & Lewis, eds., *Disease, Medicine, and Empire*, London: Routledge, 1988, p. 183.

③ D. K. Fieldhouse 以参与殖民的帝国、殖民地地区和管治的方式,区分新旧帝国主义。"旧帝国主义"(即 1870 年前):参与殖民的帝国以英国和法国为主;殖民地区以澳洲、美洲为主;殖民的方式是定居式,即派白人往殖民地生活;管治方面亦以移植宗主国的管治模式为主。"新帝国主义"(即 1870 年后):参与殖民的帝国增加,如德国、意大利等新兴帝国;殖民地区为亚洲、非洲地区;由于是热带地区不适合欧人生活,所以以占领为主;帝国以有限的殖民专家管治殖民地。D. K. Fieldhouse, *Colonialism 1870 – 1945*, London: Weidenfeld and Nicolson, 1891, pp. 6 – 7, 20 – 21.

④ 有关"帝国医学"的执行情况,可参考: David Arnold, ed., *Imperial Medicine and Indigenous Societies*, Manchester: Manchester University Press, 1988; —, *Colonizing the Body: State Medicine and Epidemic Disease in Nineteenth-Century India*, California: University of California Press, 1993; Douglas M. Haynes, *Imperial Medicine: Patrick Manson and the Conquest of Tropical Disease*, Philadelphia: University of Pennsylvania Press, 2001; Philip D. Curtin, *Death by Migration: Europe's Encounter with the Tropical World in the Nineteenth Century*, Cambridge: Cambridge University Press, 1989; Roy Macleod & Lewis, Milton, eds, *Disease, Medicine, and Empire: Perspectives on Western Medicine and the Experience of European Expansion*, London: Routledge, 1988; Li Shang-Jen, "British Imperial Medicine in Late Nineteenth-Century China and the Early Career of Patrick Manson", Ph. D. diss., University of London, 1999;

Mary Preston, Sutphen, "Imperial Hygiene in Calcutta, Cape Town and Hong Kong: The Early Career of Sir William John Ritchie Simpson (1855 – 1931)", Ph. D. diss., Yale University, 1995;李尚仁主编:《帝国与现代医学》。

⑤ Arnold, *Warm Climates and Western Medicine*, pp. 3 – 4, 7.

⑥ Arnold, *Imperial Medicine and Indigenous Societies*, p. 10.

⑦ Carney T. Fisher, "Bubonic Plague in Modern China: an Overview", *Journal of the Oriental Society of Australia*, Nos. 27 – 28 (1995 – 1996): 57 – 104; Edward George Pryor, "The GreatPlague of Hong Kong", *Journal of the Hong Kong Branch of the Royal Asiatic Society*, Vol. 15 (1975): 61 – 70; Mary Preston Sutphen, "Imperial Hygiene in Calcutta, Cape Town, and Hong Kong: the Early Career of Sir William John Ritchie Simpson (1855 – 1931)", Ph. D. diss., Yale University, 1995; Gerald Hugh Choa, "The Lowson Diary: A Record of the early Phase of the Hong Kong Bubonic Plague 1894", *Journal of the Hong Kong Branch of the Royal Asiatic Society*, Vol. 33(1993): 129 – 145.

⑧ Carol Benedict, *Bubonic Plague in Nineteenth-Century China*, Stanford: Stanford University Press, 1996.

⑨ Tom Solomon, "Hong Kong, 1984: The Role of James a. Lowson in the Controversial Discovery of Plague Bacillus", *Lancet*, Vol. 350(07 – 05 – 97): 59 – 63.

⑩ 杨子婴:《香港的回顾》(2),(香港) 雅苑出版社1985年版。

⑪ 李永宸、赖文:《1894香港鼠疫考》,《中华中医药杂志》2005年第1期,第28—31页;李永宸、赖文:《粮食、习俗、卫生与十九世纪的岭南瘟疫》,《中国中医基础医学杂志》2004年第10期,第68—71页;李永宸、赖文:《1894年广州鼠疫考》,《中华医史杂志》4期(1999年10月),第207—210页;李禾、赖文:《罗芝园〈鼠疫汇编〉在岭南鼠疫病史之地位及价值》,《中华医史杂志》2期(1999年4月),第100—103页;曹树基:《1894年鼠疫大流行中的广州、香港和上海》,《上海交通大学学报》(哲学社会科版)2005年第4期,第72—81页;李玉尚:《近代中国社会对鼠疫的应对机制——以云南、广东和福建为例》,《历史研究》2002年第1期,第114—127页;杨祥银:《公共

卫生与 1894 年香港鼠疫研究》,《华中师范大学学报》(人文社会科学版) 4 期 (2010 年 7 月),第 68—75 页;余新忠:《清代江南的瘟疫与社会:一项医疗社会史的研究》(修订版),北京师范大学出版社 2014 年版。

⑫ CO 129/263, No. 115, May 17, 1894, Bubonic Plague—Reports it's appearance, having been introduced from Canton where mortality varied from 200 to 500 a day. Owing to drought it has been impossible to keep China Town in a sanitary condition. Sends Report by Lowson and states measure taken. Rain Commenced, pp. 43 – 71; CO 129/265, August 10, 1894, Bubonic Plague, South China etc. — Sends Despatch and Report from British Consul at Canton for perusal and return, pp. 211 – 236; Hong Kong Government, "No. 148 Hong Kong Annual Report for 1894", *Annual Administration Report*; William John Ritchies, Simpson, *Report on the Causes and Continuance of Plague in Hong Kong and Suggestions as to Remedial Measures*, London: Waterlow of Sons Ltd., 1903, p. 21.

⑬《疫盛行》,《申报》1894 年 4 月 29 日(光绪二十年三月二十四日)。

⑭《羊城疫势》,《申报》1894 年 5 月 7 日(光绪二十年四月三日)。

⑮ "Plague in Canton", *The China Medical Missionary Journal*, Vol. 8, No. 2 (June 1894): 119;《西人言疫》,《申报》1894 年 5 月 17 日(光绪二十年四月十三日);CO 129/265, August 10, 1894, pp. 211 – 236。

⑯ CO 129/263, No. 115, May 17, 1894, pp. 43 – 71; CO 129/265, August 10, 1894, pp. 211 – 236; "The Plague in the East", *The British Medical Journal*, September 15, 1894, 1 (1759): 615 – 616; "Plague in Canton", p. 119; Simpson, *Report on the Causes and Continuance of Plague in Hong Kong and Suggestions as to Remedial Measures*, p. 21; Frena Bloomfield, *Scandals and Disasters of Hong Kong*. Hong Kong: South China Morning Post, 1985.

⑰ Simpson, *Report on the Causes and Continuance of Plague in Hong Kong and Suggestions as to Remedial Measures*, p. 21; "The Plague in the East", pp. 615 – 616.

⑱ J. A. Lowson, *The Lowson Diary*, May 4 to September 3, 1894; CO 129/

263, No. 115, May 17, 1894, pp. 43 – 71; Elizabeth SinnYuk-Yee, *Power and Charity: The Early History of the Tung Wah Hospital*, *Hong Kong*, Hong Kong: Oxford University Press, 1989, p. 161.

⑲ Lowson, *The Lowson Diary*, May 4 to September 3, 1894; CO 129/263, No. 115, May 17, 1894, pp. 43 – 71.

⑳ 同上。Hong Kong Government, "No. 148 Hong Kong Annual Report for 1894"; Elizabeth Sinn, *Power and Charity*, p. 161; TomSolomon, "Hong Kong, 1894", pp. 59 – 63; Jerome J. Patt, Maurice E. Jones & Arleen Kay Platt, *The Whitewash Bridge: The Hong Kong Plague of 1894*, London: Dix Noonan Webb, 1998, p. 33;《香港治疫章程》,《申报》1894 年 5 月 22 日(光绪二十年四月十八日)。

㉑ Lowson, *The Lowson Diary*, May 4 to September 3, 1894; CO 129/263, No. 115, May 17, 1894, pp. 43 – 71; CO 129/265, August 10 1894, pp. 211 – 236; "The Threatened Epidemic: Meeting of the Sanitary Board", *The Hong Kong Telegraph*, May 11, 1894 (Friday); Alexandre Yersin, "The Bubonic Plague in Hong Kong", *Annales de L' Institut Pasteur*, *Paris* (Translated from the French Language), No. 8 (1894): 662 – 667; "The Plague at Hong Kong", *The British Medical Journal*, June 23, 1894, 1 (1747): 1383; "The Plague in Hong Kong: Clinical and Pathological Characters", *The British Medical Jouranl*, August 25, 1894, 2 (1756): 423 – 427.

㉒ CO 129/263, Telegram, June 1, 1894, Ditto—Increasing. Five British soldiers attacked. May I employ Short Sentence convicts 100 strong in cleansing and disinfecting. Deaths yesterday 50, pp. 266 – 268; CO 129/263, No. 132, June 4, 1894, Bubonic Plague—Reports progress of. Sends copies of additional Bye Laws of Sanitary Board State measures taken for employment of convicts, Captain Vesey has died of plague, pp. 271 – 280; CO 129/263, Telegram, June 16, 1894, Bubonic Plague—Reports as to. Ten British soldier attacked. Captain Vesey, Private Gibson dead. Will telegram as to Cooper's departure, pp. 433 – 436; "The Epidemic of Plague in Hong Kong", *The British Medical Journal*, June

16, 1894, 1(1746): 1326.

㉓ Hong Kong Government, "The Epidemic of Bubonic Plague in Hongkong, 1894", *Hong Kong Government Gazette*, April 13, 1895, p. 397; CO 129/263, No. 163, July 7, 1894, Ditto—Forwards statement of Europeans, Japanese, Portuguese, Eurasians, Indians and other attacked. Japanese Government has expressed satisfaction at attention bestowed on members of Japanese Mission, pp. 537 – 542; "The Plague in Hong Kong," pp. 423 – 427;《西报言疫》,《申报》1894 年 6 月 11 日（光绪二十年五月八日）。

㉔ J. A. Lowson, "The Epidemic of Bubonic Plague in Hong Kong, 1894", in Ph. B. C. Ayres, *Medical Report on the Epidemic of Bubonic Plague in 1894*, March 2, 1895, p. 207.

㉕ CO 129/263, No. 115, May 17, 1894, pp. 43 – 71.

㉖ CO 129/263, No. 121, May 23, 1894, Bubonic Plagues—Reports No. abatement of. Sends copy of proclamation issued. House to house visitation ordered, Chinese object. Sends Report on medical aspect of plague, pp. 175 – 186; CO 129/263, Telegram May 28, 1894, Bubonic Plague-Improvement. Total mortality 2,215, epidemic adapting, Medical officers sufficient. Henry Allen dispensary attached, p. 240.

㉗ CO 129/263, No. 132, June 4, 1894, pp. 271 – 280; "The Plague in Hong Kong", pp. 539 – 540.

㉘ CO 129/265, July 3, 1894, Bubonic Plague—Austrian, German and Russian Government request detail. Suggests memo be prepared in Colonial office, pp. 189 – 194; CO 129/265, August 1, 1894, Bubonic Plague in China—Russian Ambassador suggests adoption of international preventive measures. Requests early reply as to answer to be sent, pp. 204 – 208.

㉙《澳门防疫》,《暹日防疫》,《申报》1894 年 6 月 10 日（光绪二十年五月七日）;《上海防疫》,《申报》1894 年 6 月 13 日（光绪二十年五月十日）;《滨角防疫》,《申报》1894 年 6 月 17 日（光绪二十年五月十四日）。

㉚《香港疫电》,《申报》1894 年 6 月 12 日（光绪二十年五月九日）;《港

电报疫》,《申报》1894年6月13日(光绪二十年五月十日)。

㉛《西人言疫》,《申报》1894年5月17日(光绪二十年四月十三日)。

㉜《防疫杂言》,《申报》1894年5月23日(光绪二十年四月十九日)。

㉝《辟疫新章》,《申报》1894年5月26日(光绪二十年四月二十二日)。

㉞《西人言疫》,《申报》1894年5月17日(光绪二十年四月十三日)。

㉟《防疫杂言》,《申报》1894年5月23日(光绪二十年四月十九日)。

㊱ Hong Kong Government, "The Epidemic of Bubonic Plague in Hongkong, 1894", p. 369; Carney T. Fisher, "Bubonic Plague in Modern China", p. 57.

㊲ Hong Kong Government, "No. 148 Hong Kong Annual Report for 1894"; Li Shang-Jen, "British Imperial Medicine in Late Nineteenth-Century China and the Early Career of Patrick Manson", p. 33.

㊳ CO 129/263, No. 115, May 17 1894, pp. 43–71; "The Epidemic of Plague in Hong Kong", p. 1326; Fisher, "Bubonic Plague in Modern China", p. 72; 伍连德:《中国鼠疫病史》,《中华医学杂志》22卷(1936年),第1042—1044页; 邓铁涛主编:《中国防疫史》, 广西科学技术出版社2006年版, 第250—253页。

㊴ Carol Benedict, *Bubonic Plague in Nineteen-Century China*, pp. 49–50.

㊵ 同上; Edward George Pryor, "The Great Plague of Hong Kong", *Journal of Hong Kong Branch of the Royal Asiatic Society*, Vol. 15(1975): 62.

㊶ CO 129/263, No. 146, June 16, 1894, Ordinance 5 of 1894, Bye Laws of Sanitary Board—Submits, pp. 437–444; CO 129/263, No. 168, July 11, 1894, Ditto, Treatment of Chinese—Report from British Minister at Peaking relating to interview with Tanngli Yamen as to statement of Chinese officials, pp. 548–564.

㊷ Benedict, *Bubonic Plague in Nineteen-Century China*, p. 109.

㊸ CO 129/263, No. 115, May 17, 1894, pp. 43–71; CO 129/265, August 10, 1894, pp. 211–236; "The Plague in the East", pp. 615–616.

㊹ Hong Kong Government, "No. 148 Hong Kong Annual Report for 1894"; CO 129/263, No. 115, May 17, 1894, pp. 43–71; Yersin, "The Bubonic Plague in Hong Kong", pp. 662 – 667; Simpson, *Report on the Causes and Continuance of Plague in Hong Kong and Suggestions as to Remedial Measures*, pp. 35 – 40. 有关华人居住的卫生情况,可参考 OsbertChadwick, *Mr. Chadwick's Report on the Sanitary Condition of Hong Kong: With Appendices and Plans*. S. I.: s. n., 1983。虽然报告于 1883 年发表,但至 1894 年香港华人居住的卫生情况并没有改善,反之更趋恶化。

㊺ "The Plague in the East", pp. 615 – 616.

㊻ CO 129/265, August 10, 1894, pp. 211 – 236.

㊼ Ibid..

㊽ Ibid..

㊾ CO 129/263, No. 115, May 17, 1894, pp. 43 – 71.

㊿ CO 129/264, August 10, 1894, pp. 221 – 236.

㊼ CO 129/263, No. 115, May 17, 1894, pp. 43 – 71; CO 129/264, No. 267, December 11, 1894, Bubonic Plague—Copies of Report of Proceedings at Public Meeting and Military Parade respecting the services of those engaged in combating plague. Reports valuable assistance given by Mr J. H. S. Lockhart, pp. 442 – 459; CO 129/265, May 16, 1894, Bubonic Plague—Sends telegram from Lisbon reporting Hong Kong declared infected as well as ports of Canton, pp. 160 – 162;《香港治疫章程》,《申报》1894 年 5 月 22 日(光绪二十年四月十八日)。

㊼ CO 129/267, No. 172, May 30, 1894, Mr J. J. Francis—Sends letter from him explaining reasons for declining silver inkstand as insufficient recognition of his services during Bubonic Plague, pp. 510 – 520; Hong Kong Government, *Further Correspondence Relative to the Outbreak of Bubonic Plague at Hong Kong between Sir William Robinson to the Marquess of Ripon*, p. 1.

㊼ 条例全名: An Ordinance to make provision with regard to certain houses closed during the prevalence of the Bubonic Plague and to make further and better provision for the health of the Colony; CO 129/263, No. 115, May 17, 1894, pp. 43 – 71; CO 129/263, No. 146, June 16, 1894, pp. 437 – 444; CO 129/

266, No. 6, January 4, 1895, Ordinance 15 of 1894, Closed House and Insanitary Dwellings—Submits, pp. 25 – 42; "The Sanitary Board: the Plague at Canton", *The China Mail*, May 10, 1894; "The Plague in Hong Kong", *The Britain Medical Journal*, September 8, 1894, 2(1758): 539 – 540; Patt, Jones & Platt, *The Whitewash Bridge*, pp. 33 – 34;《香港治疫章程》,《申报》1894 年 5 月 22 日(光绪二十年四月十八日)。

㊴ CO 129/263, No. 146, June 16, 1894, pp. 437 – 444; Hong Kong Government, "No. 148 Hong Kong Annual Report for 1894";《香港治疫章程》,《申报》1894 年 5 月 22 日(光绪二十年四月十八日)。

㊵ CO 129/263, No. 115, May 17, 1894, pp. 43 – 71;《香港治疫章程》,《申报》1894 年 5 月 22 日(光绪二十年四月十八日)。

㊶ CO 129/263, No. 115, May 17, 1894, pp. 43 – 71.

㊷ Ibid..

㊸ Hong Kong Government, *Further Correspondence Relative to the Outbreak of Bubonic Plague at Hong Kong between Sir William Robinson to the Marquess of Ripon*, pp. 2, 4.

㊹ CO 129/263, No. 115, May 17, 1894, pp. 43 – 71; Hong Kong Government, "No. 148 Hong Kong Annual Report for 1894";《香港治疫章程》,《申报》1894 年 5 月 22 日(光绪二十年四月十八日)。

㊺ CO 129/263, No. 146, June 16, 1894, pp. 437 – 444; Solomon, "Hong Kong, 1894".

㊻ CO 129/263, No. 146, June 16, 1894, pp. 437 – 444;《香港治疫章程》,《申报》1894 年 5 月 22 日(光绪二十年四月十八日)。

㊼ Ibid.; "The Plague in Hong Kong", *The Hong Kong Telegraph*, May 15, 1894 (Tuesday).

㊽ CO 129/263, No. 115, May 17, 1894, pp. 43 – 71; "The Plague in Hong Kong", pp. 539 – 540;《香港治疫章程》,《申报》1894 年 5 月 22 日(光绪二十年四月十八日)。

㊾ CO 129/263, No. 146, June 16, 1894, pp. 437 – 444;《香港治疫章

程》,《申报》1894 年 5 月 22 日(光绪二十年四月十八日)。

(65) 同上;CO 129/263, No. 168, July 11, 1894, Ditto, pp. 548 - 564.

(66) CO 129/263, No. 121, May 23, 1894, pp. 175 - 186;《香港治疫章程》,《申报》1894 年 5 月 22 日(光绪二十年四月十八日)。

(67) CO 129/263, No. 168, July 11, 1894, pp. 548 - 564;《香港治疫章程》,《申报》1894 年 5 月 22 日(光绪二十年四月十八日)。

(68) Gerald Hugh Choa, "The Lowson Diary: a Record of the Early Phase of the Hong Kong Bubonic Plague 1894", *Journal of the Hong Kong Branch of the Royal Asiatic Society*, Vol. 33(1993): 139;《香港治疫章程》,《申报》1894 年 5 月 22 日(光绪二十年四月十八日);《疫信照登》,《申报》1894 年 6 月 6 日(光绪二十年五月三日)。

(69) CO 129/263, No. 121, May 23, 1894, pp. 175 - 186.

(70) Hong Kong Government, "No. 148 Hong Kong Annual Report for 1894"; "The Bacillus of Plague", *The British Medical Journal*, August 18, 1894, 2 (1755): 369; 汤所罗门(Tom Solomon)编写:《1894 年之香港鼠疫及鼠疫起因之发现》(*The Hong Kong Plague of 1894 and the Discovery of the Cause of Plague*),香港医学博物馆小册子;《验疫染疫》,《申报》1894 年 7 月 3 日(光绪二十年六月一日)。

(71) 有关北里柴三郎与耶尔赞来港研究鼠疫的待遇不同,学者汤所罗门认为这是受当时英国与日本和法国的外交关系所影响。19 世纪末,因在亚洲、非洲地区争夺殖民地,英国、法国在外交上交恶。反之,日本自明治维新后,与英国建立良好的外交关系,加上北里柴三郎是当时国际著名的细菌学专家,因此香港政府特别支持他的研究。Solomon, "Hong Kong, 1894".

(72) Lowson, *The Lowson Diary*, May 4 - 8, 1894. CO 129/263, No. 160, July 3, 1894, Bubonic Plague—Records telegraphic correspondence and reports improvement. Two of the Japanese bacteriologists attacked. They have been accommodated in Civil Hospital, pp. 523 - 526. CO 129/263, No. 163, July 7, 1894, pp. 537 - 542. "The Plague in Hong Kong", pp. 539 - 540.

(73) Solomon, "The Hong Kong Plague of 1894 and the Discovery of the Cause

of Plague"; 一, "Hong Kong, 1894"; 伍连德:《中国鼠疫病史》,《中华医学杂志》22卷(1936年),第1049—1051页;无作者署名:《香港医学博物馆开幕纪念特刊》,香港医学博物馆1996年版,第59页。

⑭《疫尚未已》,《申报》1894年5月22日(光绪二十年四月十八日)。

⑮ CO 129/263, No. 115, May 17, 1894, pp. 43 – 71.

⑯ "The Plague in Hong Kong", *The Hong Kong Telegraph*, May 21, 1894 (Monday); Elizabeth Sinn, *Power and Charity*, p. 166.

⑰ Bloomfield, *Scandals and Disasters of Hong Kong*.

⑱《香港疫信》,《申报》1894年6月2日(光绪二十年四月二十九日)。

⑲ Solomon, "The Hong Kong Plague of 1894 and the Discovery of the Cause of Plague"; Elizabeth Sinn, *Power and Charity*, p. 164.

⑳《香港疫信》,《申报》1894年6月2日(光绪二十年四月二十九日)。

㉑ "The Plague in Hong Kong", pp. 539 – 540.

㉒ Hong Kong Annual Government, "No. 148 Hong Kong Annual Report for 1894"; "The Plague in Hong Kong", pp. 539 – 540.

㉓ CO 129/265, August 10, 1894, pp. 211 – 236; *The Hong Kong Daily Press*, June 16, 1894;《港报纪疫》,《申报》1894年6月13日(光绪二十年五月十日)。

㉔ Hong Kong Government, "No. 148 Hong Kong Annual Report for 1894"; "The Plague in Hong Kong", pp. 539 – 540;林友兰:《香港史话》,(香港)芭蕉书房1975年版,第105页。

㉕ Hong Kong Government, "No. 148 Hong Kong Annual Report for 1894"; CO 129/265, August 10, 1894, pp. 211 – 236.

㉖《香港疫信》,《申报》1894年6月2日(光绪二十年四月二十九日)。

㉗ "The Plague in Hong Kong", *The Hong Kong Telegraph*, May 21, 1894 (Monday); Elizabeth Sinn, *Power and Charity*, p. 166;《港疫续述》,《申报》1894年5月28日(光绪二十年四月二十四日)。

㉘《港疫续述》,《申报》1894年5月28日(光绪二十年四月二十四日)。

㉙《香港疫信》,《申报》1894年6月2日(光绪二十年四月二十九日)。

⑩ "The Plague in Hong Kong", *The Hong Kong Telegraph*, May 21, 1894 (Monday); Elizabeth Sinn, *Power and Charity*, p. 166.

⑪《香港疫信》,《申报》1894年6月2日(光绪二十年四月二十九日)。

⑫ CO 129/265, August 10, 1894, pp. 211-236.

⑬ CO 129/263, No. 121, May 23, 1894, pp. 175-186.

⑭ Hong Kong Government, "No. 148 Hong Kong Annual Report for 1894".

⑮ Ibid.; CO 129/263, No. 121, May 23, 1894, pp. 175-186.

⑯ Ibid..

⑰ Hong Kong Government, "No. 148 Hong Kong Annual Report for 1894".

⑱ Ibid..

⑲《港疫续述》,《申报》1894年5月28日(光绪二十年四月二十四日)。

⑩ "The Plague in Hong Kong", *The Hong Kong Telegraph*, May 21, 1894 (Monday).

⑩①《粤东疫耗》,《申报》1894年7月4日(光绪二十年六月二日)。

⑩② CO 129/263, No. 122, May 23, 1894, Ditto—Reports panic among school population owing to malicious rumours as to intentions of Government Warning Proclamation issued, pp. 187-193; CO 129/265, August 10, 1894, pp. 211-236.

⑩③ Ibid..

⑩④《香港疫信》,《申报》1894年6月2日(光绪二十年四月二十九日)。

⑩⑤ CO 129/263, No. 122, May 23, 1894, pp. 187-193; CO 129/265, August 10, 1894, pp. 211-236.

⑩⑥《香港疫信》,《申报》1894年5月24日(光绪二十年四月二十日)。

⑩⑦《申报》报导:至1894年5月31日止,约有40 000人离港。《港电译登》,《申报》1894年5月31日(光绪二十年四月二十七日);CO 129/263, No. 122, May 23, 1894, pp. 187-193; CO 129/265, August 10, 1894, pp. 211-236; "The Epidemic of Plague in Hong Kong", p. 1326.

⑩⑧《港疫续述》,《申报》1894年5月28日(光绪二十年四月二十四日)。

⑩⑨ CO 129/263, No. 122, Bubonic Plague, pp. 187-193; Anthony

Sweeting Edward, *Education in Hong Kong Pre – 1841 to 1941: Fact and Opinion: Materials for a History of Education in Hong Kong*. Hong Kong: Hong Kong University Press, 1990, pp. 269 – 270.

⑩ Hong Kong Government, *Further Correspondence Relative to the Outbreak of Bubonic Plague at Hong Kong between Sir William Robinson to the Marquess of Ripon*, p. 3; Pryor, "The Great Plague of Hong Kong", p. 64.

⑪《港电报疫》,《申报》1894年6月9日(光绪二十年五月六日)。

⑫ 同上;CO 129/265, August 10, 1894, pp. 211 – 236。其后《申报》在6月19日,详述西妇遇袭的原因:"西妇系耶稣教中传道者,结伴二人,其一素精轩歧术。是日在河南宣扬基督教圣道,见有一人患疫倒地,急出所携西药,名阿模尼阿者使嗅之,以冀脑中清醒。讵其人已命归泉壤,鼻息全无;好事者遂借题发挥,谓被西妇致毙,桀石以击,以致满面血流。"《详述西妇被殴事》,《申报》1894年6月19日(光绪二十年五月十六日)。

⑬ CO 129/265, August 10, 1894, pp. 211 – 236;《港电报疫》,《申报》1894年6月14日(光绪二十年五月十一日)。

⑭ 同上。

⑮ CO 129/263, No. 128, May 29, 1894, Bubonic Plague—Sends correspondence with Canton respecting posting of malicious placard there regarding measure taken in Hong Kong, pp. 248 – 255.

⑯ CO 129/263, No. 152, June 21, 1894, Ditto—Report anti-foreign feeling in Hong Kong andelse where owing to issue of scandalous placards, with translation of Proclamation issued by Tung Wah Hospital to "clam people's mind", pp. 478 – 486; Hong Kong Government, "No. 148 Hong Kong Annual Report for 1894".

⑰ CO 129/263, No. 152, June 21, 1894, pp. 478 – 486.

⑱《条款照登》,《申报》1894年6月21日(光绪二十年五月十八日)。

⑲ CO 129/265, August 10, 1894, pp. 211 – 236.

⑳ Hong Kong Government, "No. 148 Hong Kong Annual Report for 1894"; —, "The Epidemic of Bubonic Plague in Hongkong, 1894" p. 395; CO

129/263, No. 121, May 23, 1894, pp. 175 – 186; "The Epidemic", *The Hong Kong Telegraph*, May 12, 1894 (Saturday); Gerald Hugh Choa, *The Life and Times of Sir KaiHo Kai: A Prominent Figure in Nineteenth-Century Hong Kong*, 2nd ed. Hong Kong: Hong Kong Chinese University Press, 2000, p. 49;《港疫续述》,《申报》1894 年 5 月 28 日(光绪二十年四月二十四日)。

㉑ CO 129/263, No. 121, May 23, 1894, pp. 175 – 186.

㉒ Benedict, *Bubonic Plague in Nineteen-Century China*, pp. 108 – 109.

㉓ "The Plague at Hong Kong", p. 1383.

㉔ Hong Kong Government, "The Colonial Surgeon's Report for 1853", *Hong Kong Government Gazette*, April 29, 1854, p. 117; Hong Kong Government, "Comparative Return, Showing the Population of Hong Kong in Each Year, From 1848 to 1855", *Hong Kong Government Gazette*, 1856.

㉕ London Missionary Society, *Council for World Mission Archives*, *South China*, Report of the Alice Memorial Hospital, Hong Kong in connection with the London Missionary Society for the year 1889, Box No. 2(1888), No. 493; ——, *Council for World Mission Archives*, *South China*, Report of the Alice Memorial, Nethersole, Alice Memorial Maternity and Ho Miu Ling Hospital, Hong Kong in connection with the London Missionary for the year 1909, Box No. 4 (1909), No. 528.

㉖ Elizabeth Sinn, *Power and Charity*, p. 162.

㉗ CO 129/265, August 10, 1894, pp. 211 – 236.

㉘《香港疫耗》,《申报》1894 年 6 月 5 日(光绪二十年五月二日)。

㉙ 同上。

㉚ Benedict, *Bubonic Plague in Nineteen-Century China*, pp. 110 – 113;邓铁涛主编:《中国防疫史》,第 261 页。

㉛《羊城疫势》,《申报》1894 年 5 月 7 日(光绪二十年四月三日)。

㉜ 同上。

㉝ Benedict, *Bubonic Plague in Nineteen-Century China*, pp. 138 – 140.

㉞ Ibid., pp. 122 – 127.

⑬ Ibid., p.117;《迎神逐疫》,《申报》1894 年 7 月 17 日(光绪二十年六月十五日);邓铁涛主编:《中国防疫史》,第 259 页。

⑭《时疫未已》,《申报》1894 年 5 月 21 日(光绪二十年四月十七日)。

⑭《遇灾而惧》,《申报》1894 年 5 月 4 日(光绪二十年三月二十九日)。

⑭ 同上。

⑭《迎神逐疫》,《申报》1894 年 7 月 17 日(光绪二十年六月十五日)。

⑭ Benedict, *Bubonic Plague in Nineteen-Century China*, pp. 123–127;邓铁涛主编:《中国防疫史》,第 206—261 页。

⑭《时疫未已》,《申报》1894 年 5 月 21 日(光绪二十年四月十七日)。

⑭ Benedict, *Bubonic Plague in Nineteen-Century China*, p. 135.

⑭ 港督轩尼诗(John Pope Hennessy, ?—1890,港督任期:1877—1883)在 1880 年,委任伍廷芳(Ng Ting-Fang, 1842—1922)为立法局非官守议员,其后宝云(George Ferguson Bowen, 1821—1899,港督任期:1883—1885)亦任黄胜(Wong Shing, 1825—1902)为立法局非官守议员。丁新豹:《历史的转折:殖民体系的建立和演变》,载于王赓武主编《香港史新编》上册,(香港)三联书店 1997 年版,第 82—83 页;Kate Lowe & Eugene McLaughlin, "Sir John Pope Hennessy and the 'Native Race Craze': Colonial Government in Hong Kong, 1877—1882", *The Journal of Imperial and Commonwealth History*, Vol. 20, No. 2 (May 1992): 223–247.

⑭ 杨子婴:《香港的回顾》(2),第 61—62 页。

⑭ 同上。

⑭ Hong Kong Government, "No. 148 Hong Kong Annual Report for 1894".

⑭ Ibid..

⑭ Ibid. ; Benedict, *Bubonic Plague in Nineteen-Century China*, p. 168.

⑭《港报纪疫》,《申报》1894 年 6 月 13 日(光绪二十年五月十日)。

⑮ 条例全名为: Ordinance No. 2 of 1894, An Ordinance for the summary Resumption of certain Crown Lands situate in the Taipingshan District of the City of Victoria and for other purposes.

⑮《日医答问》,《申报》1894 年 7 月 29 日(光绪二十年六月二十七日)。

⑫《香港博物馆开幕纪念特刊》,第 58 页。

⑬ CO 129/264, No. 267, December 11, 1894, pp. 442 – 459.

⑭ CO 129/266, No. 49, February 18, 1895, Bubonic Plague Expenditure—Forwards statements May 23—December 31, 1894 and reports rates for special remuneration officers soldiers etc, pp. 322 – 330.

⑮ CO 129/264, No. 267, December 11, 1894, pp. 442 – 459.

⑯ CO 129/267, Telegram, April 23, 1895, Bubonic Plague—Believed epidemic at Marco and Hoihow. Immigration stopped, pp. 179 – 181; CO 129/270, March 26, 1895, Bubonic Plague at Kowloon—Press cutting reporting virulent outbreak of, pp. 26 – 28.

⑰ CO 129/271, No. 49, February 26, 1896, Bubonic Plague—Reports as to cases. It has Not yet assumed alarming proportions, At Canton have decreased. Governor of Straits and Shanghai Authorities informed of prevalence in Hong Kong, pp. 320 – 323; William Robinson, *Bubonic Plague in Hong Kong* (London: H. M. S. O., 1896).

⑱ CO 129/271, Telegram, April 7, 1896, Bubonic Plague—415 cases to date, pp. 498 – 500.

⑲ CO 129/271, No. 87, April 8, 1896, Ditto—Report increased No. of cases including three Europeans and 3 Jewish (Armenians). Promises Report showing progress of disease and measures taken to suppress it during current year, pp. 501 – 503. CO 129/271, Telegram, April 21, 1896, Bubonic Plague—546 cases, 473 Deaths, pp. 609 – 610.

⑳ Hong Kong Government, *Sanitary Report for the Year 1924*.

㉑ CO 129/266, No. 93, March 27, 1895, Bubonic Plague—Reports as to rumored appearance in Tun Kun district near Canton and at Macao. Indicates precautions taken, pp. 594 – 602.

㉒ Ibid.. CO 129/267, No. 145, May 4, 1895, Bubonic Plague—Sends copy Reports by Superintendent of Police relative to sporadic cases. Reports prohibition of immigration from localities where it is reported to be prevalent promises full account of precautionary measures, pp. 261 – 268.

⑯ CO 129/268, No. 210, July 1, 1895, Bubonic Plague—Sends Report of Sub-Committee of Sanitary Board as to steps taken to prevent spread of. Every precaution is being taken. Chinese Immigration from Sawtow. Hainan is no longer prohibited as these place are no longer infected. CO 129/269, No. 338, December 3, 1895, Bubonic Plague—Transmits report showing progress of special work carried out for prevention of further spread of and statement of Plague expenditure January 1 to Oct 31, pp. 31 – 38.

⑯ Ibid..

⑯ CO 129/271, No. 106, April 22, 1896, Bubonic Plague, 1896—Sends Report by Secretary of Sanitary Board giving history of progress of during 1896 and measure taken for its suppression. No. serious cause for alarm, credit due to Sanitary Board for their effort to check plague, pp. 656 – 666. CO 129/272, No. 117, May 6, 1896, Bubonic Plague, 1896—Gives account of history and progress and measures taken to suppress it, pp. 18 – 44. William Robinson, *Bubonic Plague in Hong Kong*.

⑯ Ibid..

⑯ Ibid..

⑯ CO 129/272, No. 117, May 6, 1896, pp. 18 – 44; Robinson, *Bubonic Plague in Hong Kong*.

⑯ 杨子婴:《香港的回顾》(2),第63页。指赏金为2分后增至5分。

⑰ 同上。

⑰ 如香港总商会(Chamber of Commerce)致函香港政府,要求改组洁净局,改善香港卫生,避免香港再因疾病的侵袭影响营商环境。其后,香港政府成立委员会研究洁净局的改组安排。

⑰ 1910年香港政府通过《助产士登记条例》(No. 22 of 1910, To Secure the Better Training of Midwives and to Regulate their Practice),规定以西式分娩执业的助产士须注册登记。《护士登记条例》(No. 1 of 1931, An Ordinance to Provide for the Registration of Nurse for the Sick)于1931年通过,在条例下成立

护士局监察护士的执业资格。

⑰ 委员会访问了在港从事医疗事务多年的官员和医生,包括殖民地医官艾尔斯、"国家"医院护士长 Eastmond、维多利亚监狱医官(Victoria Goal Medical Officer)马尔格思(Marques)、维多利亚监狱总监(Superintendent Victoria Goal)H. B. Lethbridge、雅丽氏纪念医院的钟本初、港口卫生医官(Medical Officer of Health for the Port)佐敦(Gregory Jordan)、"国家"医院署理院长娄逊、何启、洁净局卫生总监(Sanitary Superintendent and Secretary)麦哥林(Hugh McCallum)、政府化学分析家(Government Analyst)W. E. Crow、艾坚信。Hong Kong Government, *Medical Committee's Report* (1895), p. i.

⑭ Ibid., pp. 1 – 4, 50, 64.

⑮ Ibid., p. 2, 26, 35 – 36.

⑯ Ibid., p. 6.

⑰ Ibid., pp. ii – iv.

⑱ Ibid., p. iii.

⑲ Ibid., p. 11.

⑳ Ibid., p. 14.

㉑ Ibid., pp. 39 – 40.

㉒ Ibid., p. vi.

㉓ 1907 年,香港华人西医书院改称名"香港西医书院"(Hong Kong College of Medicine)。

㉔ Hong Kong Government, *Medical Committee's Report* (1895), p. 6.

㉕ Ibid., p. 9.

㉖ Ibid., pp. 42 – 43, 52.

㉗ Ibid., p. 23, 28, 45, 54.

㉘ Ibid., p. 17.

㉙ Ibid., p. 55, 72.

㉚ Ibid., pp. 23 – 24, 46.

㉛ Ibid., pp. 41 – 42.

㉜ Ibid., p. 46.

⑬ Ibid., p. 47.

⑭ Ibid., p. vi.

⑮ Ibid..

⑯ CO 129/324, October 22, 1904, pp. 181 – 195.

⑰ CO 129/304, March 7, 1901, College of Medicine for Chinese, pp. 308 – 328.

⑱ CO 129/454, April 30, 1919, Site for Maternity Hospital, pp. 344 – 349.

⑲ Elizabeth Sinn, *Power and Charity*, pp. 68 – 69; 王惠玲:《香港公共卫生与东华医中西医服务的演变》, 载于冼玉仪、刘润和主编《益善行道: 东华医院135年周年纪念专题文集》, (香港) 三联书店2006年版, 第41、44页。

⑳ Lowson, *The Lowson's Diary*, May 4 to September 3, 1894; CO 129/263, No. 115, May 17, 1894, pp. 43 – 71; Hong Kong Government, "No. 148 Hong Kong Annual Report for 1894"; Elizabeth Sinn, *Power and Charity*, p. 161; Solomon, "Hong Kong, 1894".

㉑ T. H. Whitehead, *Report on the Tung Wah Hospital*, pp. 38 – 40.

㉒ CO 129/263, No. 115, May 17, 1894, pp. 43 – 71.

㉓ Hong Kong Government, "The Epidemic of Bubonic Plague in Hongkong, 1894".

㉔ 调查小组成员包括: 何启、辅政司 (Colonial Secretary) 洛克 (James Stewart Lockhart)、美国商人遮打 (Catchik Paul Charter, 1846—1926)、来自Chartered Bank 的怀特里德 (Thomas H. Whitehead) 和处理财政司 (Acting Colonial Treasure) A. M. Thomson。

㉕ Elizabeth Sinn, *Power and Charity*, p. 196.

㉖ 调查对象包括: Dr. J. M. Atkinson (Acting Colonial Surgeon), Mr. R. K. Leigh (Messrs. Leigh and Orange, Civil Engineers), Mr. Hugh McCallum (Secretary to the Sanitary Board), Mr. Fu Fai-Shan (Po Lung Hong, and Chairman of the Tung Wah Committee for 1896), Mr. Au Ki-Nam (Clerk of Tung Wah Hospital), Mr. Wei A Yuk (Compradpre of Mercantile Bank), Mr. Ho Amei (Secretary of the On Tai Insurance Company), Dr. J. A. Lowson

(Assistant Surgeon in the Government Medical Department), Mr. Lo Chi Tin (President of the Tung Wah Committee for 1895), Dr. F. W. Clark (Medical Officer of Health to the Sanitary Board), Dr. P. B. C. Ayres (Colonial Surgeon), Surgeon-Colonel Evatt (Principal Medical Officer, Army Medical Staff), Dr. J. C. Thomson (Superintendent of the Alice Memorial and Nethersole Hospitals).

[207] T. H. Whitehead, *Report on the Tung Wah Hospital*, pp. xxiii–xxiv.

[208] Ibid., p. xxxi.

[209] Ibid., pp. 61–64.

[210] Ibid., pp. xxix–xxx.

[211] Ibid., p. xxxii.

[212] Ibid., pp. xxx–xxxii.

[213] Ibid., p. xxxi.

[214] 香港政府方面，支持香港政府废除东华医院的殖民地医官离职。再者，香港政府亦考虑若废除东华医院，香港政府则要另建医院照顾华人的医疗需要，成本将更高。另一方面，东华医院新一任的董事就职，他们早已准备接受香港政府改革东华医院的要求，以避免东华医院被废除。Elizabeth Sinn, *Power and Charity*, p. 202.

[215] Ibid., p. 204

[216] Ibid., p. 206.

[217] A. R. Wellington, *Hong Kong—Medical & Sanitary Report for the Year 1936*.

[218] Hong Kong Government, *Medical and Sanitary Report for the Year 1911*.

[219] —, *Medical Report for the Year 1922*.

[220] A. R. Wellington, *Hong Kong—Medical & Sanitary Report for the Year 1936*.

[221] Arnold, *Imperial Medicine and Indigenous Societies*, p. 17.

清末民初以来检验吏、检验员的境遇

陈重方

摘要：本文从"职业"文化形塑的角度，探究清末民初以来检验吏、检验员的境遇。首先要叙述清代仵作的基本情况，厘清某些常见的误解。其次是梳理设立检验学习所的前因后果、具体进程，和各地实施的差异。接着将着重处理民国成立后，面对时代趋势转变、遭遇批判的情况下，检验吏缘何得以延续生存，能够有所发展。最后则以司法会议记录与现存档案为主要依据，论述抗战前后培训、改造检验员的诸多细节。

关键词：检验吏，检验员，《洗冤录》

陈重方："国立"故宫博物院图书文献处研究助理

清末，因应形势变化，解决旧有问题，朝廷通令全国设立检验学习所，将仵作改为检验吏，并且给予他们出身。民国以后，随着司法体制的发展与法医的逐步推行，检验吏又再改为检验员。本文将从"职业"的角度，探究清末民初以来检验吏、检验员的境遇。首先要叙述清代仵作的基本情况，厘清某些常见的误解。其次是梳理设立检验学习所的前因后果、具体进程，和各地实施时的差异。接着将着重处理民国成立后，面对时代趋势转变、遭遇批判的情况下，检验吏缘何得以延续生存，能够有所发展。最后则以司法会议纪录与现存档案为主要依据，论述抗战前后培训、改造检验员的诸多细节。

必须先说明的是,"名称"是相当复杂的问题。在一般认知里,因为法律施行的关系,1935 年检验吏才改为检验员。然而在宣统三年即将改朝换代之际,法部已通令将检验吏改为检验员,这也有相应的实际例证。或许是国家动荡的关系,才使得法部的命令未被彻底执行,以致于民国成立后,检验吏仍是最普遍的称呼。为了行文方便、避免造成语意错乱,本文将以 1935 年的全国司法会议为分界,即在第二、三节内主要使用"检验吏"一词,第四节再改为"检验员"。

一、清代仵作的概况

1. 仵作的来源

仵作原是专门从事殓尸送葬的行业,至迟在宋代就已参与检验活动,明代万历年间逐步获得官方身份,① 然而直到清雍正年间,仵作才被正式纳入官衙体系,成为必备职缺,不再是临时差雇的人员。② 雍正三年(1725),刑部条奏令各省督抚饬查仵作额设名数,六年确定额设名数、赏给之例以及培养方式:

> 大县额设仵作三名……每名给发《洗冤录》一本,选委明白书吏一人,与仵作逐细讲解。③

这后来也成为《大清律例》的例文。④ 而依照书吏的性质,应是刑书担任讲解《洗冤录》、教导仵作的工作。⑤

但这并非绝对的预设方式,例如在乾隆初年,云南则由"印捕官亲为讲解"。⑥ 最值得注意的是,自雍正十二年开始就有从京师"拣发仵作"派往宁古塔等处,藉其"教习土著之人"的定例:

　　　　招募愿习仵作者数人，各给《洗冤录》一部，令伊等跟随教习，时为讲解，专心习学……三年之内，务使熟悉通晓……⑦

让仵作教导仵作，与书吏、官员讲解并行不悖。同样在乾隆初年，四川便是于各府州及省城"考选熟练仵作一名，设局教导"。而且"酌量地方情形"后，四川"将截旷之银作为谢师之用"，负责教导的熟练仵作还能领取"谢师银"。⑧

　　直到清末，这作法仍相当常见。江苏巡抚德寿（1837—1903）鉴于经历太平天国后"仵作失传，缺额未备"，命布政司聂缉椝等人筹划，由"甘泉县历练较深之仵作李诰充作教习"，通饬所属州县派人学习。⑨这时许多官员也说仵作是"徒党流传，私相沿袭"、⑩"私相传授"，⑪《申报》还有文章指出：

　　　　为仵作者，虽未必详究《洗冤录》，然或系祖传，或由师授，必略有心得，方能承乏其间。⑫

甚至民国后，外界对仵作仍有"世世相传"、⑬"多为祖传"的刻板印象。⑭在官员、书吏讲解《洗冤录》外，"师承"以及与"师承"密切相关的"家传"，⑮不仅也是仵作的养成方式，还可能是更重要的方式。

　　民国初年正式成为检验吏的宋启兴，在回忆职业历程时便说：宋氏家族自明代起就从事仵作，清初由山东移居到北京后"仍操旧业"，并且"历代相传"，辛亥革命后也是如此。⑯他们是以《洗冤录》作为理论根据，"靠着祖辈私授的工作经验，用来保持一姓的职业"。而家族历来的做法是，"让男孩从十三岁就跟着上一辈出入验尸场"。他也表示，在北京地区"仵作这一行都不出宋氏、傅氏和俞氏这三姓"，直到1919年京师地方检察厅开办检验学习所时，才"开始把业务传授给了一些外姓人"。[17]

2. 仵作的处境

然而处于司法审判关键环节的仵作，[18]在纳入官衙体系前后，都是被严密防范的对象。历来均有人不断告诫：仵作唯利是图，容易收贿造假。而造假手法千奇百怪，像是要小心他们偷藏、转移骸骨，[19]隐藏真伤，[20]用药物伪装中毒、[21]制造伤痕，[22]甚至是将盐藏于指甲缝，检验时再用来遮掩伤痕。[23]清代不仅在官定本检验书籍《律例馆校正洗冤录》援引前人防范仵作的诸多提点，[24]还有不少官员纷纷提出要严加看管、惩处失职仵作，[25]有些意见甚至严苛到连雍正都认为"若如此，无人充作仵作之役矣"。[26]

除了需要防范，仵作还是被鄙视的贱役："其役至贱，"[27]"旧例视为贱吏，稍知自爱者每不屑为之"，[28]"仵作一役，曩昔视卑贱，工食亦极微薄，自好之辈，多不屑为"。[29]也因此容易出现招募不足、应募者并不可靠的情形，姚德豫便认为：

> 仵作，贱役也，重任也。其役不齿于齐民，其授食不及于监犯，役贱而任重，利小而害大，非至愚极陋之人，谁肯当此？……故良吏必须熟习《洗冤录》，与之辩论确切，方令其喝报。若任其喝报，求无冤不可得也。[30]

要在审判时做到"无冤"，官员必须熟习《洗冤录》、掌握检验知识，而不是轻信仵作的喝报。这类鄙视仵作的心态还影响到民国以后的法医：法官"仍以对仵作之目光与心理待法医"，[31]"法院未免仍以昔日之仵作视之，法官亦即以昔日之仵作待之"，[32]使得医学生不愿研究法医，"仿佛干法医是学医的末路"。[33]

仵作不仅是地位不高的贱役,收入也不多,有时连基本生活都无法维持,这同样影响仵作的学习意愿和心态。王有孚《一得偶谈》就提道:

> 仵作而不读《洗冤录》,或读而不精,将焉用之? 无如仵作虽设,而未能专意讲习者多,何也? 其额设工食,每名每年仅支银六两,口食不敷,势将另谋生计,视充役为挂名,安望其能悉心供役?

所以他建议每名仵作每日"官捐"米一升,"俾无枵腹之虞,始可用志不纷",然后再于公暇时为他们讲解《洗冤录》并进行考试,如此"乃不患其不熟谙"。[34]在档案中也能看到仵作因收入太少而逃役的情形。乾隆三年七月二十二日,冕宁县分驻瓦尾抚番左堂在给知县的牒文中,报告了仵作舒弟道并未按规定到衙门学习,"恐乘间躲避,在外滋事"。[35]八月九日,舒弟道直接向知县递出辞状:

> 因学习仵作六个月,借贷吃费,妻子难顾。止发工食七钱五分,小的家口日食无究,计取无抵,恳恩开释,务农生理。

但面对仵作的难处,冕宁知县批示时除了痛骂舒弟道"一味懒惰,妄觊厚食"外,也只说充役后便会发给全分工食,他若再懒惰推诿,就要究治不贷了。[36]

3. 仵作的经验与能力

虽是贱民且收入极低,衙役们却仍喜欢当衙役,瞿同祖认为主因就是有利可图。他在论述各种衙役(仵作也包含在内)的贪赃形式后,引用了《钦颁州县事宜》做出论断:"没有一种衙役不从事某种贪赃。"[37]对仵作的鄙视、批评和防范不是无的放矢,确实无法否认他们存在着问题，收贿、造假、失职、无能的例证不胜枚举。[38]但细绎文献却会看到，仍有仵作因具备丰富经验而受到倚重，他们并没有那么不堪。

宋慈（1186—1249）虽将"仵作之欺伪"和"吏胥之奸巧"并列，[39]但他也说，"凡疑难检验及两争之家稍有势力，须选惯熟仵作人"，[40]元代还能看到官方作出类似的宣示。[41]不过，这样的仵作似乎不敷使用，遇到需要"专业"处理的案件时，他们往往是被争抢的对象。林则徐（1785—1850）在江苏巡抚任上，曾通饬所属州县确实选练仵作，因为江苏熟练蒸骨验尸的仵作相当少，以致于各地争相传调年逾八十岁的老仵作经启坤。[42]广东也有相同的情形，由于没有"谙练检骨"的仵作，龙门县知县要求从南海县调派，南海县却回复"无谙练仵作，请免派送"。[43]参与校刊《洗冤录集证》的文晟也说自己检验时"必择老练仵作"，但他在广东只能找到两位。[44]

而老练仵作也会是征询的对象，《洗冤录详义》就有不少许莲（1787—1862）向老练仵作闻问的例子，像是尸斑颜色、[45]牙齿数目、[46]刑部颁定检骨骼的真确与否等等。[47]值得注意的是，还有官员认为仵作的经验心得可以补充《洗冤录》的不足。雍正年间，蕲水县知县汪歙得到已故老练仵作廖章遗留的"秘录"，起初他也不敢遽信"秘录"记载的说法，经过三年多方征询，并"质诸老练仵作检过诸伤"，以及援引最近发生的命案，发现"与此符合，既试有效"后才"未敢私藏"，咨请"刊入《洗冤录》内通行遵照"。[48]

目前还不清楚廖章"秘录"有没有完整地保存下来，但抄本《检验便览》却摘录了汪歙《洗冤补遗》以及廖章"秘录"内的《口授编》，藉此可以看到廖章《口授编》记下的"虚软检法"确实被巡抚、按察使、幕友发扬传播。现在论述清代检验著作时，常提及乾隆四十二年（1777）"山东国拙斋中丞"颁发的《洗冤录备考》，而

《洗冤录备考》第一条正是源自廖章《口授编》的"检腰肋虚懦致伤骨法"。[49]

国拙斋即是因案被命在狱中自裁的富察国泰（？—1782），[50]拙斋是他的字号。[51]国泰任巡抚时，按察使是曾重刻王聿堂《洗冤录节要》的陆燿，[52]李观澜此时又恰好担任陆燿的幕友，所以从陆燿那得到"蕲水行人廖章于邑令卢龙汪歙咨部《洗冤录补遗》，及拙斋国中丞《洗冤录备考》二书并杂说"。到了嘉庆元年（1796），李观澜删定各条，摘录在王又槐《洗冤录集证》后"合梓以公诸世"。[53]一位湖北老仵作向前辈仵作学习到的"虚软检法"，[54]竟是藉由山东巡抚、按察使、幕友的途径传播而来。

《洗冤录》是清代检验知识的标准，也明确规定仵作必须认真学习，[55]固不免有仵作不了解《洗冤录》，甚至有人质疑仵作根本不读《洗冤录》。[56]然而在诸多"负面"的史料外，还是能看到不少仵作除了能灵活运用或者说"读懂"《洗冤录》，[57]更可以对《洗冤录》提出质疑。1925年时任同济大学医科病理学院院长的德国人欧本海（H. Oppenheim）与助教杜克明在《同济医学月刊》发表了《对于〈洗冤录〉之意见》，文内列举21项《洗冤录》的错误，其中第五项是对"令坐婆以所剪甲指头入阴门内，有黯血出是，无即非"。[58]这个检验尸体是否为处女的方法提出批评：

> 此法用于生前，尚有几分理由，若在尸体上，则虽属处女，亦无黯血。盖死后血已凝结，处女膜虽被触破，亦不出血。间有黯血，乃系别有原因，不能因以此为处女之证。近世法医学只须观察处女膜及子宫口之形状，即能断定尸体之是否处女，以及曾否生育。[59]

但是在《洗冤录集证》收录的河南固始县田二姑命案，却可以看到

已有"老练仵作"提出相同的批评:

> 人死则血寂,安得尚有黯血?《洗冤》所称原不甚确。惟探以指头,处女窍尖,妇女窍圆,较为的确。[60]

若将仵作也纳入考察范围,而不是只针对《洗冤录》进行讨论,[61]对中国传统检验知识(或者说"中国传统法医学")将会有不同的评价。

二、清末的变革

1. 检验学习所的设立

清代将仵作纳入官衙体系后,便一直存在人数不足的问题。原因很多,有的是地方偏僻命案稀少,使得仵作"仅存虚名";[62]有的是可以就近借调,便未措意招募或设置;[63]有的是前文已经提到的,因为战乱导致"仵作失传"。不过,较主要的因素,应该还是身为贱役使人不屑为之。对此,沈葆桢(1820—1879)在光绪三年(1877)时奏请给予仵作、马快出身。他认为仵作、马快所做的不是国事就是民事,是"天下之所必不可无者",却在没有犯罪的情况下就先将他们"绝之于人类","屏之于不足齿数之列",如此是不会有"出类拔萃之才起而应之者"。[64]然而他的建议最后并未通过。[65]

李慈铭(1830—1895)对沈葆桢奏请的批评,可说是反映了当时人鄙视仵作的普遍心态。他在日记中抄录沈葆桢奏折时,也承认"仵作、马快关系于命案、盗案,诚为非细",但十分反对给予他们出身:

> 试思为仵作、马快者,皆贱隶之子,无赖之尤,直倡优伍

耳。而俨然入官，与士大夫齿，尚成事体乎？"⑥

他还在沈葆桢"《洗冤录》一书，其理极微，又有不尽——可凭者"这句话旁边批下了"天下岂有看《洗冤录》之仵作"。⑥李慈铭和前文引述过的姚德豫，都是既承认仵作重要，却又将其视为贱役、不愿同列的典型。虽然没有通过，但被誉为中国现代法医学之父的林几（1897—1951）仍评价沈葆桢的奏请"乃吾国最近慎重检案之先声"。⑥

不过，近30年后情况发生了变化，而且是在中央通令前，地方就先行推动改革。光绪三十一年，天津县详请在省城法政学堂附设仵作学堂，让各州县选调一二人学习，课程以《洗冤录详义》为主，"附以物理等书及骨殖模型标本"。同时希望变通办理，让仵作子弟"进学堂肄业，一体出仕，与齐民伍"。时任直隶总督的袁世凯（1859—1916）认为事属可行，批示要法政学堂监督核议办理。⑥而在光绪三十三、三十四年间担任云南按察使的沈秉堃，因为"滇省僻处边隅，检验法素鲜讲求"等问题，所以在省城设立"检验学堂"，让所属厅州县选送二人"入堂肄业"。学习内容虽仍以《洗冤录》为主课，但也注意到"参用实验成案、中西医书、人体解剖学及《在官法戒录》等书，择要讲授，以补《洗冤录》之所不足"。此外，还将仵作改名"仵书"，比照刑书一体给予出身。⑦

到了光绪三十四年，吉林提法使吴焘鉴于仵作"旧例视为贱役，稍知自爱者每不屑为"，即使在冲繁之区"求其谙娴文理者已属绝无仅有"，因此提议当吉林各级审判厅陆续成立时，在高等审判厅附设检验学习所，调派识字仵作并招考人员入所学习。而他的设想是：

　　除《洗冤录》应行研究外，附课生理、解剖等学，择其普通

> 浅近、关系检验者，派员讲解，并陈列骨殖模型标本，以资目验。定期一年毕业，发给文凭。分派各州县承充仵作，改名为检验吏，优给工食，并比照刑书一体给予出身，以资奖励。

时任总督的徐世昌（1855—1939）与吉林巡抚朱家宝（1860—1923）认为"无学之仵作"是"蒸检巨案"的祸端，而"各国验伤之学，与大学医科相表里"，吴焘的建议可说是为了养成检验人才起见，"亟应从速开办，以期辅助刑事"。再考量到仵作虽改称检验吏，"然命名已异，执业则同"，为消除疑虑，避免应募无人，先前因为"风气未开，一切均沿守旧制"，所以沈葆桢的奏请未被允行，但到了今日就应当免除禁锢仵作的积习。基于这些理由，他们奏请设立检验学习所，改仵作为检验吏并给予出身。[71]

议覆时法部表示肯定，认为检验尸伤"外国责之法医，中国付之仵作"，但两者颇有差别：法医是"专门学问"，必须自学堂毕业，对生理、解剖等"确然经验有得"才能给予文凭；仵作却是党徒私相传授，并无学问可言，对《洗冤录》"句读且难，遑言讨论"。再加上既有制度已形同具文，吴焘的建议可说是为了慎重民命起见，"洵属司法上最要之图"。不过，法部觉得一年毕业过于仓促，仿照各国设立专科又缓不济急，因此依照师范初级简易科，将学习期限调整为一年半毕业。此外，还估计到各省缺乏检验人才的情况应都与吉林相似，拟议"嗣后设有审判等厅省分，应于上级厅内附设检验学习所"，选取"识字仵作"并招考子弟入所学习。同时也确定检验吏毕业后，只要服务满五年并通过考试，就将录取者分为从九品、未入流"送部注册选用"。法部的奏折最终也得到批允。[72]

清末已有不少人认识到仵作无法与西医相提并论，[73]以及传统检验知识的不足。[74]从天津县、沈秉堃设立检验学堂到法部的议覆，便能清楚看到其中存在着西方知识、制度的因素。不过，最值得注意的还是法医学的影响。光绪三十三年王佑、杨鸿通翻译出版了石川清忠的《实用法医学大全》,[75]这书不仅"风行一时",[76]王佑还将书交给沈家本"审鉴",[77]同时"并呈法部各堂官"。根据王葆心的说法,法部官员"咸韪兹帙",徐世昌等人奏请得到同意,"未始非此书导之先河"。[78]顺带一提,宣统元年《实用法医学大全》再版时,曾任京师法律学堂监学、[79]后来出任驻日参赞的大理院权事张元节,在序文里不仅说这是"不可不读之书",还认为检验学习所若"定为教课本,岂不甚善"?[80]

2. 各地的差异

法部采纳吴焘建议而拟定的检验学习所课程,仍以《洗冤录》为主,对于生理、解剖等学,也是"应择其普通浅近、关系检验者,附入课程,并陈列骨殖模型标本,藉资考证"。[81]不过,各地的做法不尽相同。像是吉林检验学习所以"《洗冤录》、检验法、医学"为主课,以"《大清律例》及《新定刑律草案》、生理解剖、物理化学、体操"为附课。[82]顺带一提,后来巡抚陈昭常在察看成绩时,还提及学生"于中外经验之学,尚能互相发明"。[83]

先前已在省城设立检验学堂的云南,除了遵照法部章程更改部分原有规定继续开办第二班外,[84]还让毕业的第一班补习"日本变死检查法"以及骨殖图画等学科。[85]和天津一样都开办过仵作学堂的甘肃,也会让从仵作学堂毕业的学徒"调省补习生理、解剖学,并示以全体骨殖模型标本,藉资考证"。而甘肃在回报建设情形时,恰巧皋兰县发生命案,于是又命令他们随同相验,"以期实事求是"。总督长庚还说训练出来的检验吏,"聪颖者于《洗冤录》既能温故,生理学亦渐知新"。[86]

授课的"教员"各地也有些差异,例如福建是延请熟悉检验者讲解《洗冤录》,并聘用在外国法医学堂毕业、领有文凭的闽籍人士,专门教导生理、解剖学。[87]奉天则是聘请日本人"教授法医学、生理学、解剖学、医药学"。⑧最值得注意的是,某些地方老练仵作仍扮演重要的角色。奉天聘请日本人的同时,仍让"旧日最有经验之仵作"担任实验教员;⑧直隶也是"延聘文理通顺、经验较深之仵作充当教习",⑨贵州同样会挑选有经验的仵作充当实验员,带领学生实习。⑨

至于"学员"同样有所不同,像是江西反映现有仵作已经很少,而且多不识字,若按照法部的规划抽调仵作去学习,不仅工作无人接替,也未必能造就出人才,所以改成让所属州县各自选派一名聪颖子弟到省城学习,同时再另外招考。⑫江苏则认为检验吏义务期满后,便能送部考试录用,可说"人格既重",因此申明"旧时仵作不得冒滥报考"。⑬在公告近一个月后,就有120余人陆续报名,除了准备截止、进行考试外,江苏还增加了限制,规定接下来的报名者需要"邀同殷实绅商来辕亲填志愿保证书,并须声明身家清白,不食洋烟方为合格"。⑭

3. 设立后的情形

清末中国人面对西洋医学的传入,全汉昇指出有赞成、反对、折衷三种态度。⑮对于设置检验学习所,也出现类似的情形。有人表达赞同,认为"诚刑事改良时代之计划",⑯还有地方报纸反映"较以前的旧仵作很为完备",其中最主要的因素,就是增加了西法检验的训练。⑰然而对于支持西洋医学的人来说,《洗冤录》不合乎今日医学知识,即使添加生理、解剖的内容,检验吏和仵作也只是五十步笑百步而已。⑱但不能忽视的是,仍有人坚持传统,刘锦藻(1862—1934)就直言验尸不过是官员要不避污臭亲身细检,仵作据伤详报而已,做不到这样,即使将仵作改为检验吏也无法杜绝弊端,更何况检验最重要的"全在经验,非尽关乎学问"。⑲

其实,不仅在学习上仍是主课,还有法院特别强调实际检验时检验吏"须背《洗冤录》所载之一切法则手续"。⑳然而,也是有官员认识到中西各有差异，需要互补。京师检验学习所招考时，考题之一便是："中法重检验，西法重解剖，其得失若何？"[101]奉天更直接坦承"将来医学盛行，此项检验吏必以通达中西医学者充之"，[102]现阶段只是过渡时期的举措。

不过必须要注意到，招收检验吏后还有相关措施。京师检验学习所设在法部总检察厅内，设立之初本只想招考识字仵作与聪颖子弟，没想到却有八九品职官与生监报名，因此宣统三年学生即将毕业时，为留住检验人才，除了要从优奖励外，法部还拟定：

> 检验学生或本有出身，或暂予实职，若沿检验吏之旧称，似觉名实不符，拟请将检验吏改为检验员，以正其名而责其实。[103]

这个建议不仅得到核准，也有下达到地方，吉林提法使吴焘便认为，"向来仵作不齿齐民，临场喝报等节竟成为惯例"，既然改为检验员，就需厘定服务规则"以除旧习而崇体制"，所以他拟定了《检验员服务规则》六条，巡抚也批准通饬遵照。[104]现在一般的说法是，检验吏再改为检验员是1935年以后的事，[105]或许是在改朝换代之际未能有效落实政策，以致于民国以后仍多称作检验吏。但在部分档案和文献中，还是能看到民国初年已有检验员参与验尸。[106]这个问题有待进一步厘清。

还需说明的是，即使在改为检验吏后，仵作这个职业并未就此消失，毕竟依照检验学习所的规章，显然有不少未被挑选的仵作。而除了检验尸体外，还存在着从事丧葬业的仵作，民国时期他们仍延续着原有职业。这种仵作又有"仵作工"、"土工"之类的称呼，有些地方还因为工作内容区分出"干工"和"湿工"。[107]在另一些地区，更有人是"日常有正当职业，业余兼办仵作工，为死者穿衣、化妆、殓棺、抬棺埋葬"。[108]由于篇幅和论题限制,这些从事丧葬业的仵作就不纳入本文考察范围了。

三、民初的转折

1. 政治革新的影响

政治革新与社会习尚的改良是紧密联系在一起的,辛亥革命后改革之举对近代社会的新陈代谢具有相当重要的意义,1912年4月1日孙中山(1866—1925)在南京参议院发表的解职辞中提出,中国在政治、法律、风俗、民智等等方面均须改良进步,才能与世界各国竞争。[109]而作为司法体系一环的验尸,也很快地受到政治革新的影响,其中有两点可做代表:一是官方对解剖的接受,二是《洗冤录》的迅速贬抑。

侵害人体是晚清以来对西医的恐惧之一,[110]与此密切相关的解剖验尸就有许多遭到排斥的例子。光绪十年恰克图华商武功盛被俄人打死,俄人在中国官员到达前,就将"死尸开膛破腹,剖割皮肉,周身用盐擦抹"。库伦办事大臣桂斌认为:"剖割相验,中国无此法,死者系中国之人,自不可用此验法。"所以向俄国官员提出交涉:"嗣后凡系中国之人,务必除此验法。"[111]光绪十二年的长崎事件,由于日人坚持将中国水兵李荣开膛验尸,造成舆论上的一片哗然。[112]光绪二十四年同样由俄人引起的命案又发生解剖验尸的情形,总理各国衙门只得再提出交涉,"嗣后但期永无被杀剖尸之事"。[113]

但民国成立不久,就陆续公布《解剖规则》[114]、《解剖规则施行细则》,[115]甚至还派员赴美参加"解剖学大会"。[116]而且奉天高等检察厅在将高等检验学堂改组为高等法医学校时,不似清末只停留在利用模型进行教学,更进一步提出:若有死囚或罪犯愿将尸体捐出,希望能移交给法医学校实习解剖。司法部虽认为"中国风俗习惯不同,应取渐进主义",但仍同意"酌量办理"。[117]几乎在同一个时间,署理湖北都督的段祺瑞(1865—1936)也正式核准在医学研究中进行人体解剖。[118]

至于《洗冤录》,不久前仍是检验吏的主课,但奉天改组高等法医学校时,却由于章程的学科部分仍列有《洗冤录》而受到了司法部的批驳:

> 惟章程所载学科内有《洗冤录》一课,究系旧时检验制度,不甚适用,应即从删。[119]

奉天因此修改了章程,[120]不过法医学校隔年就因经费问题停办了。[121]湖北也有相同的情形,湖北司法司预计在法律专科学校设立法医班,然而学科仍列有《洗冤录》,司法部同样认为"不甚适用,应即从删"。[122]民国首任司法总长许世英(1873—1964)早年曾在刑部任职,徐世昌出任东三省总督时还特别调他前往东北,协助筹建司法机构,隔年更出任奉天高等审判厅厅丞。[123]也就是说,当吴焘提议、徐世昌奏请筹设检验学习所时,许世英应当知晓原委,甚至很可能就参与其中。短期内《洗冤录》被贬低成"不甚适用",许世英的影响很值得深入研究。

在革新趋势下,民国以后对传统检验知识乃至于仵作、检验吏的批判,显得更加猛烈。1925年1月17日《京报副刊》刊登了鲁迅的《忽然想到》,文中鲁迅对《洗冤录》在人体骨骼上有错误的认知却仍被视为检验依据,尖刻地讽刺说:"这可以算得天下奇事之一。"[124]《忽然想到》引起留学英国习医、后在北京大学教授法医学的周振禹共鸣,因此投书回应:自从欧洲回来后,他就在研究《洗冤录》,"但现在依我研究《洗冤录》的眼光看来,这宋代的《洗冤录》，实在不可靠"。[125]几天后周振禹在答复他人询问法医学的文章里，更直言可靠的东西要提倡，"不可靠的东西，大家要一气的革命了他，这才是个真革命的人，是个在这社会上，尽责的人"。[126]

而当时最常见的论述模式（或者说论述策略），是以"科学"与否为标准。在此标准下，即便有相似的性质，《洗冤录》"并不是一部法医学"，因为它不是根据医学和科学而从事检验，[127]所以也不能与法医学相提并论；[128]若现代社会仍要采用《洗冤录》，有如"弃宫室而为穴居野处，毁衣冠而为披发文身"，[129]也像是"使善御者策火车，善驾者撑飞艇，岂能有济于事耶"？[130]依照同样的标准，仵作（检验吏）自然也是革除的对象，因为"有非科学的《洗冤录》，乃产生非科学的仵作；有科学的法医学，乃产生科学的法医师"。[131]

2. 推行法医的阻碍

在贬抑《洗冤录》、接受解剖的同时，也开始推动实际建设。1914年京师地方检察厅就创设了"法医席"，由江尔鹗充任，[132]后来他还被派往日本调查法医，[133]而民初以培训司法人才为主要目的的司法讲习所，法医学课程正是江尔鹗讲授的。[134]1915年国立北京医学专门学校以及江苏、浙江省立医药专门学校开始教授法医学，[135]1930年留学德国修习法医学的林几，在北平大学医学院创设法医学教室。不过诸多成果中，最重要的应属1932年在上海真茹成立的法医研究所。

法医研究所不仅负责实际检验、创办刊物推广法医学，进行基础研究，还招收培训医师为研究员，毕业后由司法行政部颁发法医师证书，派往各地服务。到1935年时，广东成立的法医研究所，山东、河北、四川、湖南等省法院陆续创立的法医检查室，"实均由真茹培成之人员所主持也"。[136]只是在取得成果的同时，也遭遇了许多阻碍，用林几的话来说，这是"吾华检政最困难时期，亦即新旧检法学术交替之时代"。[137]

像很快被贬为"旧时检验制度"的《洗冤录》，并未因此被彻底抛弃。与奉天正好相反，民国初年浙江延续清末开办的检验传习所，仍以《洗冤录》为学习主课。[138]甚至1916年在中央司法会议上，王天木提议中央设立法医学校培养检验人才时，合格教员还要"素晓中国检验方法及《洗冤录》"，教学内容则是"专注重《洗冤录》旧时检验方法，中外医药、化学、解剖学等科目为主要"。[139]

而且就算被医学、法医学家批评，明确指出错误所在，《洗冤录》仍维持着相当程度的权威性。1924年司法行政部将欧本海（H. Oppenheim）、杜克明《对于〈洗冤录〉之意见》转发给各级单位时，四川高等检察厅检察长黄绶确实依照指示层层转发，[140]但过了没多久，他又发文给各厅县知事，要求他们督饬检验吏研习《洗冤录》。[141]1932年法医研究所成立时排定了17项研究课题，其中有几项或多或少都和《洗冤录》有关，最直接的就是"《洗冤录》验毒方法之驳义及研究"。[142]经过实验，林几认为银钗验毒"应行严禁，不得再行援用"，往后相关案件以送至法医研究所或各大学化学科、药科化验最妥当。[143]1933年他的研究成果除了依照司法行政部的命令刊登在《司法行政公报》外，[144]还被多方转载，[145]引起讨论。[146]

然而，保定地方法院首席检察官秦超海在1934年7月出版的《检验指要》，虽已引述紫外线光分析机，[147]乃至于利用显微镜观察人血，[148]对于毒物种类性质也明确讲"非用科学化验，不能彻底明白"，[149]但他所采用的"毒死检验法"，仍是《洗冤录》里的银钗验毒。[150]其实直到1950年代，法院还得再三强调：

> 有些县院袭用《洗冤录》上所载的验骨方法和银针验毒方法，判断是否受伤或是服毒致死，这种方法是缺乏科学根据的，均应废止。[151]

法医学的推广普及,传统旧知识、旧技术的革除,显然没有那么容易。这也反映出,《洗冤录》以及运用旧知识、旧技术的人员,在民国以后仍存在了相当长一段时间。

不过面临最多阻碍的应该还是解剖验尸。1924年7月,上海地方检察厅检察长车显承与同济大学签约,合作进行解剖验尸,希望法院以此断案的同时,学校也有实习的机会。但隔年4月6日,车显承就因胃病在宝隆医院病故,[152]而他的死引起地方议论,甚至有人认为这是解剖验尸的"冥报"。[153]到了7月15日,律师陈奎棠便直接呈请停止解剖验尸。[154]陈奎棠呈文不仅引起相当大的风波,[155]还使得上海地方检察厅很快就决定不与同济大学续约。[156]

缺少人才、物质贫乏等诸多问题,也增加了推行的困难。林几就坦言"欲寻一法医学专家,竟不可得",且各地法医教学资源缺少,即使是北平大学"亦不过把他附在病理教室,作为一门功课而已"。[157]而器械的缺少,更直接影响到法医的日常工作。当法医研究所第一届研究员分发各地服务后,便发生"每多借口器械不备,未能克尽职责",使得司法行政部通令各地,要求多加监督的情形。[158]

3. 检验吏的生存空间

这些法医力有未逮、遭遇阻碍的地方,显然是检验吏得以持续生存的空间。在清末被认为是"熟谙中外法律,素有经验"的京师地方检察厅检察官,[159]民国后调任司法部主事、总务厅办事的王炽昌,宣统年间他便开始编辑《洗冤录参考》。当编到"自缢"第二十七节时,适逢"民国法院改组,方讲求法医之学",因此中辍。但他后来仍决定出版《洗冤录参考》,原因之一就是见到"中央"和"通商大埠"尚有医院能协助鉴定,交通不便的地方"大率沿用旧件作学徒为检验吏"。[160]

极力批评检验吏"人格卑陋"的黄岩县法医王中时也坦言,"如果旧式检验吏一律淘汰,以地广人众之国家,人才不敷分配,自不待言"。[161]林几同样承认"国宇辽阔,人才缺乏,各地医师,分配尚未普及,故对新法检验实行,益感困难"。[162]除了人数不足外,还有前文提过的器械缺乏。秦超海就明白指出,依照《洗冤录》进行验尸,富有经验的检验吏"尚易办到",法医"非有专门医术暨科学上应有器具,不能着手"。[163]

当然无法否认检验吏存在诸多弊病,如宋启兴便说"仵作捞钱的机会是始终存在的,也经常在捞"。[164]还出现过检验吏自恃人才不多,因此产生"奇货自居"的心态,进而胡作非为。[165]但正如同前文论述的清代仵作那样,仍有检验吏因自身经验、能力得到倚重,或是在面对批评时有能力出面辩驳,为自己争取生存空间。

从本文诸多引文中已能看到不少人强调检验吏的长处在于经验,其实1929年司法行政部通令筹设法医学校的同时,[166]便下令查考检验吏的学识、经验以及教育背景,若有"曾充仵作,富有经验而操守可靠者"就要另外呈报,因为"藉其平昔经验,尚可为目前补助"。而这还带有一定程度的急迫性,有经验的仵作已零落无多,"若不从速设法补救以谋接续,过此以往恐将绝迹"。[167]

从吉林开办检验学校的情形,也能看出对经验的倚重。清末留学日本、后来出任吉林高等法院首席检察官的萧露华,委托吉林省立大学开办检验学校时,聘用了牛永清出任检验课教师。萧露华称赞牛永清"世传检验学","躬亲实践多年,颇有经验"。[168]时任长春地方检察厅检察长的徐良儒也说牛永清"本其家学,证之经验"。[169]他们不约而同地说到世传、家学和经验,正因为牛永清父亲是仵作,而牛永清自北洋高等警务学堂毕业充任警官时,又曾进入刚设立的吉林检验学习所,后来再服务于各地检处,[170]确实是"幼承家训,夙有专门学识"。[171]

而牛永清为了教学而编纂的讲义《检验详义》也得到众人的推崇,检察官高华霖不仅称赞"读其书,知其底蕴乃合牛氏两代经验,并新旧学理成为一家言,询有补于明刑非鲜",还认为"检察官宜将此书与刑法同读,而理刑推事亦不可不尔。又职司检验之士,尤当熟读此书"。[172]就法医学史而言,《检验详义》也是少见的检验吏著作,值得更进一步深入研究。

经验还是检验吏反驳批评的立论依据。1928年7月间,北平律师公会向地方法院提出整顿检验事务的呈文,呈文内极力攻击仵作"习于道听涂说,既无法医知识,且其道德人格亦极卑鄙",委托他们检验"危险殊甚"。这很快引起以俞源为首的检验吏们的强烈不满,他们反驳时强调检验是以经验为主、学理为辅,律师公会举出某些案件的失误,那是属于经验不足的无心之过,况且一人犯错与全体责任无关,律师公会公然侮辱的言论"实为讲法律者之自辱"。律师公会的建议固然有一定的合理性,却也因为用字遣词落人口实,不仅招致司法当局的批评,其建议也没有被采纳。[173]

其实只要经过学习训练,检验吏也是能够掌握基本的现代科学知识,并且运用到实务上。发生于1926年底的苏佩秋伙同妹妹毒死妹夫金志浩一案,[174]1928年3月27日进行庭审时,高审厅推事曾和检验吏俞德需有这样一段对话:

> 问:"你在地方厅当检验吏么?"
> 答:"是。"
> 问:"他是中毒身死的么?"
> 答:"他是中磷酸毒死的。"
> 问:"他是中哪种磷酸毒死的呢?"
> 答:"这个《洗冤录》书上没有,只有在现在化学书上看得到。但是磷有十多种,酸只一种,志浩是那种磷酸毒死的,这个非用化学来验不可。"
> 问:"你断定志浩是中磷酸毒死的么?"

答:"是,因为我要检验不到,当时他们就不肯签字。"[175]

俞德霈显然是读过"化学书",因此能够进行基本的化验,并明白指出那是《洗冤录》没有的。值得注意的是,前文引述过宋启兴曾说北京地区"仵作这一行都不出宋氏、傅氏和俞氏这三姓",俞德霈和俞源就出自其中的俞氏,俞德霈的父亲俞涛还是服役已经三十多年的老检验吏。[176]顺带一提,发生在同一年的孙殿英东陵盗墓案中,将乾隆等人遗骨辨识、拼凑回去的检验吏,正是俞源。[177]

4. 新旧并存的态势

在这些因素的交互影响下,民国成立后直至三四十年代,培养检验吏的工作仍在持续进行,[178]某些地方的方式还与清代十分类似。前文曾提到1919年京师地方检察厅开办的检验学习所不仅仍以师徒制进行训练,由四位资深检验吏各带领两名学员,[179]还直接到检验吏家中"上课","讲授《洗冤录》及口授检验诸法"。[180]

不过,各地实际进行的方式也不尽相同。像1919年奉天重新设立检验讲习所时,将学习内容调整为"以法医学为主要,以《洗冤录》为参考",为了简捷易通,"陈义太高,无裨实用"的解剖、生理、物理等学科"一概从略"。[181]然而1925年黑龙江仿照奉天设立的检验讲习所,上、下两学期总共64小时的课程中,奉天"一概从略"之一的解剖学却是比例最重的学科,总共19小时,《洗冤录》则占了13小时,只比法医学少1小时。[182]

除了培养新血,还有重新训练旧检验吏的规划。同样在1925年,河南高等检察长杨长溶鉴于"《洗冤录》实不足以概括今日之事实",有经验的仵作也多凋零,现存检验吏既无经验又无学识,因此呈请设立检验吏传习所。他的设想是,先招考一班,总共120人,待他们毕业分发各处后,再将原有检验吏"择其文理通晓,稍有经验者"保送一人投考上课,以期"新旧并镕"。[183]经过一年左右的筹备，便顺利招考了。[184]

而诸多举措中最为关键的是1929年来自"中央"的各项命令。首先在2月，便是前文已经提及的司法行政部下令各地查考检验吏的学识、经验：在十三个省以及一个特别行政区全部706位检验吏中，"以仵作改充者"占最多数，总共291位，约41%；其次是"随同刑幕老吏学习检验事项者"，总共268位，约38%；"曾在学校受过检验教育者"最少，只有147位，约21%。[185]然而直到1936年时，全国仅有31位法医师，且其中有21位集中在江浙两省。[186]面对这样的局面，法医的工作压力以及短时内难以尽数淘汰检验吏，也可想而知了。

接着3月时，在中国国民党第三次全国代表大会的各院部工作报告中，司法院长王宠惠（1881—1958）提出十三项"司法改良计划"，[187]第十二项正是"检验吏及法医宜注重也"：

……今宜于各省高等法院附设检验吏讲习所，抽调各法院及各县之检验吏分班入所训练，授以法院之普通知识，毕业之后，各回原职，酌增薪给，以养其廉，严守条教，以惩其贪。一面筹设法医学校，培植法医专门人才，并酌量于各省医科专校内添设法医学一门，以广造就，而利任使。数年以后，人才足用，可不必假定于旧日之仵作矣。……[188]

王宠惠显然将普及法医当作最终目标，抽调、训练检验吏则是权宜措施，在完成阶段性任务后便要淘汰了。不过，王宠惠所说的法医学校却需要仔细考辨。

1928年11月，浙江省高等法院与浙江省立医药专门学校签约设立法医专修班，预定在1929年1—6月招收训练20名省立医药专门学校四年级学生以及成绩优良的毕业生，藉此培养检验人才。[198]司法行政部认为这个做法值得推广，因此在1929年6月中央执行委员会第184次会议上提议通令各省遵办，也得到核准。[199]但过程不甚顺利，除了地方拖延让司法行政部要再三催促外，[191]还出现没有教室，[192]或者经费无以为继的情形。[193]华北各省也由于缺乏资源迟迟无法设立，司法行政部只得采用北平大学的建议，要求河北、河南、山西、山东四省利用北平大学医学院法医学教室合办法医人员养成所。[194]

浙江的规划是招收医学生进行短期训练，江苏省高等法院委托同德医学专门学校设立的法医讲习所，也是选拔同德医校五年级学生或者优秀毕业生入所学习，不足额再招考其他医科毕业生。就学习内容来看，显然是想在医学院校既有的基础上，教授法医学等专业内容，[195]较快速地培养基础法医人才。[196]江浙两省高等法院与医学校签订的合同内，不仅科目排除了《洗冤录》，与前文提及的奉天、河南检验吏讲（传）习所形成对比，学生毕业后被派往法院、县政府服务时，也确实是担任"法医"而非检验吏。[197]当然各地的做法仍有所差异，"以养成下级法医检验人员为目的"的北平大学医学院法医人员养成所，除了毕业于各医学校的助手、练习生外，还是会招收"旧检验吏"。[198]前文提到的吉林省立大学开办的检验学校，更直接聘用父亲是仵作、自己是检验吏的牛永清担任教师。

此外，还有因为需求而自行开班的例子。1933年河北定县由于缺乏检验吏，派人到保定地方法院检察处接受训练，首席检察官秦超海为此"检点旧用之《洗冤录》及新用之法医学，"[199]采撷"简单易行"的部分，加上自己20余年来的办案经验，编纂《检验指要》当作教材。[200]《检验指要》反映了官员如何试图将传统检验知识与法医学融合在一起，其与前文多次引述、同是教材的《检验详义》都值得深入研究。

不过，安徽的情形最需要多加注意。先是在1928年时，署安徽高等法院首席检察官余谷鉴就已提议设立"法医专门学校",但他也认为"订定法医科学宜简捷易通",因为"陈义太高,难裨实用",所以学科"应以法医学为主要,以《洗冤录》为参考……庶几简便易明"。[201]到了1930年,依照司法行政部命令,仿照浙江成立的"安徽高等法院附设法医专修班",不仅开设的课程仍有"洗冤录(证误)",还不限定招收医学院校的学生,[202]而且各地检验吏若符合资格,"得由县司法公署或地方法院保送之"。这些"法医学员"毕业后,实习成绩最优便能补"法医实缺"或者加薪,[203]实习期满也可以取代"旧日之检验吏"。[204]但从学习课程等方面来看,安徽的"法医专修班"其实与奉天、河南的检验(吏)讲习、传习所较为接近。

这或许就能解释,为什么会出现名为"法医"的检验人员,却是使用《洗冤录》记载的传统检验方法进行验尸,进而引发其他(严格意义上的)法医的批评。[205]除了名为法医实为检验吏的情形外,还需要注意到在这样并存态势下,检验吏与法医师之间的关系。最高法院曾明示《洗冤录》记载"虽足供检验之参考",但遇有疑义时,没有法医鉴定"不能以为判决之基础"。[206]然而直至1950年初,不乏法医师、检验吏因为方法、结果、理论依据的不同而发生冲突的情形,[207]有时甚至会引起医学界对"传统"的批判。[208]只是这个问题较为复杂,基于篇幅限制,本文暂不对此展开论述。

四、抗战前后的发展

1. 战前的讨论

这种新旧并存的态势还清楚地体现在1935年的全国司法会议上。1935年9月16—21日,司法院在南京召开了全国司法会议，[209]法医、检验吏的问题也是关注焦点之一。16日第一次大会有14件议案，[210]17日第二次大会有4件，[211]18日第三次大会有3件，[212]经过审查后被归纳成"关于司法人员训练及考绩问题"第十二至三十三案。[213]这些来自全国各地的第一线司法人员，[214]他们反映的问题相当值得关注，其中面对新旧各有不足的尴尬，代理贵州高等法院首席检察官徐世雄的说法很有代表性：

> 吾国办理刑事案件，除奉《洗冤录》为圭臬外，别无何种参考。是书虽间有可采，然究不能应事物之变。法医现虽设所研究，近畿尚可就便请予协助，远省则不免兴望洋之叹。[215]

但对于如何解决这个问题，却出现不同的倾向。不过，必须先说明的是，现在一般认为在1935年颁布《法院组织法》、[216]《县司法处组织暂行条例》后，[217]检验吏的名称已改为检验员，或许是施行不久的关系，在全国司法会议的提案中，仍可看到检验吏、检验员交替使用的情形。

第一种倾向是以培养法医为根本解决之道。有的提出在各省高院附设法医传习所，[218]或是继续仿照浙江与医校合作的办法，"改检验吏（或仵作）为法医"，遴选医大、医专毕业者加以训练，[219]或是由中央统一培训、分发。[220]绥远高等法院院长余俊除了建议中央筹设外，更要求"通令各院嗣后检验人员，非经法医专校毕业，不准滥竽充数"。[221]

第二种倾向，也即属于较多数意见的，则是在培养法医的同时，一并训练、留用检验吏（员），"择其优良者送所训练"，[222]"将从前之仵作一律斥革，间有年富力强、学识经验堪资造就者，亦准由各县保送入校受训"，[223]或是每省设一个"检验吏训练班"，由司法行政部派遣法医师充当教员，教授"通常检验智识"。[224]江西高等法院院长鲁师曾更提议"淘汰各院县检验吏不称职者三分之一,余分期调入训练"。[226]绥远归绥地方法院院长严启昆还认为,挑选优秀的检验吏进行训练,是"于青黄不接之中期,采新旧兼收并蓄之意"。[226]

而批评之余,不少人对《洗冤录》、检验吏(员)仍有相当不错的评价。浙江高等法院院长郑文礼提议训练检验吏时,"由该地院之法医及检验员担任教习,平时受以法医学理并参酌《洗冤录》方法",因为《洗冤录》"虽未合于科学,要皆本诸经验,除须化验之物证外,事实上采用旧法检验,亦尚便利"。[227]试署江苏高等法院院长朱树声还表示:

> 一部分人士甚谓检验员之验案优于法医,其持论固不免失之于偏,然亦足见检验员之检验方法非绝无价值者耳。

只是经验丰富的检验员已相当少,所以在法医尚难普及的过渡期,"对于检验员之培养亦属切要之图"。[228]

山东高等法院首席检察官胡绩也认为检验吏"虽无新知识,尚有旧经验者犹足应付普通事件",《洗冤录》"或不免背谬,与科学原理不合,而大体上十九均尚允洽",所以提议不妨放宽各省检验人员训练班的招考资格:

> 考取后授以普通新法检验必需之学识,如该省有旧日经验丰富之检验吏,亦不妨间授以旧日之检验法。[229]

代理广东高等法院院长谢瀛洲与署广东高等法院首席检察官廖愈簪在共同提案中还表示,检验员若对"法医学及《洗冤录》中可采取之法则,均得有相当之了解",并且教导他们运用方法,那就"经验、学识两者兼备"了。[230]

来自中央的司法行政部部长王用宾、法医研究所所长孙逵方、最高法院检察署检察长郑烈，他们在提案中也出现新旧配合的倾向，不过侧重各有不同。王用宾坦承现在法医人才缺乏，只好因陋就简，"以旧日仵作或曾随同刑幕老吏研习检验事项者勉强充数"。他们受过检验教育的并不多，学识也有限，但"藉其平昔经验，尚可为目前检验之补助"，只是现在这类人也零落无多，"若不从速设法补救，以谋接续，过此以后恐将绝迹"。所以他提出的《整顿检验人员大纲》中，除了提高经费、待遇，委托医校添设法医班外，甚至还有"奖励（检验员）自由收徒"。[231]

孙逵方虽批评《洗冤录》缺乏科学根据，检验吏遇到没有前例、相关经验可以凭借的疑难案件时"则不免揣度臆断"。但他也不得不承认，法医研究所囿于经费限制，无法大批造就人才普及应用，再以"兼顾"检验吏的生活起见，提议挑选各省检验吏轮流调所训练：

> 将《洗冤录》中方法何种吻合科学、可适于用，何种不适于用，逐条详为剖析，并授以检验科学。俾其得有法医常识，以为逐渐改善检政之基。[232]

与其在"法医学史"的脉络上极力批评《洗冤录》的态度相比，[233]孙逵方显然是认识到，在现实中《洗冤录》仍有存在的价值。

郑烈的提案相当详细，他将改善之道分为治本与治标，治本是"培育法医"以及"整顿检政"。但他同样承认，"近二十年以内，尚难将内地县、法院均分配有良好新式法医师"，因此就需要治标，即"训练初级检验人员"（旧有的检验员（吏）便是来源之一），使他们充当法医师的助手，进行简单的鉴定，遇到疑难案件"再由法医师或法医研究所复行详验"。而为了培养初级检验人员，不仅得编纂"教本"，快速培养师资，还要"修颁《洗冤录》"，"倘能添入代替检法，则即用旧式仵作，亦暂得执行检务，不生窒碍"。[234]

这些提案，除了王用宾"奖励自由收徒"被认为"应加考虑"外，其他都照审查报告通过，或者进行并案处理。只是会议结束不久，随之而来的战争打乱了所有的规划。

2. 战时的培养与酝酿

战争造成了相当大的破坏，在西迁过程中，法医研究所重要仪器在蒲圻车站被炸毁，再加上后来经费缩减、物价攀高等因素，使得抗战末期法医研究所设备相当不足，连参考书籍都是以私人名义向外借用。[235]不过，并非所有的事情都完全停顿下来，战争期间培训检验员的工作仍在持续进行，甚至十分重要的《法医人才五年训练计划》也是在这时酝酿出来的。

然而现存的档案毕竟有限，目前只能先以河南为例，论述抗战时期检验员的培训。1937年春，河南曾对检验员进行函授训练，将职务所需的知识先编制讲义，再分发阅读。实施后虽颇有效益，但"抗战事起，训练未完，中途停止"。到了1942年，预计要实际开班训练，却又因预算不足、物价高涨，只得再准备改为书面训练，让检验员自修讲义，遇到问题则由首长亲自或指派人员讲解，如此"训练"完毕再举行书面考试。[236]不过，后来的局势发展相对稳定，因此隔年还是实际开办了检验员训练班，在10—12月间将31位检验员集中在洛阳进行训练。[237]而训练班的主任教授成宝仁、王得乐都是自法医研究所毕业的研究员，[238]与法医学有关的课程也是由他们授课。[239]

时任首席检察官的张秉钺在对学员的讲话中，明确提到集中受训有两个意义：一是"培养大家的品格道德以及革命精神，使具有现时代公务员的精神，以改善社会一般人对于检验员的不良观念",二是灌输"近代检验员应有的学识,以适应各位所担任的职务"。与先前相比,"函授训练仅可增进各检验员之学术,对于各检验员品行道德、精神上之改善,仍无多大裨益"。[240]从课表便能清楚看到,训练班确实是以补充基本知识,同时做思想、精神上的训练为主轴。扣掉周日上午的实习时间,每一周总共有45节课,与法医、检验相关的课程不到一半,总共18节;[241]而除了法规4节、[242]自修6节、小组会议3节、公牍2节,政治、军训等课与长官训话就有12节。[243](参见附表)

值得注意的是,无论书面函授或者实际开班,课表都有"我国旧检验法之检讨",[244]这正与时任署河南高等法院院长的胡绩在1935年全国司法会议上,"如该省有旧日经验丰富之检验吏,亦不妨间授以旧日之检验法"的提案相一致。顺带一提的是,抗战期间贵州也有相似的做法。贵州检验员训练班课表中除了毒化学、生理解剖常识、病理常识、法医学等课,同样有"检验摘要"一课,而且在档案中"检验摘要"还被直接注明"即《洗冤录》"。[245]

至于《法医人才五年训练计划》的酝酿,其实是源自贺飏武的《改革司法意见》。1941年八、九月间,贺飏武上书提出五项司法改革意见,[246]时任部长的谢冠生对其中的"各省宜养成法医专门人才以改进检验技能"特别赞赏,不仅将这段逐一圈点,认为"颇可采用",还指示总务司第二科进行研究,并批示"如属可行,宜由本部谘商教育部择国立医学院附属试办"。

隔天,总二科科长吴公耐就上签表示:1929年曾通令各省,仿照浙江在医学校附设法医专修班,只是法医研究所成立后,法医人员训练改由该所专门负责。然而法医研究所迁到重庆时,虽曾举办第二届检验训练班,但司法行政部认为其收效甚微,因此改回由各省自行训练。所以,如果比照1929年的办法开设法医专修班,同时间若和教育部咨商,命令国立医学院校也参照试办,"则兼程并进,所得自必较多"。[247]

经过讨论、折冲,1944年司法行政部和教育部才一同拟定好《法医人才五年训练计划草案》,预计从1945年开始施行,在五年内训练出法医师100人、司法检验员1 200人。[248]为此将开设四种班,分别是:"法医师资研究班"、"法医师训练班",以及与检验员直接相关的"司法检验员训练高级班"、"初级班"。

高级班预计分别由中央大学、中山大学医学院、贵阳医学院、西北医学院以及法医研究所开设。招收初中毕业生,毕业后直接派委服务。课程规划是二年毕业,除了半年实习外,课程内容则是生理学、解剖学概要、修正《洗冤录》及驳义等科目,以及实际检查方法。初级班也是由这五个单位举办,招收四十五岁以下的原有检验员或仵作。而且是大量训练,每单位各办四班,每班五十人,预计两年内总共毕业一千人。训练科目以实用为主,但相较于高级班更显简略,时间也仅有四个月。此外,初级班还特别规定,成绩及格回法院供职,不及格则入下一班继续受训,累积两次不及格就撤职。

当计划结束时,法医研究所将继续办理法医师训练班,除了补充高等法院的缺额,也会派往地方法院服务,希望各级法院至少都有一位法医师。另外由中山、西北医学院与法医研究所继续办理高级检验员训练班,目标是逐年淘汰仵作和初级司法检验员,最终使检验员没有高级、初级之分。[249]不过,11月1日行政院对草案提出了五点意见,要求重拟。[250]司法行政部针对行政院的意见修正了部分内容,《法医人才五年训练计划》最终在1945年5月2日得到核准。[251]

3. 战后的检讨

抗战结束不到几个月,法医师汪继祖便向司法行政部递交呈文,认为中国幅员广大,"断非钧部法医研究所训练两三届学员得

能敷用",而法医学是专门技术,一般医师能代为检验的也不多:

> 现在抗战胜利复员计划中,是项人才之需要已属甚殷,以职管见所及,必须大量招考从速训练,期以一年,方能合符分配能任用。

他还表示自己从事法医多年,愿意提供经验帮助训练。[②]谢冠生则回复司法行政部已和教育部拟定《法医人才五年训练计划》,送国防最高委员会核定,现正筹备实施。[③]

其实,《训练计划》部分内容已先在1945年付诸实施,当中央大学医学院仍在成都时,就承办了第一届高级检验员训练班,隔年4月又奉司法行政部指令,分派学员到各地法院见习,准备于年底毕业。值得注意的是,法律规定检验员"检验范围仅限于尸体之外表死因检查",但中央大学医学院为了增加检验员的能力,让他们额外学习烟毒、骨殖、足痕、指纹、枪弹等基本知识。不过,医学院还是强调,解剖尸体、毒物化验、妊娠怀孕、医药责任等"学理较深之鉴定",仍"必须另行委托专门医师或学术研究机关为之"。[④]

然而《训练计划》的正式施行并不顺利,第一年就由于公文手续问题,1945年底训练费才核发到位,隔年复员后又发现中央大学、中山大学设备破坏严重,只好继续展延。[⑤]两校后来又各自遇到问题,为中央大学修建校舍的承包商"正在罢工",学校希望再延至35学年度下学期再举行检验员训练班;[⑥]中山大学则在开课没多久,就因为教育部修改招生简章引起了学员的不满。[⑦]

就在《训练计划》开展的同时,为了"策进方来"并检讨问题,1947年11月5—10日,司法行政部在南京召开了全国司法行政检讨会,其中共有 15 件与法医、检验员直接相关的提案。[258]与全国司法会议相比,法医人才缺乏、旧有人员训练不足仍是共同的问题,正如同山西高等法院院长张秉钺所说的,过去社会鄙视的仵作"已由检验吏之过程进而为检验员",待遇也提高到与书记官略同,但"出于昔日仵作传习者多,出于前检验吏速成科或其他检验员训练班者少",而且多年来培养机会不多,再加上战争的关系,"经此国难,伤亡过半",国家实际上苦无检验人才利用。[259]

但全国司法行政检讨会较为不同的是,许多提案人是来自边陲(或者说边区)的第一线司法人员,他们反映的问题还带着区域色彩。甘肃高等法院首席检察官曹文焕便坦承,他(们)对各级司法机关派遣检验员的要求"几致无法应付"。[260]西康高等法院首席检察官曾逵也说:"康省僻处边隅,检验人员素感缺乏。高本院仅设法医师一员……"[261]院长李永成更直言:"边远省份不仅法医人员向极缺乏,即略具经验之检验人员亦无从罗致。"辽北高等法院院长关福森、首席检察官赵荣凯表示中国缺乏法医人才"而以东北各省为尤甚"。[262]辽宁高等法院首席检察官夏惟上则指出:"本省自收复后,各地方法院经常预算内虽编列检验员名额,乃因人才缺乏,现今仍多悬缺待补。"[263]

战时作为主要"后方"的省份也有相同的情形。贵州高等法院首席检察官邓济安便说:"即以贵州而论,各院所有法医员缺均属虚悬,对于应行施行鉴定案件,均无法解决。"[263]甚至法医研究所、中央大学等单位所在地,也曾因此得以培训人员的四川,高等法院首席检察官徐尔僖仍称:

> 查川省各级法院法医师人数寥寥,补充无术,而检验员泰半皆属滥竽充数,说无学识,又无经验,以此等人才司法院鉴定事务,危险何堪设想?设遇调整,尤感无员补充,此中困难

情形，恐不仅川省为然。[266]

根据 1936 年度的统计，全国地方法院法医师有 31 名、检验员有 359 名，1946 年时虽增至法医师 121 名、检验员 625 名，但地方法院就有 692 个。[267]再参看全国司法行政检讨会提案人反映的情况，可以想见距离普设法医的目标还相当远，连数量较多的检验员都不敷使用。

此时《法医人才五年训练计划》虽已付诸实行，但司法行政检讨会上提出的解决之道，却又多与之重复。像是建议司法行政部与教育部合作，"选择设有法医研究室之国立大学医学院或医药专科学校筹设检验员专修班"，[268]或由法医研究所训练分发。[269]当然也有"培养专门法医人才要为根本之图"的意见。[270]针对边区困境，西康高院首席检察官曾逵还提议：

> 如因边区僻远，来者乏人，径令高等法院院长会同首席检察官就地取材，招班训练，结业后分配各法院及县司法处服务，亦为一劳永逸之计。[271]

不过，院长李永成却有不同的看法：

> 边远省份师资既感不易，经费又复困难，不能自行开班训练，惟有仰和中枢训练此项人员，分发边区服务，俾利进行。[272]

就地取材的便利与经费困难的阻碍，似乎难以取得平衡。值得注意的是，旧有的检验员、《洗冤录》此时仍有人重视，云南高等法院首席检察官乔文萃就曾说："除训练新人才外，复应调训旧有检验员以充实其科学知识。"[23]或者像绥远高等法院首席检察官张蕴毓所提的,"分期调训现任检验人员,授以近代医学知识",[24]甚至青海高等法院首席检察官褚成富还说要"先研究《洗冤录》旧法,审查改订"。[25]

总体而言,无论《法医人才五年训练计划》或者全国司法行政检讨会的提案,都能看到在法医尚无法普及全国的态势下,持续对检验员进行改造、培训新血用来应急。只是不久之后,1949年后,两岸又各自进入不同的发展方向了。

结　　论

有研究者指出,清代并非所有被称为"讼师"的人皆能收取高昂费用,乃至完全以此谋生,或是为了勒索钱财才代人写状。但明清以来多重建构出的"讼师贪利"形象深入人心,即使到了民国时期,仍会被刻意强调,这也成为社会接受律师职业的巨大障碍之一。[26]与"讼师贪利"一样,如果没有对"贱役"、"毫无知识"、"唯利是图"、"容易收贿造假"这些现在论述清代仵作时常见的话语模式进行辨正和梳理,不仅无法较全面地理解,也会让检验吏、检验员继续背负"原罪",进而造成研究上的盲点。

在西方制度、知识,尤其是法医学的影响下,加上自身积累已久的问题,清末进行了改革,设立检验学习所,改仵作为检验吏,并给予他们出身。守着以《洗冤录》为主的传统检验知识,同时初步接受生理、解剖等学,试图以此补充不足,达到中西融合。然而辛亥革命带来的转变,促使《洗冤录》、检验吏还是成为将被取代的一方。

不过,虽然民国建立后的时代趋势,以及推动法医的影响(或者说"需要"),《洗冤录》遭受贬抑的同时,仵作、检验吏往往也是连带批判的对象。但法医建设遭遇的诸多阻碍困难,以及确有其长处,使得检验吏(乃至于后来的检验员)终究存续下来,直至1949年之际,都还能看见他们在司法体系里发挥效用。

正好与仵作相同,都是"经验"最被推重,再加上经过学习训练,也能够掌握一定的现代知识,因此逐渐形成重新培训旧有检验吏、检验员,或者直接造就新血,用来与法医师进行高低搭配的趋势。即是治本的同时,将检验吏、检验员当作治标的过渡。在抗战前的全国司法会议、战时酝酿出的《法医人才五年训练计划》,以及战后的全国司法行政检讨会上,均能看见这样的意图和相应的作法。

还必须注意到,检验吏的"组成"其实相当复杂。司法行政部将1929年的调查统计区分为"以仵作改充者"、"随同刑幕老吏学习检验事项者"以及"曾在学校受过检验教育者"这三种类型。前两类明显是清代遗绪,但细绎史料便会发现,"学校"有清末的检验学习所,有民国时期沿用清代做法而开设的学习所,有与医学院校合作的专修班,有大学开设却是聘请检验吏授课的检验学校,有司法官员自行筹设规划的短期训练等多种类型。甚至还有名为法医专修班,学习内容却与检验吏培训课程相去无几的例子。此外,即使有共同的规章,或是明确的仿效对象,各地的实际做法、偏重未必相同,民国时期的检验吏群体无法一概而论。

而除了简易的法医、生理、解剖学等知识,在某些"学校"的课程里,饱受批评的《洗冤录》仍占据相当程度的分量,只是要先有"证误"这类的筛选。直到1940年代,都还能见到利用修正过的《洗冤录》来教导检验吏、检验员。民国以后《洗冤录》的现实意义、价值并未完全消失。

附表：河南高等法院检验员训练所课程表

时间	星期一	星期二	星期三	星期四	星期五	星期六	星期日
上午 七时至七时五十分		军训 教官张		军训 教官张		军训 教官张	上午到省立医院或相当医院或在城内验尸场实习
上午 八时至八时五十分	国父纪念周	法规概要 授教李	国父遗教 授教龚	我国旧检验法之检讨 授教成	国父遗教 授教龚	苏委员凤岐训话	
上午 九时至九时五十分	国父遗教 授教龚	刑事诉讼法与检验有关法令 授教尹	李委员荫川训话 授教成	妊娠学概要 授教李	法规概要 授教成	刑事诉讼法与检验有关法令 授教尹	
上午 十时至十时五十分	李委员彤恩训话 授教龚	公牍 授教都	中毒学说概要及消毒法 授教袁	外伤鉴别诊断学概要附鉴定学说明书编算法 授教王	王委员毅训话 授教王	法医学概要	

河南高等法院检验员训练所课程表　中华民国三十二年十月　日

（续表）

	星期一	星期二	星期三	星期四	星期五	星期六	星期日
一时至一时五十分	法医学概要	现场保存及证物搜集法概要附现场绘图术	法医学概要	李委员亚雄训话	公牍	生理及病理解剖学概要	上午到省立医院或相当医院或在城内验尸场实习
	授教王	授教王	授教王	授教都		授教王	
二时至二时五十分	尸体检查概要	外伤鉴别诊断学概要附鉴定学说明书编算法	物证检查概要	生理及病理解剖学概要	现场保存及证物搜集法概要附现场绘图术	尸体检查概要	
	授教成	授教王	授教王	授教王	授教王	授教成	
三时至三时五十分	物证检查概要	小组会议	尸体检查概要	小组会议	物证检查概要	小组会议	
		授教成		授教成		授教成	
四时至四时五十分	自修	自修	自修	自修	自修	自修	

下午

河南高等法院检验员训练所课程表　中华民国三十二年十月　日

① 徐忠明：《"仵作"源流考证》，《政法学刊》1996 年第 2 期，第 24—25 页。

② 张哲嘉：《"中国传统法医学"的知识性格与操作脉络》，《中研院近代史研究所集刊》2004 年第 44 期，第 13 页。

③ 昆冈等纂：《大清会典事例》卷八五一，《续修四库全书》本，上海古籍出版社 1997 年影印本，第 366 页。

④ 田涛、郑秦点校：《大清律例》，法律出版社 1999 年版，第 593 页。

⑤《福建省例》便记载乾隆二十五年时，"饬令各州县多备钦颁《洗冤录》，将现在各刑书按名各发一部，令其悉心细绎，与新旧仵作不时讲解学习"。《福建省例》卷二七，《台湾文献丛刊》，台湾银行经济研究室 1964 年排印本，第 864 页。

⑥ 云南总督庆复，奏为边远各省报官命案日繁请饬令督抚实力举行募补仵作并酌定处分事，乾隆五年九月七日，中国第一历史档案馆藏朱批奏折，档号：04－01－01－0059－038。以下简称朱批奏折。

⑦ 刑部尚书盛安，奏报拣发宁古塔教习仵作请令兵部拨给车辆并行令该将军招募土著学习，乾隆十一年四月二十二日，中研院历史语言研究所藏明清史料，登录号：026034－001。

⑧ 徐本、尹继善等，题为会议川省裁汰皂隶招募仵作一案事，乾隆二年十一月三日，朱批奏折，档号：02－01－07－13542－009。

⑨《申论仵作之弊》，《申报》1900 年 4 月 26 日第 1 版。

⑩ 东三省总督锡良，奏为筹设奉天检验学习所经费请作正开销事，宣统元年八月十五日，朱批奏折，档号：04－01－35－1091－028。

⑪《法部会奏议覆东督奏吉省拟设检验学习所等摺》，《四川官报》1909 年第 13 期，第 5—6 页。

⑫《申论仵作之弊》，《申报》1900 年 4 月 26 日第 1 版。

⑬ 万友竹：《法医论》，《医药学》1931 年第 11 期，第 47 页。

⑭ 明仲祺：《我国法医前途的展望》，《东方杂志》1936 年第 7 号，第 183 页。

⑮ 乾隆元年四川巡抚杨馝在给户部的咨文中便已提到:"仵作之子弟、亲属有情愿跟随学习者,许其报明入册。"徐本、尹继善等,题为会议川省裁汰皂隶招募仵作一案事,乾隆二年十一月三日。

⑯ 其实直到1949年后,宋启兴和佟子仍在北京等地的法院服务。

⑰ 宋启兴:《忆谈仵作行当》,全国政协文史资料委员会编:《文史资料存稿选编精选》第10册"社会杂相述闻",中国文史出版社2006年版,第125页。Daniel Asen根据北京市档案馆庋藏档案指出,1919年受训的十五位学员里,有十位不属于这三个姓氏(家庭)。Daniel Asen, *Dead Bodies and Forensic Science: Cultures of Expertise in China, 1800 – 1949*, Ph. D. diss., Columbia University, 2012, pp. 132 – 134.

⑱ 仵作在案件中的角色、衙门内的地位,参见陶希圣《清代州县衙门刑事审判制度及程序》,(台北)食货出版社1972年版,第12,37—40页。

⑲ 王士翘:《慎刑录》卷二,《续修四库全书》本,第35—36页。

⑳ 陈芳生:《洗冤集说》,张松等点校:《洗冤录汇校》下册,社会科学文献出版社2012年版,第407页。

㉑ 佘自强:《治谱》卷六,《官箴书集成》本,黄山书社1997年影印本,第150页。

㉒ 吕坤:《风宪约》,《实政录》卷六,《续修四库全书》本,第391页。

㉓ 仲振履校订:《石香秘录》,王又槐等:《补注洗冤录集证》卷五,锦章书局,出版时间不详,第17a页。

㉔ 例如律例馆臣在《辨伤真伪》便援用了吕坤提防仵作以药物制造伤痕的意见。律例馆辑:《律例馆校正洗冤录》卷一,《续修四库全书》本,第267页。

㉕ 对于仵作的来源、惩处等问题,笔者已有些论述,参见陈重方《〈洗冤录〉在清代的流传、阅读与应用》,《法制史研究》2014年第25期,第66—70页。不过,本文在此多有扩充和修正。

㉖ 广东按察使耿鳞奇,奏请皇上敕部详加议定将仵作相验不实后经另检得实者照诬告死罪未决杖流加徒等由,雍正十二年十一月九日,"国立"故宫博物院藏宫中档雍正朝奏折,文献编号:402003137。以下简称宫中档

㉗徐本、尹继善等,题为会议川省裁汰皂隶招募仵作一案事,乾隆二年十一月三日。

㉘东三省总督徐世昌、吉林巡抚朱家宝,奏报吉林省拟设检验学习所改各属原设仵作为检验吏并比照吏负给予出身俾资策励事,光绪三十四年八月二十日,宫中档光绪朝奏折,文献编号:408000263。

㉙云贵总督沈秉堃,奏为于云南省城设立检验学堂请旨立案,宣统元年十月七日,中国第一历史档案馆藏朱批附片,档号:04-01-38-0200-001。

㉚姚德豫:《洗冤录解》,王又槐等:《重刊补注洗冤录集证》卷六下,(台北)文海出版社1968年影印本,第665页。

㉛杨士达:《拟请内政部卫生署转谘司法部速订保障法医专条通令全国法院遵行案》,《医事汇刊》1931年第9期,第33页。

㉜徐乃礼:《全国医师联合会呈请厘订保障法医专条》,《医药评论》1932年第81期,第30页。

㉝徐诵明演讲,张积钟、陈安良笔记:《怎样作法医师及法医在中国之出路》,《法医月刊》1934年第6期,第2页。

㉞王有孚:《一得偶谈》,《中国律学文献》,黑龙江人民出版社2006年影印本,第466—467页。

㉟《仵作舒弟道赴左堂衙门学习失踪牒文》,四川省档案馆编:《巴蜀撷影:四川省档案馆藏清史图片集》,中国人民大学出版社2009年版,第8页。

㊱《冕宁县仵作舒弟道辞状》,四川省档案馆编:《巴蜀撷影:四川省档案馆藏清史图片集》,第8页。

㊲瞿同祖著,范忠信等译:《清代地方政府》,法律出版社2011年版,第105—109页。

㊳嘉庆年间就发生过初检仵作遗漏喝报,覆检仵作"又将骨殖跌断",使得死者父亲"怀疑妄控";或是有仵作误将尸体肋骨"刨断"等例子。《仵作跌断骨殖妻父诬告女婿》,祝庆琪等编,杨一凡等点校:《刑案汇览全编》卷六〇,法律出版社2008年版,第8册,第110页;《仵作误断尸骨致尸亲抢尸》,《续增刑案汇览》卷一六,第15册,第811页。

㊴ 宋慈:《洗冤集录序》,《宋提刑洗冤集录》,第233页。

㊵ 宋慈:《宋提刑洗冤集录》卷一,第238页。

㊶ 王与撰,杨奉琨校注:《无冤录校注》,上海科学技术出版社1987年版,第36、44页。

㊷ 林则徐:《通饬各属选练仵作札》,林则徐全集编辑委员会编:《林则徐全集》第5册,海峡文艺出版社2002年版,第2337页。

㊸《仵作亦难觅耶》,《时事画报》1906年第36期,转引自广东省立中山图书馆编:《旧粤百态:广东省立中山图书馆藏晚清画报选辑》,中国人民大学出版社2008年版,第52页。本条史料承蒙李侑儒学长检示,谨此致谢。

㊹ 郎锦麒:《检验合参》,王又槐等:《重刊补注洗冤录集证》卷六中,第653页。

㊺ 许莲:《洗冤录详义》卷一,《续修四库全书》本,第361页。

㊻ 同上书,第378页。

㊼ 同上书,第368页。其实,刑部在制定检骨骼时,就有"经习仵作"参与其中。《刑部题定检骨图格》,王又槐等:《重刊补注洗冤录集证》卷五,第516页。

㊽ 汪歙:《洗冤补遗》,《检验便览》,东京大学东洋文化研究所藏清抄本,第6a—7b页。《律例馆校正洗冤录》确实有采用仵作意见的地方,但无法确定出自哪一位仵作,笔者将有专文讨论这个问题,现不赘述。

㊾"检腰肋虚软致伤骨法……此检骨系康熙十六年蕲水行人廖章奉关至陕西检郑宦女被本省巡抚妻兄王三元枪伤左肋身死案",《洗冤录备考》,王又槐等:《重刊补注洗冤录集证》卷五,第487—488页。

㊿《国泰列传》,赵尔巽等撰,启功等点校:《清史稿》卷三三九,中华书局1998年版,第2846页。

(51)"拙斋中丞国泰为户部属时",杨钟羲辑:《雪桥诗话续集》卷六,《近代中国史料丛刊》,(台北)文海出版社1975年影印本,第1118页。不过,似乎研究者们都未指出国拙斋就是富察国泰,行文时往往只称为"国拙斋"。

(52) 陆燿:《洗冤录节要序》,《切问斋集》卷七,《四库未收书辑刊》,北京出版社1997年影印本,第346—347页。

㊿ 李观澜：《洗冤录集证序》，王又槐等：《重刊补注洗冤录集证》，第6—7页。

㊾ 廖章的"学习过程"参见笔者的论述。陈重方：《〈洗冤录〉在清代的流传、阅读与应用》，第69页。

㊿ 乾隆二十八年时，确立了考试仵作的制度。刑部尚书舒赫德、秦蕙田，题为遵议各州县额设仵作事，乾隆二十八年五月六日，朱批奏折，档号：02－01－07－13944－004。

㊺ 李慈铭便说过"天下岂有看《洗冤录》之仵作"，李慈铭：《桃花圣解盦日记》，《越缦堂日记》，广陵书社2004年影印本，光绪三年十一月二十九日，第7678页。李慈铭针对的是沈葆桢奏请给予仵作、马快出身一事，参见下一节的讨论。

㊼ 笔者已有专文讨论这个问题，参见陈重方《清代仵作的经验、知识与影响》，第三届地方档案与文献研究学术研讨会会议论文集，2016年12月，第130—135页。

㊽ 宋慈：《宋提刑洗冤集录》卷二，第239—240页。

㊾ 欧本海、杜克明：《对于〈洗冤录〉之意见》，《同济医学月刊》1925年第1期，第15页。该文最初是1924年时应检察厅征求而撰写的，同年司法部即曾印发给各厅处参考，1925年才又刊登在《同济医学月刊》。

㊿ 王又槐等：《重刊补注洗冤录集证》卷一，第99页。

㉛ 便有研究者认为中国古代法医学就是"宋学"，即"宋慈学"。相关论述，参见俞荣根等编《中国传统法学述论——基于国学视角》，北京大学出版社2005年版，第295—297页。

㉜ "各州县中有自谓地方偏僻，命案稀少，《洗冤录》终年高搁，仵作亦仅存虚名"，西安按察使秦勇均，奏请酌定提考仵作之例以慎检验摺，乾隆二十八年四月三日，宫中档乾隆朝奏折，文献编号：403014607。

㉝ 冯贤亮根据多部方志指出，乾隆以后江南有不少州县并未设置仵作，其中一个可能的原因是，在经过多次分县改革后，没有仵作的"子县"往往会从"母县"借用，因而不必再设。冯贤亮：《明清江南的州县行政与地方社会研究》，上海古籍出版社2015年版，第390—392页。

㉞ 两江总督沈葆桢，奏为请饬部核议将仵作马快准照刑吏营兵出身事，光绪三年十月二十八日，中国第一历史档案馆藏录副奏折，档号：03-5663-136。

㉟ "前两江总督沈葆桢奏请予给仵作出身，格于成例，未经允行"，东三省总督徐世昌、吉林巡抚朱家宝，奏报吉林省拟设检验学习所改各属原设仵作为检验吏并比照吏员给予出身俾资策励事，光绪三十四年八月二十日。

㊱ 李慈铭：《桃花圣解盦日记》，第7680页。

㊲ 同上书，第7678页。

㊳ 林几：《法医学史》，《法医月刊》1935年第14期，第2页。

㊴《天津县详请在省城法政学堂内附设仵作学堂禀并批》，《教育杂志》（天津）1905年第12期，第13—14页。

㊵ 云贵总督沈秉堃，奏为于云南省城设立检验学堂请旨立案，宣统元年10月7日。云南的检验学堂是在光绪三十四年一月开学。

㊶ 东三省总督徐世昌、吉林巡抚朱家宝，奏报吉林省拟设检验学习所改各属原设仵作为检验吏并比照吏员给予出身俾资策励事，光绪三十四年八月二十日。

㊷《法部会奏议覆东督奏吉省拟设检验学习所等摺》，第5b—7a页。

㊸ 在光绪三十二年的南昌教案里，江西按察使余肇康看到英国医生达葳的检验后，不但认为"极为精细"，也相当感慨"中仵久无高手，所填之格，均系照抄《洗冤录》，削足就履，往往有之"。《江西按察使余肇康等为江令被逼死事必与法参赞争执到底事致外务部电》，中国第一历史档案馆、福建师范大学历史系编：《清末教案》第3册，中华书局1995年版，第851页。

㊹ 像是有人认为"中以牵隘识而得《洗冤》之谬误，西以崇实验而得谳狱之确证"，所以提出："宜详考西人医学、化学之书，以广《洗冤》之术。"《掌故学》，麦仲华编：《皇朝经世文新编》卷四，第353—354页。

㊺ 该书出版始末，参见石川贞吉《再版实用法医学丿叙辞》，王佑、杨鸿通译：《实用法医学大全》，（东京）神田印刷所，1909年，第1页。

㊻ "作者于此书（《无冤录辑注》）外尚有《法医学大全》，风行一时"，原载《湖南官书报局图书汇目》，转引自王葆心《东安王氏庚申宗谱》卷二〇之

二，《清代民国名人家谱选刊续编》，北京燕山出版社2006年影印本，第85页。

⑦⑦ 王葆心：《东安王氏庚申宗谱》卷二〇之二，《清代民国名人家谱选刊续编》，第90页。

⑦⑧ "锲板既讫，上之法部，俟官审定以应世需，秋曹堂司咸趑兹赜，比者核允东督之奏，未始非此书导之先河"，王葆心：《实用法医学序》，《实用法医学大全》，第1页。王葆心不仅是王佑的兄长，光绪三十二年后便因张之洞的奏请而调往礼部任职，他所说的情况颇值得注意。叶贤恩：《王葆心传》，崇文书局2009年版，第324—325页。

⑦⑨ 李贵连：《二十世纪初期的中国法学》（续），《中外法学》1997年第5期。

⑧⓪ 张元节：《实用法医学序》，《实用法医学大全》，第1、3页。

⑧① 《法部会奏议覆东督奏吉省拟设检验学习所等摺》，第6b页。

⑧② 《检验学习所章程》，徐世昌编：《东三省政略》卷一〇，（台北）文海出版社1963年影印本，第6107页。

⑧③ 吉林巡抚陈昭常，奏为吉林创办检验学习所拟定章程并恭报开校日期事，十二月十七日，朱批奏折，档号：04-01-38-0200-048。吉林检验学习所的模型、标本、器械还是赴上海购买的。

⑧④ 例如将"仵书"改称"检验吏"。有趣的是，法部拟定学习一年半毕业，但云南仍维持原有的一年之期，因为"滇中天气和淑，并无严寒酷暑，学堂不放年暑各假，原定一年毕业，亦与年半之期无甚悬殊"。

⑧⑤ "变死"为日语的"へんし（変死）"，即非正常死亡（unnatural death）。云贵总督沈秉堃，奏为于云南省城设立检验学堂请旨立案，宣统元年十月七日。

⑧⑥ 《陕甘总督长庚奏筹备审判人材建筑各级厅署等摺》，《申报》1910年9月16日第18版。

⑧⑦ 闽浙总督松寿，奏为筹设闽省法医检验学习所并拟大概办法事，宣统二年六月十六日，朱批奏折，档号：04-01-01-1117-036。

⑧⑧ 《奉天省检验学习所章程》，上海政学社辑：《法官须知》，中国国家图

书馆藏,宣统三年石印本,“检验”,第3a页。

(89) 同上。

(90)《直隶总督陈夔龙奏检验传习所毕业各员请给奖片》,《内阁官报》1911年第3期,第5页。

(91) 贵州巡抚庞鸿书,奏为筹设贵州省法医检验传习所并拟大概办法事,宣统二年二月二十二日,朱批奏折,档号:04-01-01-1117-053。

(92) 冯汝骙,奏为江西省城高等审判厅廨将次竣工廨内所建楼房堪以附设检验学习所等由,宣统二年五月二十八日,军机处档折件,文献编号:188330。

(93)《开办检验吏学习所之计划》,《申报》1909年11月24日第11版。

(94)《招考司法人员及检验吏办法》,《申报》1909年12月20日第11版。

(95) 全汉昇:《清末西洋医学传入时国人所持的态度》,《食货》1936年第12期。

(96)《法部议定仵作出身办法》,《预备立宪公会报》1909年第4期,第18页。

(97) 路彩霞:《清末京津公共卫生机制演进研究(1900—1911)》,湖北人民出版社2010年版,第60页。

(98) 莲伯:《广东审判厅仍用腐败仵作耶》,《中西医学报》1911年第15期,第1—3页。

(99) 刘锦藻:《清朝续文献通考》卷二四五,《十通》,浙江古籍出版社2000年影印本,第9891页。

(100)《广西法院检验吏章程》,《法官须知》,“检验”,第5b页。

(101)《检验吏之试题》,《顺天时报》1909年5月19日第7版。

(102)《纪检验吏传习所》,徐世昌等:《东三省政略》卷一〇,第5991—5992页。

(103)《法部会奏酌拟变通检验传习所毕业奖励章程摺》,《政治官报》1911年第1147号,第9页。

(104)《详定检验员服务规则》,《吉林官报》1911年第12期,第5a页。

(105) 参见本文第四节的论述。

⑩ 例如 1913 年《上海法曹杂志》便登载过检验员进行蒸骨验尸的报告书。《委任检验员吴锡鋆邵得成赴镇江开棺蒸检庄张氏一案详细情形报告书》,《上海法曹杂志》1913 年第 11 期,第 5—12 页。

⑩ 干工是指掘墓、检骨、修坟等工作,湿工则是专门收敛尸体,"这是真正的仵作"。桂洲文化站、桂洲诗社编:《桂洲风物记》,出版时间、地点不详,第 74 页。

⑩ 曾祥荣:《福州龙潭义葬社》,福州市台江区政协文史资料委员会编:《台江文史资料》(第 1—12 辑合订本),出版地不详,2006 年,第 170 页。

⑩ 陈旭麓:《近代中国社会的新陈代谢》,上海人民出版社 1992 年版,第 323 页;陈氏所引《解职辞》,参见孙文《在南京参议院解职辞》,广东省社会科学院历史研究室等编:《孙中山全集》第 2 册,中华书局 1982 年版,第 317 页。

⑩ 相关研究参见杨念群《再造"病人":中西医冲突下的空间政治(1832—1985)》,中国人民大学出版社 2006 年版,第 45—74 页。

⑪ 华商武功盛在乌雅勒格被俄人图财打死俄官剖验案,光绪十年六月,中研院近代史研究所档案馆藏总理各国事务衙门档,馆藏号:01-17-042-07-001。以下简称总理各国事务衙门档。

⑫ 长崎事件的相关研究,参见王家俭《中日长崎事件之交涉(1886—1887)》,《"国立"台湾师范大学历史学报》1977 年第 5 期,第 335—378 页。

⑬ 函述金州抢劫铺户一案俄官剖腹验尸情形太惨嗣后遇有此等事应会同中国官如法相验由,光绪二十四年闰三月二十三日,总理各国事务衙门档,馆藏号:01-17-002-02-003。

⑭《订定"解剖规则"五条》,《政府公报》1913 年 11 月 27 日,第 589—590 页。

⑮《订定"解剖规则施行细则"》,《政府公报》1914 年 4 月 27 日,第 859—860 页。

⑯ 准外部咨选派科长互混芳等二员赴美参与解剖学大会请查照由,1914 年 8 月,中研院近代史研究所档案馆藏北洋政府外交部使美档,馆藏号:03-12-014-01-037。

⑰《司法部指令奉天高等检察厅呈请改设高等法医学校预备检验人才

⑱《段署督准解剖人体》,《医学世界》1914年第1期,第2页。

⑲《司法部指令奉天高等检察厅呈请改设高等法医学校预备检验人才准予立案文》,第110页。

⑳修正后的科目表,参见《奉天高等检察厅呈司法部遵将高等法医学校原定章程经费表分别更正删除请鉴核施行文》,《政府公报分类汇编》1915年第15期,第140—141页。

㉑《法医学校停办》,《盛京时报》1914年1月13日第5版。司法部发文日期是1913年2月28日,而《政府公报分类汇编》出版于1915年,没有时间错置的问题。

㉒《令湖北司法司长准于法律专科学校内添设法医班惟简章须妥为更正文》,《司法公报》1913年第5号,第48页。

㉓郑则民:《许世英》,朱信泉等编:《民国人物传》第7卷,中华书局1993年版,第85—86页。

㉔鲁迅:《忽然想到》,《鲁迅全集》第3卷,人民文学出版社2005年版,第14页。

㉕周振禹:《读鲁迅先生的"忽然想到"》,《京报副刊》1925年1月21日,第8页。

㉖周振禹:《法医学》,《京报副刊》1925年2月3日,第6页。

㉗孙逵方:《警政与法医》,《警光季刊》1936年第4期,第1页。

㉘易景戴:《上海法医讲习所毕业生上江苏高等法院文》,《医药评论》1931年第58期,第45页。

㉙田光:《论中国之法医》,《医药学》1925年第10期,第53页。

㉚易逵:《与江苏盐城县县长杜时霞论法医检验书》,《医药评论》1931年第69期,第28页。

㉛明仲祺:《我国法医前途的展望》,《东方杂志》1936年第7号,第183页。

㉜京师地方检察厅是在1914年创设法医席。魏立功:《我国法医概况》,《中华医学杂志》1939年第12期,第1066页。

㉝ 林几:《法医学史略》,《北平医刊》1936年第8期,第27页。
㉞ 李启成:《司法讲习所考论——中国近代司法官培训制度的产生》,《比较法研究》2007年第2期,第39页。
㉟ 不过当时仍是使用"裁判医学"一词。林几:《法医学史略》,第27页。
㊱ 林几:《法医学史略》,第27页。法医研究所取得的成就,参见陈胜泉、陆晓明《法医研究所的创立及其成就》,《法医学杂志》2015年第6期,第483—486页。
㊲ 林几:《二十年来法医学之进步》,《中华医学杂志》1946年第6期,第246页。
㊳ 《浙江检验传习所章程》,《浙江军政府公报》1912年第56期,第8页。
㊴ 《会议速纪录》,《司法公报》1917年第72期,第292页。
㊵ 《四川高等检厅训令第九七三号》,《四川政报》1924年第1期,第33—38页。
㊶ 《饬遵令刊用部颁检断验断各书伤单格式并随责令督饬检验吏研习〈洗冤录〉诸书一案》,《四川政报》1924年第2期,第22页。
㊷ 例如"骨上血印与伤痕关系之研究"、"生前死后溺水及毒伤之实例"。林几:《司法行政部法医研究所成立一周年报告》,《法医月刊》1934年第1期,第7—8页。
㊸ 林几:《检验〈洗冤录〉银钗验毒方法不切实用意见书》,《司法行政公报》1933年第33期,第84页。
㊹ "此稿前年曾呈,奉部令刊载于《司法行政公报》",林几:《检验〈洗冤录〉银钗验毒方法不切实用意见书》,《法医月刊》1934年第5期,第53页。
㊺ 《安徽高等法院公报》、《法医月刊》、《医药学》、《神州国医学报》等刊物,都曾刊登过林几这篇文章。
㊻ 例如法医研究所第一期研究生胡师瑷:《蝇毒石中毒在法医上之所见》,《法医月刊》1935年第12—13期,第134—143页;技工胡北炜:《红僵尸和银钗验毒的化学变化》,《法医月刊》1934年第2期,第7—10页。胡北炜在文末还特别强调:"如再应用银钗验毒,便等于假做证据害人,毁灭了司法

公正平允的要义。设要验毒，必须将尸体已腐或未腐之内脏及其内容，分别详细化验，方能作准。"

⑭⑦ 秦超海：《检验指要》，保定地方法院检察处 1934 年版，第 137 页。

⑭⑧ 同上书，第 162—163 页。

⑭⑨ 同上书，第 106 页。

⑮⓪ 同上书，第 7—9 页。

⑮① 《安徽省人民法院关于在审判工作中对检验命案尸体应注意几个问题的通报》，上海人民法院编：《司法工作手册》，上海人民法院 1955 年版，第 484—485 页。

⑮② 《车检察长病殁宝隆医院》，《申报》1925 年 4 月 7 日第 14 版。

⑮③ 杨元吉：《法医学史略补》，《北平医刊》1936 年第 9 期，第 11 页。杨元吉虽对合作始末叙述甚详，但竟将车显承误植为军阀车庆云，殊不可解。

⑮④ 《律师陈奎棠请弗剖验之呈文》，《申报》1925 年 7 月 16 日第 16 版。陈奎棠是 7 月 15 日向上海地方检察厅提出呈文，隔日见诸《申报》。

⑮⑤ 余云岫便撰文批评陈奎棠"贻讥庶帮"、攻击《洗冤录》"粗疏谬妄"，药物学家黄胜白还认为余云岫词气太谦和，因此觉得有些遗憾。余云岫：《与陈律师论法医剖验书——驳陈奎棠律师推重〈洗冤录〉反对法医之呈文》，《医药学》1925 年第 8 期，第 4、6 页。

⑮⑥ 《地检厅弗用剖验之批词》，《申报》1925 年 7 月 17 日，第 4、6 页。

⑮⑦ 林几：《司法改良与法医学之关系》，《晨报六周年增刊》，晨报社编辑处 1924 年版，第 52 页。

⑮⑧ 《为令知嗣后对于法医师务须随时考查认真监督并将经办事件造册呈报由》，《司法公报》1935 年第 68 号，第 9 页。

⑮⑨ 《又奏审判需才调法部主事杨年等片》，《政治官报》1910 年 10 月 26 日第 1108 号，《清末官报汇编》第 76 册，全国图书馆文献缩微复制中心 2006 年，总 38272 页。

⑯⓪ 王炽昌：《洗冤录参考序》，《洗冤录参考》，中国国家图书馆藏，民国八年石印本，第 1b 页。

⑯① 王中时：《论旧法医应如何改善》，《医药学》1929 年第 7 期，第 33—

34页。

⑯ 林几:《法医学史》,第3页。

⑯ 秦超海:《弁言》,《检验指要》,第1页。

⑯ 宋启兴:《忆谈仵作行当》,第128页。

⑯ 《各属为海宁县检验吏姚声令婪无耻颠到案情已予斥革请通令各厅县一律勿予录用由》,《浙江公报》1919年第2690期,第7页。

⑯ 关于司法行政部通令筹设法医学校的相关问题,参见下一节的讨论。

⑯ 《司法行政部训令训字第一六四号》,《司法公报》1929年第6号,第24—25页。

⑯ 萧露华:《检验详义序》,牛永清:《检验详义》,(吉林)东方印刷局1932年版,第1页。

⑯ 徐良儒:《检验详义序》,牛永清:《检验详义》,第1页。

⑰ 牛永清:《检验详义序》,《检验详义》,第6页。

⑰ 吕兴周:《检验详义序》,牛永清:《检验详义》,第5页。

⑰ 高华霖:《检验详义序》,牛永清:《检验详义》,第4页。

⑰ 北平律师公会呈文以及相关论述,转引自邱志红《现代律师的生成与境遇:以民国时期北京律师群体为中心的研究》,社会科学文献出版社2012年版,第164—166页。需要说明的是,邱志红将俞源名字与"员"字连读,误作"俞员源"。对于这件事以及"经验"与"学理"的问题,Daniel Asen 有十分精要的分析,参见 Daniel Asen, pp. 188-213。

⑰ 苏佩秋较为人所知的是,她曾是曹汝霖的姨太太。

⑰ 《法院旁听记》,《世界日报》1928年3月30日,第7版。

⑰ " In May 1926, it was reported that Yu Tao had served in the post for 36 years", Daniel Asen, p. 133.

⑰ "吏名俞源者,固不克称圣手,然当时在京,故号为第一者也",刘禺生撰,钱实甫点校:《世载堂杂忆》,中华书局1997年版,第241—242页。

⑰ 一般说法是在1935年左右将"检验吏"改为了"检验员",然而除了本文第二节揭示的、清末已将"检验吏"改为"检验员"外,即便是在1935年后,"检验吏"和"检验员"仍并存(称)了一段时间,全国司法会议明显地反映了

这个现象,参见下一节的讨论。

⑰ Daniel Asen, pp. 135 – 136.

⑱ 北京市地方志编纂委员会编:《北京志·政法卷·检察志》,北京出版社2007年版,第94页。

⑲ 《准设检验讲习所令》,《司法公报》1919年第114期,第71页。

⑳ 《黑龙江检验讲习所简章》,《司法公报》1925年第205期,第43—44页。

㉑ 《豫省筹办检验吏传习所》,《法学季刊》1925年第6期,第311—312页。

㉒ 《豫高检厅筹设检验吏传习所续志》,《法律评论》1926年第9期,第10—11页。

㉓ 《各省现有检验人员概况》,司法院编:《全国司法会议汇编》,司法院,1935年,"议案第四组",第25—26页。《全国司法会议汇编》收录《各省现有检验人员概况》时,有特别注明"本表系根据十八年一月通令查报之数编制",因此不能将《概况》的统计数字当作是1935年的调查结果。又,根据前文征引的训令,司法行政部是在二月二日通令查报,要求三月底之前汇整完毕,时间与《汇编》所言有些出入。

㉔ 原载于《司法统计》,转引自蒋秋明《南京国民政府审判制度研究》,光明日报出版社2011年版,第171页。

㉕ 王宠惠的《司法改良计划事项十八年三中全会大会之司法院工作报告》分期登载于《法律评论》时,改题为《今后司法改良之方针》。

㉖ 王宠惠:《今后司法改良之方针》(二),张仁善编:《王宠惠法学文集》,法律出版社2008年版,第289页。

㉗ 《令江西高等法院院长张孚甲为浙江高等法院筹设法医专修班经中央执行委员会政治会议议决由部通饬各省高等法院仿办照录原函通令遵办由》,《江西高等法院公报》1929年第15期,第2页。

㉘ 中国国民党中央执行委员会政治会议第一八四次会议速纪录,民国十八年六月二十六日,中国国民党党史馆藏,馆藏号:中央0184。参见《法部令各省设立法医专修班》,《法律评论》1929年第42期,第13—14页。

⑲①《安徽高等法院公函第一〇三八号》,《安徽高等法院公报》1930 年第 8—10 期,第 4—5 页。

⑲②《司法行政部指令指字第七七七三号》,《安徽高等法院公报》1931 年第 2 期,第 3 页。

⑲③江苏省高等法院委托同德医学专门学校设立的法医讲习所,"嗣以经费不足,就学者少,仅俟一班卒业后即中辍"。杨元吉:《法医学史略补》,第 12 页。

⑲④《司法行政部训令训字第九六四号》,《司法行政公报》1932 年第 8 期,第 41—42 页。

⑲⑤除了学校原本规定的法医学、精神病学外,浙江法医专修班每周还加开法医学习、裁判化学等课。《令江西高等法院院长张孚甲为浙江高等法院筹设法医专修班经中央执行委员会政治会议决由部通饬各省高等法院仿办照录原函通令遵办由》,第 2 页。江苏的情形参见庞京周《本校附设法医讲习所记事》,《同德年刊》,1930 年,第 201 页。

⑲⑥医校校长庞京周还认为原本预定的时间(半年)太短,"似非经两学期训练不可"。庞京周:《本校附设法医讲习所记事》,第 200 页。

⑲⑦根据江苏省高等法院与同德医学专门学校签订的合同,不是前去法院、县政府担任法医,就是派往监狱、看守所担任医生。庞京周:《本校附设法医讲习所记事》,第 202 页。

⑲⑧《司法行政部训令训字第九六四号》,第 42 页。

⑲⑨黄永俶:《检验指要序》,秦超海:《检验指要》,第 1 页。

⑳⓪秦超海:《弁言》,《检验指要》,第 1—2 页。

⑳①《安徽高等法院检察处请设法医学校》,《法律评论》1928 年第 10 期,第 9 页。

⑳②资格只有年龄在 18 岁以上 25 岁以下、中等学校毕业或有相当程度,以及身家清白这三条限制。

⑳③《安徽高等法院训令第四〇二九号》,《安徽高等法院公报》1930 年第 11—12 期,第 60 页。

⑳④《安徽高等法院指令第二四二三号》,《安徽高等法院公报》1932 年第

3—4期，第182页。

㉕ 例如发生在1948年的沈庞桂英命案，采取"蒸骨验尸"的宣芳虽是江苏高等法院的"法医师"，但他实际上是检验员出身。而对宣芳与"蒸骨验尸"大加挞伐的首都高等法院法医师汪继祖，正是法医研究所第一期研究生。《司法消息：江苏青浦一命案，沈庞桂英冤沉尚不白，一篇法医研究的资料》，《法声新闻》1948年第486期，第1—5页。

㉖ 《洗冤录之参考》，《最高法院刑事判例汇刊》1934年第9期，第132—134页。

㉗ 已有研究者指出，此时甚至还出现有法医师被边缘化、与检验吏水火不容的情形。龙伟：《民国司法检验的制度转型及其司法实践》，《社会科学研究》2013年第4期，第176页。

㉘ 例如1930年的陈孙氏命案，褚民谊、宋杏邨便为此撰文批评"蒸骨验尸"诸多不合科学之处。褚民谊、宋杏邨：《斥蒸骨之荒谬》，《医药评论》1930年第36期，第1—4页。

㉙ 筹备过程参见《会议始末纪要》，司法院编：《全国司法会议汇编》，第1页。

㉚ 司法院编：《全国司法会议汇编·议事录》，第18—19页。

㉛ 同上书，第33—34页。

㉜ 同上书，第42页。

㉝ 司法院编：《全国司法会议汇编·议案第四组》，第16—46页。

㉞ 提案者共有23人，分别来自3个中央、12个地方单位。按照职务，来自各地方的有二位分院院长（一位兼任地方法院院长）、四位地方法院院长、六位首席检察官、七位高等法院院长、一位检察长，来自中央的则是司法行政部部长、法医研究所所长、最高法院检察署检察长。按照省分，分别是山东、四川、江西、江苏、河北、河南、浙江、湖北、贵州、绥远、福建、广东。

㉟ 代理贵州高等法院首席检察官徐世雄：《法医指纹人员宜广造就分发各法院应用案》，司法院编：《全国司法会议汇编·议案第四组》，第27页。

㊱ "且法院组织，亦删去仵作、检验吏之名称，而设检验员"，林几：《法医学史略》，第26页。

㉑⑦ 与县长兼理司法制度相较之下,"旧制书记员及检验吏,均由县长委派,新制书记官及检验员,均由高等法院委派"。居正:《十年来的中国司法界》,范忠信等编:《为什么要重建中国法系——居正法政文选》,中国政法大学出版社2009年版,第352页。

㉑⑧ 江西高等法院首席检察官林炳勋:《各省宜遍设法医传习所以培检验人材案》,司法院编:《全国司法会议汇编·议案第四组》,第27—28页。

㉑⑨ 贵州高等法院院长漆璜:《关于检验吏(或旧仵作)执达员法警及监所看守之训练及待遇案》,司法院编:《全国司法会议汇编·议案第四组》,第44页。

㉒⓪ 福建闽侯地方法院院长左赋才:《检验员应由部选派各法院服务为原则案》,司法院编:《全国司法会议汇编·议案第四组》,第38页。

㉒① 绥远高等法院院长余俊:《训练检验吏及法警专门技术人材分发各院应用执达员与监所看守亦须实施训练案》,司法院编:《全国司法会议汇编·议案第四组》,第39—40页。

㉒② 署四川巴县地方法院院长方仲颖:《关于训练法医案》,司法院编:《全国司法会议汇编·议案第四组》,第28页。

㉒③ 绥远高等法院首席检察官侯封鲁:《关于检验吏执达员法警及监所看守之训练与待遇案》,司法院编:《全国司法会议汇编·议案第四组》,第39页。

㉒④ 河北高等法院院长胡祥麟、署河北高等法院首席检察官汪祖泽:《关于检验吏执达员法警及监所看守之训练与并待遇案》,司法院编:《全国司法会议汇编·议案第四组》,第42页。

㉒⑤ 江西高等法院院长鲁师曾:《对于全国法院检验吏执达员法警及监所看守应优予待遇并严加考选训练案》,司法院编:《全国司法会议汇编·议案第四组》,第41页。

㉒⑥ 绥远归绥地方法院院长严启昆:《训练检验吏法警执达员看守及提高其待遇案》,司法院编:《全国司法会议汇编·议案第四组》,第45页。

㉒⑦ 浙江高等法院院长郑文礼:《训练检验员办法案》,司法院编:《全国司法会议汇编·议案第四组》,第29页。

㉘ 试署江苏高等法院院长朱树声：《筹办检验员传习所以培养检验人才案》，司法院编：《全国司法会议汇编·议案第四组》，第 30 页。

㉙ 山东高等法院首席检察官胡绩：《检验人员宜速设法训练案》，司法院编：《全国司法会议汇编·议案第四组》，第 30 页。

㉚ 代理广东高等法院院长谢瀛洲、署广东高等法院首席检察官廖愈簪：《各省高等法院附设检验员训练所案》，司法院编：《全国司法会议汇编·议案第四组》，第 31 页。

㉛ 司法行政部部长王用宾：《整顿各省检验人员并拟具整顿大纲案》，司法院编：《全国司法会议汇编·议案第四组》，第 24—25 页。

㉜ 法医研究所所长孙逵方：《拟改善检验尸格及训练法医人才办法案》，司法院编：《全国司法会议汇编·议案第四组》，第 27 页。

㉝ 孙逵方、张养吾：《中国法医学史》，《法医学季刊》1936 年第 1 期，第 3 页。

㉞ 最高法院检察署检察长郑烈：《积极整顿检政改进法医办法案》，司法院编：《全国司法会议汇编·议案第四组》，第 32—38 页。

㉟《呈为据法医研究所呈报该所设备等情形转请鉴核由》，1944 年 11 月 9 日，《法医及检验员铨考规则卷》，国史馆藏，典藏号：023000000363A。

㊱ "由本院处及各院处推检暨法医师等编纂讲义，按月印发，各院处县首长转饬各检验员自修。遇有疑难，由各该首长或指派相当人员为之讲述解释"。署河南高等法院院长胡绩、河南高等法院首席检察官张秉钺：《呈请将调训检验员办法改为书面训练请鉴核示遵由》，1942 年 4 月 20 日，《河南高院请将调训检验员改为书面训练卷》，国史馆藏，馆藏号：022000005816A。

㊲ 训练班是在 12 月 27、28、29 日考试，31 日毕业。署河南高等法院院长胡绩、河南高等法院首席检察官张秉钺：《呈报检验员训练结束情形连同受训人员简历表等件请鉴核由》，1944 年 1 月 29 日，《河南高院请将调训检验员改为书面训练卷》。

㊳《河南高等法院检验员训练所教职员简历表》，《呈报本院检验员训练所开办情形检同训练所教职员简表等件请鉴核由》，1943 年 12 月 31 日，《河南高院请将调训检验员改为书面训练卷》。

㉓⑨《河南高等法院检验员训练所课程表》,《河南高院请将调训检验员改为书面训练卷》。

㉔⓪《河南高等法院首席检察官张秉钺对检验员训练班各学员讲话》,《河南高等法院检验员训练所讲义》,《河南高院请将调训检验员改为书面训练卷》。

㉔①"外伤鉴别诊断学概要附鉴定学说明书编算法"、"现场保存及证物搜集法概要附现场绘图术"、"生理及病理解剖学概要"每周各2节,"法医学概要"、"尸体检查概要"、"物证检查概要"每周各3节,"妊娠学概要"、"我国旧检验法之检讨"、"中毒学说概要及消毒法"每周各1节。

㉔②"刑事诉讼法与检验员有关法令"、"法规概要"每周各2节。

㉔③"训话"每周5节,"军训"、"国父遗教"每周各3节。此外,还有每周一次的"国父纪念周"。

㉔④《河南高等法院书面训练检验员课程表》,《河南高等法院检验员训练所课程表》,《河南高院请将调训检验员改为书面训练卷》。

㉔⑤《贵州高等法院第三期检验员训练班规则》,1945年,《司法行政部贵州高院为续办第三期检验员训练班呈送规则及预算卷》,国史馆藏,馆藏号:022000006663A。

㉔⑥贺飏武《改革司法意见》并无落款时间,然而奉谢冠生指示拟定办法的吴公耐,是在1941年9月9日上签呈,如此则贺飏武的上书时间应在同年八九月间。贺飏武:《改革司法意见》,1941年,《关于检验人员训练事项卷》,国史馆藏,馆藏号:022000005817A。

㉔⑦《吴公耐签呈》,1941年9月10日,《关于检验人员训练事项卷》。

㉔⑧估算人数的依据是,除最高法院外,全国共有24个高等法院、67个高等分院,每院暂定设法医师1人,共需91人;全国共有282个地方法院、616个县司法处、231个兼理司法县,每处暂定设司法检验员1人,共需1 129人。

㉔⑨《为检附法医人才五年训练计划草案一份呈请鉴核示遵由》,1944年6月4日,《法医及检验员铨考规则卷》,国史馆藏,馆藏号:023000000363A。

㉕⓪《为遵令重拟法医人才五年训练计划草案呈请鉴核示遵由》,1945年4月3日,《法医及检验员铨考规则卷》。

㉛《法医人才五年训练计划》，1945年，国史馆藏，馆藏号：014000004551A。

㉜汪继祖1929年便担任法医，1935年被委任为法医师，1939年起兼责实习检验员的训练事宜。

㉝《杭县地院法医师汪继祖呈请举行全国高等法医师考试及普通检验员考试俾资训练任用仰祈鉴核由》，1945年11月14日，《法医训练计划、中大检验员训练班卷》，国史馆藏，馆藏号：022000007940A。

㉞国立中央大学医学院院长戚寿南：《函送第一届高级司法检验员训练班卒业生名单请予准备分发正式委任并申陈有关改正检务七点由》，1946年12月2日，《法医训练计划、中大检验员训练班卷》。

㉟《教育部呈文》，1948年5月，《法医及检验员铨考规则卷》，国史馆藏，馆藏号：023000000363A。

㊱《中央大学司法检验员训练班延至下学年招生电请查照》，1947年5月2日，《法医训练计划、中大检验员训练班卷》。

㊲《国立中山大学医学院附设高级司法检验人员训练班代电》，《各省高院、各大学检验员训练卷》，国史馆藏，馆藏号：022000008109A。

㊳分别是审查后的第214—224案、第414—416案（415案与223案重复）以及第494案。司法行政部编：《全国司法行政检讨会议汇编》，（南京）司法行政部，1947年，第136—140、257—258、297—298页。

㊴山西高等法院院长张秉钺：《各级司法机关检验人员普遍缺乏应速设所训练以符需要案》，司法行政部编：《全国司法行政检讨会议汇编》，第136页。

㊵甘肃高等法院首席检察官曹文焕：《商请教育部在国立大学医学院或医药专科学校增设检验员专修班以兹补充检验人材案》，司法行政部编：《全国司法行政检讨会议汇编》，第137页。

㊶西康高等法院首席检察官曾迻：《拟请训练检验员分配服务案》，司法行政部编：《全国司法行政检讨会议汇编》，第138页。

㊷西康高等法院院长李永成：《训练大批检验人员分发边区服务案》，司法行政部编：《全国司法行政检讨会议汇编》，第297—298页。

㊸辽北高等法院院长关福森、首席检察官赵荣凯：《拟请积极养成法医

人材案》,司法行政部编:《全国司法行政检讨会议汇编》,第257页。

㉔ 辽宁高等法院首席检察官夏惟上:《各地方法院法医室应从速设立案》,司法行政部编:《全国司法行政检讨会议汇编》,第258页。

㉕ 贵州高等法院首席检察官邓济安:《拟训练法医检验员并添置检验器材以利诉讼进行是否有当敬请公决案》,司法行政部编:《全国司法行政检讨会议汇编》,第256—257页。

㉖ 四川高等法院首席检察官徐尔僖:《为法医师检验员人才极感缺乏拟请分别开班训练以资应用案》,司法行政部编:《全国司法行政检讨会议汇编》,第140页。

㉗《司法统计》、《司法统计年报底稿》,转引自蒋秋明《南京国民政府审判制度研究》,第171页。需要说明的是,根据蒋秋明表格所列相加后,1946年法医师应为121名,但蒋秋明行文时却作131名。

㉘ 甘肃高等法院首席检察官曹文焕:《商请教育部在国立大学医学院或医药专科学校增设检验员专修班以兹补充检验人材案》,绥远高等法院首席检察官张蕴毓:《为加强检验应速培养法医人员分派各地法院案》,司法行政部编:《全国司法行政检讨会议汇编》,第137、139页。

㉙"请司法行政部转饬法医研究所,从速训练法医及检验人员分发各省应用",福建高等法院院长宋孟年、首席检察官李午亭:《法医及检验员应从速设法训练案》。四川高等法院首席检察官徐尔僖、贵州高等法院首席检察官邓济安等人也都有相同的意见。司法行政部编:《全国司法行政检讨会议汇编》,第139—140、256—257页。

㉚ 贵州高等法院院长李学灯:《请大量培植法医人才案》,司法行政部编:《全国司法行政检讨会议汇编》,第138页。

㉛ 西康高等法院首席检察官曾迨:《拟请训练检验员分配服务案》,司法行政部编:《全国司法行政检讨会议汇编》,第138页。

㉜ 西康高等法院院长李永成:《训练大批检验人员分发边区服务案》,司法行政部编:《全国司法行政检讨会议汇编》,第297—298页。

㉝ 云南高等法院首席检察官乔文萃:《积极训练检验员以资储用案》,司法行政部编:《全国司法行政检讨会议汇编》,第138页。

㉔ 绥远高等法院首席检察官张蕴毓:《为加强检验应速培养法医人员分派各地法院案》,司法行政部编:《全国司法行政检讨会议汇编》,第139页。

㉕ 青海高等法院首席检察官褚成富:《拟请筹设训练机关迅速训练法医检验人才分发派用加强检验工作而重民命案》,司法行政部编:《全国司法行政检讨会议汇编》,第139页。

㉖ 尤陈俊:《清代讼师贪利形象的多重建构》,《法学研究》2015年第5期,第192—193页。

㉗ 本表录自《河南高等法院检验员训练所课程表》,《河南高院请将调训检验员改为书面训练卷》,国史馆藏,馆藏号:022000005816A。

近代中医的防疫技术与抗菌思想

皮国立

摘要：近代中国公共卫生的现代性，已有许多学者进行梳理。众所周知，中国在近代逐渐采用了西方的公共卫生防疫法，从法令到日常措施的话语权，全面为西医掌握，而中医则失去公共卫生的舞台，只能在中西医论争中挣扎，努力找寻仅有的生存空间。上述是一般对医疗史的理解，那么，近代中医到底在预防传染病一事上，有什么努力或见解呢？过去这个问题一直为研究者或中医界所忽视，许多处在近代的医家和医史学者都忽略了这一块知识的存在。本文即以民国时期中医知识为主，以报刊资料为主要探讨对象，辅以医书，探讨过去常为研究者忽略之"中医防疫"知识的呈现、研究与实际操作方式，试图探索一种中医式的日常杀菌思维，以补足过去在这方面研究的不足。本文第一部分要先探讨中医对这个问题的警醒与重视，其次再讨论中医在当时书写的"防疫知识"为何。我们先以药品的讨论为主，像是气功吐纳、饮食调养、精神情志等日常调摄法，牵涉过广，本文暂不深论，以使整体论述有所聚焦。最后，希望能针对中医在这个方面的利弊得失，提出一些基于历史研究者的现实关怀。

关键词：防疫，中医，中药，卫生，细菌

皮国立，台湾中原大学通识教育中心副教授

一、前　　言

　　如果把近代中医史的时间范围拉长,倒看历史找思路,我们可以发现中国在50年代后强调中西医结合防治传染病,并搜集单方、验方,为"防治疾病"取得了一定的成果。[①]但仔细看看这些所谓的成就,就可以发现"防治"两字应该拆开来看,近代中医实际上是"治"多"防"少,或说在治疗学上求突破,预防之事则多交给西方医学来处理。[②]但这样的状况或现状是从何而来,当时中医界没有发现吗？古代较无明确的防疫思想与作为,明清时的防疫多偏重治疗与施药,比较缺少"防"的层面,大多属于"救疫"之范畴。[③]而古代养生之"调摄法",实偏重饮食起居之防病,但对防疫问题也甚少着墨。[④]很明显的,不论是从中医重视防疫问题的起始,还是中医忽略了或被逐出防疫工作的现实,那个关键的时间点,就在近代中国。

　　一个很好的基础是,我们已知道在谈及近代中西医公共卫生史时,清末民初的东三省鼠疫是一个很明显的断裂点。在此之后,中国完全采用了西方的公共卫生防疫法,从法令到日常措施的话语权全面为西医掌握,而中医则失去公共卫生的舞台,面临被废的命运,在民国时自顾不暇。[⑤]上述是对医疗史的一般理解,那么,近代中医到底在预防传染病一事上,有什么努力或见解呢？这个问题过去一直为研究者或中医界所忽视。[⑥]其实,就拿东三省鼠疫来说,其实该疫已让中医界反省:"此病为祸最烈,应以预防为主,万一感染,尤宜先以西药施治,旧有方论,存之以备参考可也。"[⑦]张赞臣身为近代重要医者,此语已见先行预防之重要,但他却没有在医史中细述当时中医是如何预防传染病的。许多处在近代的医家和医史学者,都共同忽略了这一块的可能,以致后来弥补的探讨中忽略了传统中医还有这一块论述。

本文即以民国时期中医知识为主，以报刊资料为主要探讨对象，辅以医书，探讨过去常为研究者忽略之"中医防疫"知识的呈现、研究与实际操作方式，试图探索一种中医式的日常杀菌思维，以弥补过去在这方面研究的不足。[8]在有限的篇幅中，必须说明本文第一部分要先探讨中医对这个问题的警醒与重视，其次再讨论中医在当时书写的防疫知识为何。我们先以药品的讨论为主，像是气功吐纳、饮食调养、精神情志等日常调摄法牵涉过广，本文暂不深论，以使整体论述有所聚焦。最后，希望能针对中医在这个方面的利弊得失，提出一些基于历史研究者的现实关怀。

二、民国中医对防疫问题之检讨

晚清官民对西医的防疫制度屡有关注，例如1902年，身为中医与维新派改革知识分子的陈虬（1851—1904）就已指出：西医的防疫法已趋于完善，而且西人"平时饮居均已尽合卫生之道"，但中国却事事不上医疗轨道，若突然施行防疫，"实非独无益，且于平人大有防碍"。[9]当时仍有视防疫法为扰民之举而不需要刻意研究之反对声音。待民国成立之后，中医在涉入社会防疫事务上，大部分都是参与或组织"防疫会"与"施诊处"，但其业务内容仍多偏重"治"而非"防"；在防疫知识上，除吸收西医卫生知识外，中医界大多会发放所谓"防疫药品"，其他主要就是治疗层面之论述，较少预防知识之陈述或开发。[10]1918年北方鼠疫爆发，我们看到的是官方致电给中医，说明政府同意让中医抵达暴发瘟疫的第一线来进行治疗，当时评论此为一种特殊"变通办法"。官方指出，虽然民众较趋向由中医来防疫，但官方必须先向西医检疫员解释：中医一定会遵守传染病相关法令，而且中医还不能随意诊治还未送至病院或隔离所的病人，再不就是需要由西医检疫员确定且同意后，才能让中医进行治疗，"以免争议"。可见当时中医参与其事可以，但官方实不信任中医独立诊断与治疗之能力。[11]从1919年夏秋之交的霍乱疫情来看，当时就记载"西医之防逊于中医之治"，所以京师警察厅就找了一批中医，包括杨浩如、陈世珍、张汉卿等人至廊坊一带施治，取得了很好的成果。[12]但这样的成绩，其实已显示中医治疫有经验，但对防疫却不甚讲究。

中医对防疫一事之努力，大多是透过报刊或传单来刊布药方，随手举例，当时很多杂志设有"时症急救"的告示或专栏，希望能刊载一些药方，让急病来不及聘医的民众可以照方应用，救一时之急。1934年，中医陈泽东谈道："客冬天气甚暖，大雾月余，且有恶味，此等气候，皆疫病发生之源。"当地中医公会特刊布有效之良方于杂志内，使未受疫气感染者可以避免罹病，已感染者则可化重为轻。他刊载的是"黑豆卷、藿香叶、紫苏叶、贯众"，每日早晚代茶饮之，能防范并消除疫气。[13]也有天津市中医公会刊出春天的时症专栏，主要针对喉疫、痄腮等疾病来刊布药方。[14]如此刊行方剂的努力，中医一直在进行，但在瘟疫爆发的实际处理上，却发生如1930年卫生部官方杂志所刊载的，有常熟县民众检举中医藉着治疫之名行敛财之实，[15]这其实是中医防疫法未建立公信与权威的表现。很多中医囿于流派之说，仅根据或死守某派医者的方法来治疗疫病，被抨击是"门市唬人渔利之法"，导致民众不信任中医处理疫病之能力。而许多古代医者的治法不见得适合治疗每一次爆发之特定瘟疫，所以津市中医公会呼吁应该将古代药方确实加以搜集与整理。[16]

而早在1930年代初，中医已认识到：中西医在治疗传染病上，已非仅是学理上的论争而已，由西医主导的卫生部已宣称不让中医插手传染病的防治，[17]并批评旧医不懂传染，不知消毒，简直可称为"传染病的母亲",去旧医看传染病的患者,一个接着一个传染,非常危险,因为旧医的诊间充满各种细菌。也就是说,旧医堪称传染病的"特种媒介"。[18]中医界则提出反击,认为虽然古人没有看见细菌,但当时中医通过对古籍之疏证与自己实际的治疗历程,发现古代许多方法确实具有实效。[19]中医王合三指出,如果中医不能治传染病,那数千年来早就成了"中华鬼国",他认为西医进入中国后,将所见的西方传染病用中文命名;但其实伤寒、霍乱皆为中医病名,历史上当然也屡有治疗创见,怎么会有人认为中医无药可治传染病呢?[20]王氏试图凸显一种特色,即中医对传染病之防治是相当有实效的,但是预防层面怎么着手?他却没有进一步阐述。

又如杨志一指出,中医界面对时疫问题,应该充分加以注意和研究,"发挥我国固有治疫之学术,补救西医偏重杀菌之弊端"。[21]固有治疫之学术有没有包括"预防"呢?这个问题当时被很多人忽略,因为中西医论争的主体仍是治疗学,中医在回顾古人学术时,注意许多治疗瘟疫的资产,但在整理学术时,似乎遗忘了防疫问题。中医界对于防疫之漠视,其来有自,就拿严重影响近代中国卫生进程的鼠疫为例。四川中医罗燮元认为,中医有许多方法可以治疗鼠疫,从初起到严重,历代都有成方,"又何必如西医之手忙足乱,检之验之,隔离之,聚物于室内焚毁之,甚至有断绝交通,禁止来往,于是患疫地之人民,疫亦死,不疫亦死,死亦埋,不死亦埋,是卫生之学术与政令,曾不转瞬而变为杀人之工具,惨无人道,莫此为甚,非西人过于迷信科学之过耶"![22]他批评西医是无法可治,所以才开发诸如捕鼠、消毒、隔离等消极防疫法,乃是一种不得已的举措。真正防疫的最高境界,就是能治疗瘟疫,而非预防。相同的讨论,陆渊雷在1928年指出:

西医虽知(细菌疾病)而不能治,则知与不知等。于是彼辈改变口吻,谓中医治病时不知细菌,不能确定何病,则传染病无从调查统计,且无从消毒预防,其意盖谓若欲调查统计、消毒预防,则治病必须悉用西医也。……消毒预防,尤属多事。彼欧美人之消毒预防,可谓至矣,而传染病未尝绝迹;华人之消毒预防,可谓疏矣,而传染病未尝大行。于是欧美人称华人之抗毒力强,不知抗毒力之所以强,正因不消毒而常染病菌之故。㉓

陆所言中国"传染病未尝大行"绝非事实,究其重点是:强调西医之预防注射多是注射菌液、菌体,用来引起人体的抗毒力;西医一方面消毒以遏止自然感染,一方面又注射菌液、菌体,这样做只会让细菌更加顽强、疾病更难以治疗。不如不消毒,亦不施行预防注射,尝试以自然感染来引起身体抵抗力,也是一法,这是在中医能治疗传染病的前提下,才会出现的想法。隔年,陆又陈述:"今厉行消毒,充其量不过减少病菌之传染机会,决不能将病菌杀灭无余也。然人体抗毒力,反因减少传染机会之故,退化殆尽。一旦猝染菌毒,势必为病愈深。西人愈讲消毒,而抵抗传染病之力愈弱,则消毒预防之利害轻重,正复难言。"㉔陆氏之言论在当时中医界已算前卫,他表达如此的想法,代表当时中医界对防疫一事,相对于治疗学,不能算是有认真研究。天津市中医公会在1936年甚至指出:"西医透凉气、泼药水等之预防法皆无效,其隔离、冰镇、注射、杀菌等之治疗法皆害人。"㉕借以抨击西医的防疫法无效。大约同时期由周禹锡编述、萧尚之参订的《瘟疫约编》,明确载明该书经过中央国医馆审定,作者记载1934年间,原为预防瘟疫大流行而重订此书出版,没想到一时洛阳纸贵,各地翻印,报纸转载,总销售额达五万册以上。㉖周氏指出:"彼卫生学家,未达治疫之源,仅用石灰药水以杀菌，不揣其本，而齐其末，于防疫解毒之方，终无良法施治，血清疗法，亦不可全靠。顾西医表面新奇之所得，其能贤于吾国治疫之失也几希。"[27]同样是抨击西医的各式防疫法不切实际。

虽然有如上之负面意见，但不能说当时中医界完全没有注意到防疫的问题；另一方面的言论，显示中医界已全然了解到中医在防疫工作上的严重劣势。例如中医黄国材在1936年的呼吁，中医防疫知识幼稚，即使当时受潮流之势所趋，中医界研究防疫的人也仅占约五分之一，这是相当糟糕的情形。他希望国医馆负起责任，要尽速编订条例，发给各地方认真办理。黄氏提出要尽速成立"中医防疫学校"，并希望这样的学校要教导几件事：第一是探明各种传染病的传播路径；其次要能明白细菌之病原，并学习用显微镜来检验细菌，制作防疫浆苗，进行接种预防。最后，当疫病发生之时，要能综合中西医之特长，例如加进细菌和六气、七情等各种卫生法，来造就中医的防疫人才。他认为，如此十年后，所谓"防疫权"自可操于国医之手。[28]李效泌则指出，西医的杀菌知识确实较中医为强，国医虽备有芳香辟秽、清凉解毒等药剂，但在预防技术上仍落后于西医；他指出，中医了解现代卫生防疫法的人毕竟是少数，特别是大批在乡间的老中医，与多数人民的关系是比较深刻的，应尽速集中老中医训练，教授科学的防疫法，若还能发明防疫之药物，以防范传染病，则更是重要之愿景。[29]张斗耀则指出，中医界应迅速成立"防疫会"，训练防疫知识，再于各县普设防疫所，让受过训的中医防疫医师进驻。若平日无事，可研究防疫知识，瘟疫来时，则可负责公共卫生工作并指导防疫工作，若能设立以中医为主的公立医院，则既可挽救瘟疫，又可拯救底层民众的生命。此外，就是要尽速组织专家，研究防疫药品，分发各地，或采"传布方帖"，令民众自制，以便携带服用。[30]以上言论皆显示中医界仍在思索怎么把"防疫"的权力从西医手上夺回,大体是从防疫知识之训练与教育着手。

中医商复汉则从历史文献的角度,指出中医看待瘟疫、治疗瘟疫的各种可能,其大体也是以中医外感热病学来作为探讨对象。他希望藉由这样的梳理,来考证源流,开发中医防疫之可能。他说:

> 疫症初起,颇与时病相类,诊断殊难确定,防疫工作,亦不易着手进行,故遇类似时疫之症,即用旱烟袋油,先以竹签透油少许,令病人舐之,如不知臭辣味者,即是疫症。或以生黄豆令病人嚼之,不腥者亦为疫,此法与验疔毒同。查西医验疫,每用显微镜之检查,自较中医为准确,第显微镜价值昂贵,乡村医师,力有未逮,似不若此法之简便。[31]

商氏所陈述的验疫技术,完全是中医的,跟前述黄国材的谈法就不太一样。笔者认为,黄的观点是要中医界尽快学习西医的防疫技术,商则希望开发传统中医的防疫方法,各有所重;可以说思考多元,但也反映了中医界共识尚不足,而且只提出见解,至于具体实行与落实方法,却没有进行深入分析。而当时中医界若要发明防疫法,还必须面临的现实问题就是病名之确立。例如田尔康认为,中医治疫凭借千古医籍内之经验与法则,治疫颇有效果,但对于诊断疾病,却未统一,对于一种瘟疫,往往每一个医师的诊断都不同,使病人无所适从。[32]他认为,应该尽速编纂传染病特别专书,整理历史上的各种传染病病名,使医者一见何种症状,就可知道何种病名。[33]西医的防疫,必先确定病名,再针对特定病源加以预防,中医没有检验技术,对病名的讨论又不尽一致。陆渊雷甚至认为,应该直接采用西医病名,此言论引发中医界争论;但洪贯之指出,如中医界继续坚持旧病名,"与医师法规定中医诊断书应记载病名之本意不合,于卫生行政、文献统计上,实毫无裨益。是病名诊断,必不可缺,且应改从现代病名,亦不容疑虑"。他支持陆氏从西医病名之说,而且要整理文献中的病名,谈何容易?洪指出当中之困境:"能从事文献研究工作者,又有几人?"㉞故采行西医之病名不见得可行,但整理文献之古病名,更非易事,只能原地踏步、裹足不前。㉟故可知民国时大体上所谓中医的"防疫",只能是跟在西医定义疾病的后面来做出各种卫生举措,这一点是中医明显的劣势。

早在1934年,北平的医药同人会就集体发起要办理一所国医传染病院,当时仍在筹划阶段,只先拟定办法。里面的服务人员,初步规划指派北平国医学院内的中医实习生来担任,细部的组织则尚未成型。㊱反观西方医学,已将防疫与卫生的举措,通过法令、学校教育深入到一般民众的日常生活,但中医的举措却少有被揭示或介绍、研究,当然也被排斥于教育系统之外,整体发展缓慢。我们从1935年山东青岛市市政公报上公布的一则办法略窥一二,它要求中医士和开业医师若遇上传染病,都必须填报"传染病周报",虽然具体实行似无考核项目,但可见已将中医纳入传染病的防治系统。㊲但是,中医却没有自己的防疫法。上溯至1932年,陆渊雷即草拟《中央国医馆整理国医药学术标准大纲草案》,在分科大纲中的基础学科"卫生学"内规划:"本科可将我国固有卫生学之精义,尽量发挥。至近世卫生学及防疫法,亦附于此。"㊳已希望整理既有卫生学与防疫之技术。随后到了1936年,国民党中央执行委员会所属地方自治计划委员会卫生方面专门委员,已着手拟订卫生设施方案,内容包括公共卫生、疾病预防之管理训练及各种特效药方之刊行,也指示要征求中医界关于这些方面的材料,以便制成方案,通行全国。当时中央国医馆还通令各省的中医公会,希望各省中医公会"从速搜集关于中医卫生设施方案",送交中医国医馆汇齐整理后，再送达中央。㊊这是中医整理防疫知识的一次良机，可惜后来中日战争爆发，计划遂停滞。实际例子，可看当年4月由天津市中医公会所编拟，因应中央国医馆之征集《中医卫生设施方案》内的"疾病预防法"，内容包括：

> 住室、院宇、厨房、厕所要清洁干燥，切忌潮湿藏秽，以免恶气为病。清晨要早起，将住室门窗敞开，扫除洁净，放出夜间蕴积浊气，然接将门窗关闭紧严，以防贼风邪气侵入。如逢瘴雾风霾之变气，尤须将门窗严闭以避之，按以上各法持行，可免时疫温病。凡当春气初生之时，屋内宜焚驱疫散，鼻孔内亦闻之，每晨举行一次，可免温疫。即当温疫流行之年，举行此法，可免传染。凡居住之卧室，须要寒温适宜；穿着之衣服，亦须要寒温适宜，可免伤寒感冒之病。食物宜素淡，肥腻者少食，可免疮疖之毒；烟酒宜少用，可免耗血烁肺之弊；鸦片吗啡伤脑消髓，尤当严戒；寡欲养神，可免肺痨之病；远避娼伶，可免花柳之病。㊋

这些中医式的"卫生"法非常广泛，不完全是针对传染病，应该算是一种普及的卫生防病法。但中央国医馆的意思应该还希望能征集药方，不单只是阐述一种普及的个人防病法，可惜当时征集时间实在太短，以致成效不彰。

至1937年闽南爆发鼠疫，当时的中医已经发现：当地政府虽派员施治，但整个防疫所内工作的人员全部是西医，这让中医感到惭愧。吴去疾谈到中医应该要有能力，敢于深入疫区面对下层民众来实施防疫工作，但当时中医既无组织，又不愿意投入疫区。㊌另一个例子，中日战争爆发后的1940年夏秋之际，中国各省沦陷区都传出了霍乱和伤寒疫情，《国药新声》上刊载了一篇反省的文章,指出西医对于防疫知识研究透彻,但中医对防疫一事素无专书,更缺乏学术研究,瘟疫流行时往往束手无策。该文指防疫知识不过为细菌学或卫生学的一小部分,只需每天两三小时训练,就可以应急;并抨击当时很多中医连"消毒法"都不知道,若真的要谈保存国粹、国产的医学,也必须要注意跟上时代潮流,不能还维持"用植物油灯、坐独轮车"的保守心态。[42]而中日战争爆发后,中央国医馆四川省分馆就公布了一份《国医防治时疫宣传大纲》,当时四川国医分馆已有意识地公开宣传具公信力的防疫法,并宣称中医治验历代相沿,"对于指导预防与预筹救治等方法,责无旁贷",希望各支馆、善心人士可以购买、发放相关药品。[43]虽然其陆续已公布"防治时疫宣传大纲",介绍了不少医疗方法,但显然还是偏重"治"而忽略"防"。[44]中日战后,中医防疫之事更不堪闻问,大部分地方的卫生机构已是以西医为主,在人力不足的状况下,才会公告希望由中西医师共同组织诊疗所,而非在一开始设立地方医疗系统时就将中医考量进去。当时又面临国共内战时期,中医界在这个议题上,暂时已无特别发展之愿景。[45]

三、实际案例:山西太原

上一节我们大略回顾了民国中医在抗疫问题上的反思与困境,本节笔者用一个实例,来说明当时中医界关于"防疫"的集体研究,让读者可以更了解中医对这个问题的阐述。

山西在1917年8月到1918年初爆发了严重的肺鼠疫,1918年春天到1919年又爆发流感疫情,[46]但似乎山西省的处理措施都还算得宜。[47]尽管当时阎锡山所领导的政府对于传染病的预防工作卓然有成,但其预防方式已毫无疑问地多偏重于西医,官方的报告甚至抨击中医的方药书为"无用之物"。[48]但是,当1918年鼠疫疫情正炽时,《政府公报》记载道山阴地区一些民众在服用公家检定的中医药方和雷击散后,都已经痊愈。编写这份电报的人指出,根据东三省万国鼠疫研究会的报告,该病是无任何治疗方法的,但这个案例却令人感到好奇,中医的角色为何? 其实山西当时有所谓的中西医士委员会,会提供中西医有效之药方,该方正是由中医方面提供的药剂。[49]

虽然这次疫情是由中西医士共同合作扑灭的,但显然仍是以西医为主体,中医会发放中药,但没有进一步证据显示中西医有共通且密切之合作。[50]虽无直接证据,但目前可以知道的是,中医防疫仍有贡献,而且阎锡山也以支持中医发展闻名,故当1919年4月民国时期知名中医团体"山西中医改进研究会"在太原成立时,阎氏还担任了会长,并由他主导募款。在中日战争前,该会号称全国数一数二的医学团体,发展基金甚至可以支应纺织厂和修筑铁路之用。[51]该研究会甚至还成立了医学传习所(1921年成立专门学校),并在1921年编辑《医学杂志》,在近代中医史上占有举足轻重的地位,可惜至1937年10月因中日战争爆发而停摆。[52]山西省在民国时期疫病不断,1922年山西又爆发时疫,患者具有头晕、腹痛、呕吐、喉肿、乍寒乍热等症状,当时山西中医改进研究会必须开会决定预防与治疗方法,来指导民众。面对瘟疫来袭,古代中医的解释本来就会依据学派、地域的不同而有所差异,但民初以来,瘟疫之病名受到西医的影响,必须有一确定、统一的说法,所以当时要中医提出统一的预防、治疗方法并非易事,还必须开会讨论决定,这也是当时中医提出防疫法的困难之处。[53]至1924年,临县爆发鼠疫,《医学杂志》就刊载了不少中西医并行的治疗和预防法。这些预防法都是该会汇集中西医者共同拟定的,故在传染病实际爆发的场域,也是中医吸收西医知识养分之时机。从刊载的预防法可知,该杂志是中西汇通的,包括西医的隔离、掩埋、消毒等法,不需多加介绍;在消毒理论上,中医认为用硫黄和苍术熏洗病人之房屋,与西医石灰水、来杀儿(Lysol)水洒地清洁之法,具有异曲同工之实效。还有一种预防法,跟我们理解的预防有层次上之不同,首先我们必须考量瘟疫的种类繁多,但针对特定之传染病,中医有时也会用"将发而未发"来进行预防性投药。例如针对鼠疫,有先服"黄土化疫汤"防疫者,并言:"凡遇时疫流行之时,虽未发病,已觉精神不舒,如头昏、体倦、不思食等等,皆将欲发病之预兆,可速照上方连服一至三剂,以种种病状消失为妥。"[54]这比较像是预防性投药,但必须注意的是,中医认为服药预防的时机,在于有"些微症状"出现时才开始,又可以算是初步的"治疗",其意义与西医的预防注射不同。同年,山西省解家沟村等地发现疫症,太原中医改进会指出一些当年天气可能导致疫病的原因,例如"今夏亢旱燥热之气内伏过深",病患皆有相同之症状,但一时无法确定是什么疾病,当时中医认为可能是脑膜炎、疙瘩瘟、鼠疫、虎列拉之任何一种,但不知具体是何病,也提出各病的治疗方法,及一些普及的预防法。一般西医的预防方式,改进会也都有阐述;而中医的部分则有预先服用避瘟丹、避瘟球,并呼吁这些药物要随身携带,但没有说明成分。而若一旦感受些微不适,则应速服"紫金锭"等药物,该篇报道指出:中医之预防法甚多,中医也已去各地进行诊治。[55]这段报告显示:中医还是无法在疫情爆发的第一时间确立病名,他们提出的防疫法多具有普及与通用性,非仅针对一种疫情。而中医的预防法还有哪些?

1928年山西又爆发时疫,当地中医改进会在调查疫情后,提出中医的"预防时疫传染病法",阎锡山希望各县能代印,广为宣传。方法包括清洁街巷、马路,这一点需要责成地方警察和清道夫等进行查核。在居住方面,要时常洒扫环境、清洁秽物等,都是常见的西式公共卫生方法,代表当时中医已接受并采取西方医学的技术来预防疾病，这个趋势在1918年时尚不明显。并且，此时中医已懂得组织团体与力量，努力阐扬属于中医的治疫特色，具有中医特色的技术包括：水瓮内要投掷贯众一枚、生白矾少许、黑豆一撮，两三天换一次的呼吁；室内宜常焚烧大黄、雄黄、苍术、艾叶等药，并提醒要用慢火微烟熏烧才正确，中医认为这些方式可以消毒、防疫。饮食方面，常人"一切饮食总宜节制"，起居上须注意"谨戒嗜欲"，"勿犯暴寒暴热大风雨"。在药物方面，宜时常预备"避疫丸方、赤小豆、鬼箭羽、兔臼、雄黄，右四味等分研细末，蜜丸如小豆大，瓷瓶收贮，每服一丸，不致传染。其余中药如避瘟丹、平安散、万应痧药、通关散、如意丹之类，西药如避瘟球、石炭酸水之类者，有力者尤多，制备施散，功德不浅"。⑯这些药物以中药为主，大多可以在各式方书中找到组成，当然也有少数西药，但未明"避瘟球"为何药。此外，当时该中医研究会对于已发病之预防处置法，其消毒，例如使用臭药水和石灰来消毒，用硫黄烟熏器物等等，还有一些隔离之法，也都是西医的，在采用上并无中西冲突的问题。⑰

山西中医改进研究会对于当地中医之研究发展做出极大的贡献，与本文相关者，特别要提时逸人（1896—1966）的贡献。时氏原籍无锡，1912年拜同乡汪允恭学医，1916年正式开业行医。开业时笔耕不辍，研究医学，极多心得，文章散见于《绍兴医药学报》、余姚《卫生公报》、杭州之《三三医报》、南京之《医药卫生报》等刊物，著述甚多，为医林所钦佩，被夸赞为"热心研究医学，且能持之以恒，故有惊人之成就"。1928年在上海创设"江左国医讲习所"，1929年出版《中国医学建设问题》，并受聘于上海中医专门学校、中国医学院等校教书。同年，他前往山西，担任山西中医改进研究会常务理事、编辑主任，担任《医学杂志》编辑约10年，另担任医校教授、医院医师等职，著有时令病、传染病、妇科、病理、处方、审查验方等方面的专书。其余职务兼任有山西省卫生委员会委员、山西国医分馆馆长、大原市医师检定委员会委员、大原市中医公会主席等职，并曾供职中央国医馆理事、推行处主任、学识整理委员会、专任委员、编审委员、卫生署中医委员会常委、中国医学教育社理事等。[58]中日战争爆发后，时氏随即离开山西前往汉口避难，与焦易堂会面后，谋划中医学校之立案。1938年，徙居万县，曾短暂居住在中医友人李重人住处，后抵重庆，供职于卫生署中医委员会，又加入赈务会附设之中医救济院，担任医疗研究委员。当时有中国医学教育社，时氏也担任理事，并担任该社附设之"中国医书教材编纂委员会"委员，并兼任"重庆国医院医师"。时氏自言，他的职志就是"整理中国医学，以求中医之自立"。时氏对改革中医颇有见地，认为"整理学说，改进技术"乃中国医学现下最重要的目标，中医界自己不振作，"改革中医"就会由西医来越俎代庖。时氏认为当前是中医最重要的过渡时期，不及时把握，中医就将失去改革之机会。[59]笔者认为，中国地大，各地医药发展各有特色，必须要有一些地方团体挺身而出整理学术，不能只单靠一个中央国医馆。历代医书汗牛充栋，仅靠一个不健全的、还属于初步运作的机构来总其成，学术整理必难见其效果。像山西中医改进研究会，在中日战争前已有征集医书和验方之举，他们还会派会员到各县实地访查、搜集医书验方，再加以研究审查，遇到传染病流行时，该会还会印发特刊分赠各界人士，以资普及。[60]但满怀理想的时逸人却抱怨在四川"无事可做"，他在专访中批评，四川的中医随市浮沉，为个人的医业大肆宣传，只为私利而缺乏理想；时氏一离开重庆，这些人的营业量都有很大的进步，换言之他们只想营业赚钱，"改进中医"不过是为了营业量的假招牌。时氏深以这类行为为耻，不希望坐领挂名津贴而不做实事。由此可见，当时四川中医掌实权者，都是他认为的这类人物，似乎并没有想要认真整理中医。[61]时氏1939年秋离开四川至上海，创设复兴中医杂志社，以谋贯彻整理中国医学之主张。又创办复兴中医专科学校，担任教务长（1940）、校长（1941），[62]并兼任上海中医专科学校、中国医学院、新中国医学院等校之教授。此其在民国时的大概经历。

时氏早年即对传染病治疗与预防颇有心得，[63]在主编杂志的过程中，也不断注意、分析疫情的爆发，增加实际诊治传染病之经验。[64]他在1933年总结防治传染病的经验，撰写《中国急性传染病学》，即由山西中医改进研究会出版、发行，当时还很慎重地做了审查和校阅的工作，时逸人自言这本书"可以作为中医收回防治疫证主权之准备"。[65]既然本文主要着重探讨中医的预防法，当然就这部分来看，该书也的确有这样的内容。例如时逸人探讨鼠疫的预防法，除了吸收近代历次鼠疫防疫的经验，当然多为论述西医之消毒、阻绝交通等防疫法，但更重要的还是中医的预防。时氏书中所体现的中医预防法主要是药物预防，例如他列出"辟秽逐毒饮"、"清芳辟疫汤"、"解毒万病丹"等数十个方子，大体是搜罗历代医书内的药方，也标明了出处。但此书仍以治疗为主，其中载录的"徐相任君疫症用药法程"内记载之芳香除秽法有"诸葛行军散"和"八宝红灵丹"等药，时氏补充说明："疫之原因，虽不一致，然无非受秽浊之气所成，是以防疫贵乎清洁，用药最宜芳香，苟能初起用之，不难立时消解。"所以初起以此类药方为主，再配合清热、行瘀、通便、开窍等法治疗。[66]最有意思的是芳香与清洁的关系，其乃近代中医防疫的重要思维。而真以日常预防法而论，时逸人并没谈到中医防疫的内容，而是径自采取西医之法，包括消毒、隔离等等。中医主要偏重治疗之方法，只是包括时逸人在内的很多中医在论述"预防"时，会把治疗的某些概念加以挪用，形成中医的预防论述。仅举一例，针对伤寒，时逸人在"解毒万病丸"条下解释："此秘药中之第一方也，用药之奇，不可思议。专治一切药毒、恶菌、疫死牛马河豚等毒，及时行瘟疫、山岚瘴气。"他认为该药是"杀菌之上品"，该方原出自徐洄溪之方，原本的注解就写能治疗"恶菌疫死"。时氏认为，恶菌就是指西医之毒菌，因微小故称细菌，故时氏推论只要因细菌导致之疫症，都可以推广其用。[67]不单是治疗，时氏转化"杀菌"的药品成为中医解释"防疫"药物的基础，在下一节也会看到，这是近代中医转化西医术语的一个显例。

四、防疫药品——消毒杀菌话语之转化

面对西医精良、进步的防疫方法，中医界如何应对？晚清陈虬已指出华人简易的防疫法："沟衢宜打扫清洁，衣服宜浆洗干净。水泉宜早汲，用沙沥过。鱼蔬忌久顿，用冰更佳。房屋大者宜多开窗牖，小者须急放气孔。而尤要者，则厕桶积秽之处，日施细炭屑其上，以解秽恶。"或者在"饱食后再饮保命平安酒一杯，提起元神，自觉此去有一将当关，百邪退避之概"，大体上包括了几个重点：清洁、通风、食品要新鲜、元气要充足等等。[68]虽已吸收不少西式防疫法，但做法上略有差异。中医黄国材在1935年检讨中医预防传染病之方法时指出：

（一）维持康健：最要者，节劳动、慎口服、防感冒，俾无障碍生理之自然。则免疫质自丰富，不难抵抗病毒。（二）严行清洁：凡沟渠厕所，时撒入石灰，以绝蚊蝇之生源。多购杀虫菊，以杀灭臭虫、蚤虱、蚊蚋，兼扑灭鼠族，以绝传染之媒介。病人卧室，宜用硫黄，闭门久熏。病人用过器具衣物，俱用沸水洗涤，以免传染他人。（三）设传染病收容治疗所，凡有传染病之疑者，均令送入治疗，以免传染家人。如麻疹、天痘、烂喉痧、白喉等之传染，均系空气为媒介，由呼吸传入，非与病人

严密隔离,则不免传染,此屡经验者也。如痢疾、霍乱、肠窒扶斯等之传染,多经口而入,凡饮食等,必临时煮沸,市上陈列之果品,宜禁口勿食。[69]

大体上皆已吸收西医防疫的办法。在同刊物发表文章的中医张照鳞则指出:"盖世有不治之病,而无不可防之病,古人以有备无患,上工治未病之训,未始非启人以预防之法也。"他认为过去中医对于预防疾病这件事情上缺乏研究,也没有专书,大多是口头传说或在一书中夹叙一二,大概不外都是"严起居、均劳逸、节饮食、戒酒色、调寒暑、服滋补",[70]这些呼吁虽然是养生者所必须,但终究不是现代卫生学之全貌,医者若不传达知识,则病家多不知其方法,徒具虚文而已。中医田尔康认为,治疫之法,中医并不落后于西医,但在防疫上,西医之特长实超越中医。他认为,"消毒不明"和"防法未备",是中医两大缺失,甚至导致中医治疗瘟疫时被传染而死。[71]在中西医学竞争千钧一刻之时,中医不能再像过去一样态度消极,必须好好研究预防传染病之方法,他说:"然中医对于传染预防,既无专书,又少识见。临床治病,动曰伤风,或谓感寒,除列方剂,即令严户扃牖,断绝出入,竟将病人一种自然的治疗,完全摒绝。而病家遵医之命,于是窗室闭塞,空气不通,光线不合,甚或痰吐满地,粪尿狼藉,潮湿蒸腾,脏物堆积,满室之中,尽为安母尼亚种种刺戟,以病人脆弱之身,处此脏气、毒气熏蒸之室,虽欲不死,不可得也。"他批评过去中医的抗病方法,但提出来的改善策略跟黄国材其实大同小异,例如:保持环境与个人清洁,窗户要开启以通风,饮食要清洁、不要共食,不洁之处及室内用石灰消毒等举措,多为西医的知识。[72]《瘟疫约编》则写道:"若夫清洁饮食,淡泊自甘,疏浚沟渠,涤除污秽,少入闹热场中,常游茂林修竹,防疫于未然,为人人能行之事,亦卫生之不可少者也。"[73]也多少吸收了西方的防疫知识，其他的精神、情志防病法，本文不拟多谈，仍以药物预防为主。而从一般中西医防疫的刊物文字中，可以看到清洁、卫生、隔离等类似知识之陈述，此处不一一解析；但在西医的报刊内介绍中医方法的则极少见，反倒是中医吸收不少西医的防疫知识。

从山西的《医学杂志》来看，除介绍西方清洁卫生法外，还介绍了相关疫苗的知识。[73]民国时西医基本的疫苗注射，已逐渐获得民众之信任。以1936年6月夏季伤寒疫苗注射为例，大约有7 786人接受注射，据载这些人没有一例得到伤寒，可见当时疫苗注射防病已有一定的可靠度。[75]虽西药不是本文研究核心，但西医在民初确实也有内服的防疫药品。1928年杂志上刊载之"爱多药苗"（EDO VACCINS），声称药瓶中有菌体，有针对预防霍乱、伤寒、痢疾和鼠疫等四种药片，宣称服用可以预防时疫，强调可于时疫来临前先行服用，副作用很小，连服七日即可达到免疫。[76]类似之药物，还有以"抗菌"为主的，例如"旁弗拉文"（Panflavin）药锭，宣称口含可以降低口腔和喉头细菌的生长，可预防喉痧、杆菌感染、脑膜炎、丹毒和肺炎等疾病。[77]那么，中医的药物预防为何？

早在晚清，陈虬编写的《瘟疫霍乱答问》内就指出：治疗天行温病的桃叶、石榴皮、马齿苋、川椒、苦参、小蓝、穿山甲、獭肉、地龙、屋尘、水银、雄黄等药物，都是古代的杀虫药，其实就可"杀菌"（当时称"微生虫"），历代也有各种类似药物可供找寻。[78]1911年2月东三省鼠疫时，官方报纸还会刊载中医的方子供民众使用，列在《传染病预防法》的栏目中。缘于当时河北省东光县人士呈上一纸效方，说该方在该县施用效果卓著，所以《北洋官报》就刊载出来，让大家知晓。

救疫丹原方：牙皂（三钱五分）、硃砂（二钱五分）、明雄

(二钱五分)、细辛(三钱五分)广木香(二钱)、广皮(二钱)、霍香(一钱)、桔梗(二钱)、薄荷(二钱)、贯众(二钱)、防风(二钱)、半夏(二钱)、枯矾(二钱五分)、白芷(一钱)、生甘草(二钱)。共研细末装入瓶内,可治诸痧异症。此病来时,脉散,牙关紧闭,发慌,手足麻木,闭目不言,喉肿心痛。医多不知,误认喉风,治之必死。此证名曰硃砂证,又名曰心经疔,即将此药秤三分,吹入鼻中,再用一钱姜汤服之后,用红纸捻照前后心窝,见有红点,即用针刺破挑出内面红筋,可保无事。[79]

这则方子经过笔者考证,有极大的问题,因为当年爆发的是鼠疫,但该方能够治疗的是传统中国的"痧症",[80]根本不是鼠疫的症状。这种防治疫病的验方在公布前没有经过专业人士审定,但在民初却相当风行。这类治疗痧症的药,顶多能治疗现代医学意义的霍乱或急性肠胃炎、中暑,但当时的人似乎都视它有防疫的作用,[81]甚至作为防疫药品赠送给民众。[82]例如1934年,平汉铁路局会为了夏令卫生而发放"防疫暑药"给其员工,报道指出药品多由该局药品采购委员会订购,显然是经过合理、透明之管道,每位员工可得"人丹一包"、"痧药水二瓶",这都是传统的"痧药",常被拿来当成"防疫药"。[83]甚至还有地方人士让一般民众一边打防疫针,一边服用这类药物。[84]

各种中药抗疫方剂通过大众传播媒体,如报刊,甚至是医书来进行知识传播。这类方子多会冠上经验、良方汇录之用语,例如1924年《劝善杂志》刊载"辟疫仙茶药方",内中竟有34味中药,该则启示言:"此茶仙传救世,效验神速。""善士照方合送,功德无量。"显见与民间赠方的性质相同。该方能辟瘟疫、臭秽、恶气、风寒时邪、四时不正之气、传染疫疠、痧、疟、瘴、一切风寒暑湿等病,也可见这类方剂大多具有治疗各式普遍发热性传染病之功效。[85]

这些方剂的传布，也成为当时中医讨论的议题，例如1920年在《绍兴医药学报星期增刊》上就刊载："急性险疫，致命极速，有医不及延、药不及购而一蹶不起者。……请自今后，将急性险疫另行提出，我医界每遇各种险疫，即于案之后方之上，书明急性险疫字样，或钤以小印，凡药界见有此等药方来配者，暂置其他不急之方于后，先行赶配发给。其在家一时难得之药，亦请由药界酌妥常备，以应急需。如此办法，纵不能如数得救，然必能多救数命。"[86]紧急的药方要能使药店知晓，迅速配药，这是为了因应传染病又急又猛的特性。也有人指出，应该将防疫、治疫诸方印成单张宣传或刊载于医报，这样一来"足以证明我国医学在任何时代，皆具有通变宜民之真凭实价在也"。如此欲证明中医界不是不负责，特别是针对传染病的防治。[87]过去防治瘟疫的知识大多零散，所以有中医呼吁："我国医界，果能编为专书，印刷广传，使业医者，手各一编，有所遵循。"[88]要能编辑属于自己的防疫专著，整理学说，作为防治传染病理论之依据。

中医商复汉认为，国医书籍虽无细菌之记载，但防疫治疫之方剂，多具有杀菌、解毒等作用，应从典籍中慢慢整理出来，设法改良、研究，从传统中再寻找、发明新药。他在一篇文章中先以"普通防疫法"为例，辑录了《素问》的小金丹方、《肘后方》的屠苏酒、岁旦饮、温病不相染等数种方剂，还有《千金》的辟温杀鬼圆、熏百鬼恶气方、雄黄圆，《千金翼方》的太乙神明陷冰丸、太乙神明丸，《外台秘要》的断温疫硃蜜丸等六方，《验方新编》的辟瘟方等等，并言：

> 上列诸方，皆为解毒、杀菌、辟邪之普通性防疫剂，不无采用之价值，惟时疫种类不一，仍当参考特效之防疫方药，择其简而易举者，随宜施用，方为适当。观夫金元明清治疫诸家，

如东垣之普济消毒饮,元伯颜之专用大黄,又可之达原饮,喻嘉言之人参败毒散,余师愚之重用石膏,普明子之重用人中黄,叶天士等之惯用神犀丹消毒饮,无不随症施治,防疫何独不然？此外尚有古今通用之行军散、辟瘟丹、红灵丹、如意丹、平安散、卧龙丹、大乙玉枢丹、太乙救苦丹、万应痧药、藿香正气丸等方。虽为治疫良剂,借以预防,似无不可。[89]

商复汉在文后又列了专门的寒疫、天然痘、麻疹、白喉、猩红热、痢疾、鼠疫、大头瘟等各传染病之预防法。商氏所言之重点大体可以归纳几点：第一,当时中医希望从古代医书中重新寻求防疫的方药；第二,中医防疫与治疫常是相通的,但要重视疫情的种类,随症施治。中西医防疫最大的差别,在于中医许多药物兼有预防和治疗之功能,很多预防瘟疫的药物都强调一种"已染瘟疫之报使",亦即出现染疫前的症状,包括背寒麻痹、头晕、昏闷不爽、肢软微麻、五心烦热、胸闷等症,服药后就可以预防,此即治疗和预防齐一之想法。[90]然而,前述商氏所言之防疫药物,多属通治,但瘟疫种类繁多,是否真能全部达到预防之功效,关于这点,当时确实有不少中医提出质疑或检讨。例如黄国材就认为：

古之稀痘方、避瘟丹等,皆试不效。若论药剂最妙者,惟仿牛痘法,造成防疫血清,接种预防,乃能收效。……若古医避瘟方法,如陈延之《小品》载,元旦饮屠苏酒及椒柏酒,《五行书》言：元旦及十五日,以赤小豆三七枚、麻子七枚,悬井中,《梅师方》以豆豉和白米常饮,以及食马齿苋、服鲍头灰、吞丹砂等,难以缕述,多荒谬无效,恕未详录。[91]

黄氏批评古代许多防疫的方法都无效,持相同立场者还有中医张照鳞,他认为服用防疫、避瘟之丹药,佩带防疫之药散,不过是临时配置,备用而已,其语多保守。[82]两人皆直言不讳,未经实验且讲不出道理的防疫法值得怀疑,这点笔者同意其论。当然,既有这些质疑,我们也应该要探讨当时人是如何建构出这些药物的"防疫"学理的。

中医的防疫学理,本根植于日常民俗,董丽娟在《国医砥柱》上指出:中国最早的防疫运动办法就是在端午节时,"家家门口皆插蒲艾,及男女老幼在端午节有饮雄黄酒之举,雄黄能杀菌,能预防夏令疾病的功用。在化学上,雄黄即三氧化二砷,三氧化二砷虽有毒,但少吃能预防百病,而能杀菌,与人体有极大关系,开始食蒜更有意义。此外重九登高,有吃茱萸酒之举,亦为预防疾病之方法,诸如此类,国人对于预防疫病,早有良法,但不合实际"。[83]董氏认为需要顾及科学研究和民间流行之传统卫生风俗,科学结合传统,才能真正发扬国粹。在科学解释方面,他已注意到化学和细菌学的解释,同时代的人也有所发挥。周禹锡在《瘟疫约编》内介绍"硃砂化毒丸"时解释其方义:"(该丸)杀其毒菌微虫,防其内犯心脑。盖硃雄为一切应急丹丸之专药,如紫金锭、行军散、红灵丹、至宝丹等等,皆重用之。薤白一味,玉潜斋推为独行方,大蒜为民间日食之常品,薄荷提油结冰,为近代卫生日用之良药。"[84]方义中的"硃雄",就是硃砂和雄黄,很多近代的防疫药品都有这两味药,例如倡导中西会通,用科学来验证中药疗效的《传染病中西会通三篇》,转载"肘后避疫方"时写道:"水飞雄黄末吹鼻中或用赤小豆同粘米浸入水缸中,每或取用管仲(笔者按:应为贯众)浸水饮之。此即以疫从口鼻而入而防之也。"[85]该书所采预防法多为西医之法,中医的部分重治疗而轻防御,仅此一条可供参考,但也有雄黄的踪迹。

此外,商复汉也曾提到中医师简便防疫法,例如:"时疫盛行时,医师入病家,须先饱食,或饮雄黄酒一杯,或食蒜一二瓣,或服烧酒与皮蛋少许,无论何疫,均不传染。愚按：必饱食系促进新陈代谢之机能,饮酒系兴奋神经之作用,雄黄与蒜,亦为辟秽杀菌之品,洵为简便防疫之一法,倘能参用接触消毒等法,更为完善。"他还提到看护防疫法、旅行防疫法等等细目。[95]这里面同样可以发现上面出现的雄黄、蒜、丹砂等等药物,商氏认为可以辟秽杀菌,也是挪用"杀菌"的话语。其余各式药品介绍,脉络其实非常类似,周禹锡在《瘟疫约编》中指出：瘟疫来时又急又烈,"宜遵圣人不治已病治未病之古训,预防之药,轻清芳烈,辟秽解毒"。作者举出"加味清芳辟瘟汤"配紫金锭一起服用,解说道："在瘟疫流行之际,预防疗法,除吸入开窍救急丹取嚏,吞服防疫救急丹化毒,并自行检查手臂腕静脉拍痧,重者刺血,最为紧要外。"瘟疫之邪潜伏体内,留中待发,用水煎之汤剂,洗净身体污秽,药物"游于经络,出入脏腑,有形无形之瘟邪病毒无所容留。平人预服数剂,可消未形之患,倘能得吐泻者更佳"。若于穷乡僻壤,则用枇杷叶、菖蒲、贯众、丝瓜络等药煎煮服用,同样有预防效果,而前面三味药都与他自己阐述的防疫方有所重复,由此可以看出基本的归类。[97]

以上属于比较通治类的药物,民初也有一些针对个别传染病防治的中医方子或药物介绍。目前统整期刊资料来分析,除了鼠疫之外,脑脊髓膜炎和霍乱是介绍最多的。例如中医刘崇寅指出,有一帖药可以预防脑脊髓膜炎,包括荆芥穗一钱、软防风一钱、蝉衣一钱、苦杏仁二钱、冬桑叶二钱、白菊花二钱、川黄连五分、龙胆草八分、生甘草一钱,此方在脑脊髓膜炎流行时,每人预服两剂即可避免传染。刘称此方依仲景之法加减,可达发汗、疏风、杀虫、调气、解毒与消炎等效用。他指出,1943年春天也曾爆发该疫,三百多名患者死八九十人,后依上述方剂治疗与预防,疫情才被控制,刘氏认为这是屡屡经过"临床试验"才证实的。[98]另一种解释为,该疫情乃由接触瘴毒（气）而染，然后在体内产生菌毒，助长生成双球菌或连锁球菌，菌毒聚集脊髓、脑府。预防脑脊髓膜炎的方法为："洁净居室及饮食，保护体温，而以甘菊、桑叶、银花、橄榄、玫瑰花泡水常茶饮，清热解毒，滑肠散火，而一切浊酒肥浓、房劳、辛苦宜禁。"[99]大体也是往杀菌、消炎的西医解释与思考方向进行汇通，中医方面的则是解毒、散火、调气等概念，当时几乎已成为一种互通的解释模式，杂糅中西。至于霍乱方面，周禹锡在《瘟疫约编》中曾介绍"防疫救急丹"，宣称该方可以通治一切霍乱，其实是泛指许多肠胃疾病，该药"调剂适宜，皆无妨碍，既能防疫又可救急"。他说此药是"硃砂化毒丸"的变化方，多了贯众、青蒿叶二药，周氏自陈其原本也对药效不确定，后来药方制成后发现："自觉胸闷欲呕或心中发慌、口中清涎过多、肢软或征麻，即是已染本病毒菌微虫，用以预防，皆有特效。屡试屡验，然后敢公诸社会，复蒙各界慈善大家，争先制送，夏秋各病，推广用之，收效宏奇，出人意表，咸公认为我国医界空前未有之重大新发明。功用：开气机、化血毒、分清浊、解水毒、食毒、杀毒菌微虫从大便出。"[100]大致融合了中西对药理的解释：杀菌、化毒、开气机等等话语，皆可达预防之效果，跟前述都有相同之处。

　　还有一些用药的防疫解释，不纯用"杀菌"的话语，而是运用各种中医的病机来解释瘟疫之发生，以先行去除导致瘟疫的病机，来达到防疫之功效。例如中医赵树屏在报刊"中医问答"内回答读者如何使小孩免受时疫感染，他指出，"荤食须有节制"，饭后"用梨藕略加青果煮水，与小儿饮用，不但清热而且免疫"，"若大便不通，两颊发赤或手心烧，可略与消导药，用焦三仙加少许大黄煎水服"。或略见唇干口渴无其他症状，则可用金银花、杭菊花各二钱来清热，在治疗之前，"或不无小补也"。[101]以上所举药物，大抵以清热为主，另外就是节制饮食或加"消导"之药，其实都牵涉中医传统身体观,胃中食积会导致发热,造成容易染疫的体质。相同的思维亦见于张照鳞,他认为很值得研究:"吾乡所常云,虚人不中疫、实人不害痨之两语,经验既久,效果甚著,细玩其意,盖以其人饱食汹汹,精神勃勃,而其呼吸气味,必浊而不清。病菌喜浊,故易染疫,故悟到西人每遇十日、半月,必泻一次,盖有由矣。中医对于此法,尤当履行,每间半月,用燕医生补丸小泻一次,不独可以预防传染病,而推陈致新,亦卫生家之一要道也。"[102]"病菌"喜浊,传统中医认为饱食将会导致身体之"浊气"增多,故其使用的是具有消导、泻下作用的药物,消除浊气,使体内环境不利于病菌之生长,其着眼点并非纯粹之"杀菌"。[103]

其他零星的想法可与杀菌观对比的,如1929年,中医徐炳南认为,他在实际治疗中发现病人罹患肠癖(痢疾),不愿意接受血清疗法,他选用当归、党参、白芍、生牡蛎、炙鳖甲、炙甘草、大生地、麦冬、石斛等药予病人服用,并使其痊愈。他认为这些药物作用不是"杀菌",而是使病人元气充盛,"体内抗毒素增盛",故可谓这些中药"与血清同等功能",可通过增强元气达到防疫的效果。[104]还有就是像张子英肯定"仲景《伤寒论》一百十三方,皆为杀除细菌而设",他解释人体之疾病不外"气血郁滞",一旦气血郁滞,细菌则会繁殖。他认为:"仲景诸方,为开散郁滞而设,亦即杀除细菌而设也。"他观察农人堆草蓬,时间久了,中心就会腐烂产生微菌,农人拨开草蓬,让其散发郁滞,或以日光晒之,则霉菌杀除,草就不会腐烂。他认为这就是中医开郁滞以治细菌之意义,他举出包括淋浊、霍乱、白喉、肺痨,都有一个"气血郁滞"的病因,用中药去除之,则可达到预防与治疗细菌之病因。[105]这些都是将体内细菌会滋长的病机去除,而非杀菌。当然,他们论述的核心,还是离不开细菌之影响,仅是论述的方式不同。

五、熏香：空气、消毒与清洁

　　近代中医吸收了不少西医的防疫知识，在历次疫情中也可以看到，中医已采用这些知识，一如前述。但在中医的论述中，有没有属于中医式的清洁卫生法？例如1932年，针对澳门传至广州的"脑膜炎"疫情，刘琴仙就认为，中西医其实都有很好的消毒法，他认为食、衣、住、空气等因子，与传染病之预防最有关系。例如衣服之清洁，必须做到"消毒"，他认为要用"百滚水"来浸洗衣物，最为简单且省费用；或用日光曝晒，也能将毒菌杀灭。在食物方面，刘氏认为要尽量清淡，他认为"病从口入"，应戒除食用炙烤、烈酒等具有"发"性的食物，水则需煮沸后才能饮用，"则毒菌无由而生"。[106]这些一般的呼吁，中医还是有受西医现代卫生观的启示。因为前面主要是谈药物，故本节继续依着这个脉络来展开。"清洁"的卫生观，其实背后的指导思想是细菌论，之所以要"清洁"，就是要清除可能的细菌滋生的环境并消灭细菌，[107]所以民初西式的清洁用品常与中国式的语汇"消毒"进行结合，[108]读者看完此节，大概即可更进一步理解为什么"杀菌"会与"消毒"的话语连接在一起。此外，随着"健康美"在1920年代逐渐成为时髦名词，清洁卫生用品的观念往往又和"洁白"、"芬芳"的产品形象结合，[109]或许看过此节的读者就可以知道，在传统中国，芬芳、香气这种嗅觉的感受，本身就可以与清洁卫生、甚至和后来的杀菌消毒等观念进行汇通。[110]

　　当时人已指出，端午节的"老式防疫"很有意义，每年的这个日子除了休息外，还要"做苍术、白芷蚊烟、喷雄黄，这种做法，很有些意思的，因为夏天一到，时疫流行，所以一定要来一次大清洁，并且用这些药物来消毒；挂起'钟馗'，也表示我们怎样准备防疫

（鬼）"。虽然后者事涉迷信，但前者喷中药香烟，成为传统中医的避疫办法，它在近代将第一次被赋予科学化的解释。明清时期，已可见芳香药物有逐秽消毒之功用。例如喻嘉言就指出："治法未病前，预饮芳香正气药，则邪不能入，此为上也。邪既入，急以逐秽为第一义。上焦如雾，升而逐之，兼以解毒。中焦如沤，疏而逐之，兼以解毒。下焦如渎，决而逐之，兼以解毒。"大体指出先以芳香药物、后以解毒类药物来治疗疫病，这成为此后中医寻找传统知识的基调。民初以后，中医吸收了西医的清洁消毒法，《传染病中西会通三篇》内就写到天花板、床板、天花板可用升汞、石炭酸消毒，衣服可用热蒸气消毒，其他如通风等等呼吁，都以阐述西式卫生知识为主。西医用沸水、硫磺等物杀菌的知识，中医也很早就吸收了。中医田尔康自述其经历："余于壬申九月，承委防疫于五寨，领带防疫处药品，就中以消毒药为最多，而后知西医之所谓防疫者，此也。"他认为应开放心态，全力学习西医之防疫法，消毒药物是另一大主体。足见"消毒"这种意识，其实是中医体认到西医最大之优势，这促使一些中医去找寻传统的消毒方法。

商复汉指出，中医没有西医所谓的"消毒"，但在中医史上的某些药品之施用法，其实有相合之处。例如他举《肘后方》的"六味薰衣香方"作为衣服消毒法，药品有沉香、麝香、苏合香、白胶香、丁香、藿香等等，用蜜和为炷，焚烧以薰衣服。他另外举出鼻腔、皮肤、口腔等处之消毒法，其中口腔之消毒，他举的是《景岳全书》的"福建香茶饼"，内有药物沉香、白檀、儿茶、粉草、麝香、冰片等等，他认为把这些药物做成药丸，放入口中含化，邪气就不能侵入，他认为比西医的口罩更方便而实用。同样是外用防疫药物，上海《时兆月报》刊载了预防喉疫法，即用青橄榄（或咸橄榄）常服之，或将生萝卜拿来食用，可发挥预防之功效。一切辛烈、燥热和刺激的食物，都不可食用。如发现喉间有红肿、白点，甚至隐隐作痛，则可用土牛膝捣汁，再用薄荷泡汤漱喉，或是用生地、麦冬漱喉也可，保持侯部清洁，"使毒菌不能停留"。[117]也有中医同时举出中西医各方的消毒优势，张照鳞指出：公共卫生及有能力的人家，预防疫病之用药，可以贯众、兴矾清洁饮料、汽油（应指蒸气）消衣被之毒、苍术熏蒸房室、石炭酸之洒地清洁、石灰消痰唾、便溺之毒。[118]这里的贯众、兴矾、苍术和前面屡次提到的雄黄，都是传统中医著名的清洁消毒药。例如在饮水消毒方面，商复汉也提到贯众、黑豆、雄黄、白矾之功，大抵使用的机制也是将中医的"辟秽除邪"和西医之"消毒杀菌"放在一起理解。[119]中医在当时报刊还曾开辟专栏，介绍个别传染病的治疗与预防法。例如1932年，北平国医防疫委员会就刊载霍乱之防治法，个别的疾病也会有个别特殊的防治法，例如霍乱就需特别重视饮水消毒，运用甘草、川连、生芪、连翘、藿香、茅术、薄荷等药物制成"公众饮药"，或将含有贯众、雄黄、白矾等药方放入水缸中浸泡解水毒，然后再供民众饮用等诸多方法。[120]

除了饮水清洁需要重视外，由于许多传染病都是通过空气传染，故空气的清洁防疫也特别被凸显，这时古代的芳香防疫法就被特别加以阐述。商复汉曾举出"空气消毒法"八方，大部分是利用药物制成粉末香包，或将中药于空气中焚烧，他认为：

> 细菌生活，大抵好湿而恶燥，若空气过于干燥，则细菌体中水分，蒸发无余，不能发育，易于死亡，其中尤以病原菌为最甚，纵结核菌，脾脱疽芽胞，能经久不死，而最低限度，亦能制止其发育。以上各方，辟秽、除湿、消毒、杀菌，或用熏烟、或用悬挂，于干燥空气之中，兼能和空气中之毒素，似较西医单纯性之干燥消毒法，尤为完善。[121]

商氏融合中西医的理论，来说明中药在空气中焚烧可能达到的防疫功效,在民初有非常多的例子,但其基本的出发点仍是中医芳香药物之功能。而中医对于辟瘟丹的"瘟"字,可能每个人的解释都不同,或指广义的传染病,例如广东的中医徐仁甫,在可防疫的"辟瘟丹"条下解释,将数种药物组成之丹药每天早晨焚烧,即可永不染疫。他是举广义的防疫,但在其他个别传染病部分,却没有这样的药品。[122]其实,笔者发现整个民国时期,含有芳香气味的日常生活用品,很多都被赋予防疫功能,包括香水和香烟在内。例如1926年《申报》刊载的"加大白金龙香烟"广告,就指出吸香烟可以预防传染病,因为香烟可以"杀虫解秽",就是基于中医这方面的既有论述。[123]丁福保甚至认为:"烟草内含有一种消毒之物质,入口腔内,有扑灭霉菌之效,故传染病流行之时,吸烟者每获免感染。"[124]中医"香"的抗疫话语,对照西医的消毒药"臭药水",例如五洲药房出品的"亚林臭水",一种类似漂白水类的消毒剂,在香与臭之间,形成了中西鲜明之对比,嗅觉间的感受诉说着不同的抗疫思维。[125]《瘟疫约编》内则是特别将古代芳香防疫的理论整理出来,其书载:

  故黄帝曰:不施救疗,如何可得不相移易者。岐伯曰:不相染者,正气存内,邪不可干,避其毒气。天牝从来,复得其往,气出于脑,即不邪干。气出于脑,即先想心如日,盖言瘟疫之易于传染,应如何避之,方可使之而不传染,其法有四:一宜谨葆身体,恬淡虚无,使正气从之而内固,则疫邪自不能干犯也。一须勿近患瘟疫之人,以避其传染之毒气也。一宜当用芳香开窍之品以取嚏,使气出于脑。天牝,鼻也,天食人以五气,盖鼻受天之气,故曰天牝。瘟疫厉气,由鼻之呼吸上通于脑,脑为一身之要枢,五脏精华之所聚,神明用事之府,瘟疫犯脑,迅达全身,出入升降,立时停顿,其死最速。故用芳香取嚏,使脑中瘟疫仍从鼻出,神机气立,顷刻恢复。一则当其用芳香取嚏,气出于脑之先,自须存想吾心如日以壮心神,盖心为君主之官而藏神,主不明则十二官皆危。想心如日,神出主明,如日丽天中,阴霾尽破,疫邪自无容留之地矣。如是避之,所谓圣人不治已病治未病之豫防法也。[126]

其中最重要的概念就是芳香之气可以通过喷嚏将体内邪毒之气排出,而瘟疫之气犯脑,则是非常特别的理论,因为大部分医家会以空气、呼吸、肺脏的连代概念来说明瘟疫的传染路径。此外,除了用清洁空气的概念外,有些中医也认为香气可以兴奋神经,增强抵抗力,例如黄国材说:"如诸葛行军散、人马平安散等,当疫大发时,用以触鼻及调服少许,以畅达其神经,维持其生理,使自然免疫质充足,而毒菌不能侵入,亦颇著效验,不可忽视也。"[127]商复汉同样认为用诸葛行军散或卧龙丹搐鼻,是所谓"鼻腔消毒法",可以防疫。[128]又如1941年,中央国医馆四川省分馆公布的"国医防治时疫宣传大纲",预防法包括勿食冷水果品及不洁之物。每餐可食"苦芥","以增长胃抗毒机能";还可常常携带"药香",例如川芎、苍术等,用以"兴奋神经,发舒郁闷"。在流通空气方面,除注意开窗外,也呼吁要焚烧具有香气的药物,用以"流通空气,薰解秽气"。而在"改良饮水"部分,"宜常置管仲、雄黄、苍术、白矾,以清解水毒",保持清洁,与前述中医办法一致。而避免蚊蝇等呼吁,则与西方医学一致,不需多论。[129]

其余用焚烧药物方式来防疫之呼吁,还有针对"脑膜炎"疫情,刘琴仙指出:在住屋与空气方面,除了讲究空气流通、扑灭蚊蝇外,最好有时能用雄黄或苍术的烟来熏烘,则"室内芳馥,毒秽潜消"。[130]很多药物都是反复出现的,例如雄黄。此外,山西中医改进研究会也指出用雄黄涂鼻孔,可消毒防疫,甚至手足有伤口,也可用雄黄擦拭消毒，避免疫毒从伤口侵入。[131]中央防疫处也曾介绍用百部根泡白酒，用来擦拭伤口，也具有杀灭虱子，预防斑疹、伤寒之作用，这可以算是极少数西医主导的卫生单位运用中药防疫的例子。[132]商复汉还列有"下等动物消除法"，包括避除蛇蝎、避鼠法、杀蚊蝇臭虫等法，大抵也是用薰香的多，他认为除了重视环境的整齐清洁外，中医对昆虫之传染病尚不甚明了，当时西医也缺乏良好的扑灭法，这是可以注意开发的部分，只是这样的论述在当时中医界还未受到普遍的重视。[133]

六、结　　论

近代的卫生制度是基于一种国家权力和机构设置的公共事务，它是个全新的视野，[134]但如果我们把"防疫"、"清洁"、"消毒"这些概念抽离出来分析，中国医疗史给了我们全新的视野，亦即中医在古代就有这些知识内涵，只是表述的方式有所差异；在近代之后，它需要被整理、创新，找出一种新的方式来重现。通过本文的论述可以发现，当时中医归纳出不少实际的防疫药物、药方和办法，它们具有很实际的意义，例如许多药物反复出现，例如雄黄、苍术、贯众、藿香、蒜、硃砂等药物。将古人对药物所累积的经验整理出来，才能更好地作为创造新药的根基。从这一点来看，当时医家已经整理了若干成果，若能将这些药物加以实验，如从1960年代末的"523任务"，一直到屠呦呦获得诺贝尔奖的经验，可以清楚看到从古籍中整理药物，再转移到科学实验的双重结合成果。[135]只可惜，我们必须评价，民国时期所谓的"整理"工作不能算成功。本文今天可以很有系统地论述，那是因为我们有史家的后见之明与汇整众多资料的数位工具。但是，当时中医界对这种防疫药方之征集与论述其实是各行其是、相当零散的，而且对比中医在其他伤寒、温病的论述来看,"防疫"似乎不是中医界探讨知识的主流,而是"治疫";再加上民国时中医已失防疫工作之主导权,导致诸多防疫药方在实际大疫时无法有计划地被中医拿来"实验"(或用"检验"一词比较精准)。

中医近代的防疫观是一种通则,虽有个别疾病用药上的不同,但针对广义的传染病和瘟疫,具有预防上的高度相关性。当然也不能否认,这是一种无法确定精准病名下所发展出的粗糙通则。但新的传染病不断出现,知识不断细分,很多疾病可能是古籍中没有的,抑或是有,但病名无法对称,如何处理"新病涨破旧框"的情形?[138]那些通治类的、具有普遍性的预防药物,真的对每一种传染病有效吗?颇令人怀疑。中医在防疫方法上,当时仍处在讨论与发展阶段,看起来众声喧哗,其实提出了许多防疫的药物与方法,但却没有划一性的治疫力量和具有规律的用药模式,多是医者个人之见解或辗转抄录医书而得。中医界论述归论述,但在实际防疫工作上,却没有发展出属于自己的办法,也没有进行相应的实验。文中所论述、刊载的药品,大多来源出处不明,未经辨证。与传统的外感热病理论相比,中医也较少论证防疫学说,甚至也没有防疫效能的统计数字,药方的公信力值得怀疑。退一步来说,有没有防疫效果是一回事,没有加以重视却是事实。中医杨志一就曾指出:"中医防疫方法,昔重保存正气,而于特效药品,虽有发明,惜试验未广,成效未著,果能积极研求,切实推行,终有与世界人士相见之一日。"[132]一语道破当时的问题与未来应该发展之方向。更有系统地整理防疫的办法和药方,中医已有论述,但还未成为全国一致之共识,也没有这方面的意识。又如商复汉呼吁的:国医书籍内的防疫、治疫方剂,多含杀菌作用,而诸药中解毒辟秽的功能,比西医专事杀菌的思想更为独到,若努力研究,设法改良,则中医式的卫生防疫,必能独树一帜。[133]看来仍是未竟之理想和事业吧。但近代中医改革方向本千头万绪,实在也不能苛责一时,但本文总已观察、注意到当时的不足之处。在中医的历史中,还有很多这种技术之"失落"值得被挖掘与创新,端看今后中医有没有意识到这种历史启示了。

---

① 陈邦贤:《中国医学史》,商务印书馆1957年版,第376—379页。

② 皮国立:《上海中医药的发展(1950—1965)——以〈人民日报〉为中心的考察》,《汉学研究通讯》第35卷第4期(2016年),第1—12页。

③ 邓铁涛:《中国防疫史》,广西科学技术出版社2006年版,第140—150页。

④ 张赞臣:《中国历代医学史略》,千顷堂书局1954年版,第49—50页。

⑤ 根据笔者研究,当时中医抓准了其为"国粹",成功塑造自己代表传统文化的一支力量,恰与西医所代表之帝国主义、侵略形象成为强烈的对比。参见皮国立《所谓"国医"的内涵——略论中国医学之近代转型与再造》,《中山大学学报》49卷第1期(2009年),第64—77页。关于民国时期中医的转型,还可参考 Sean Hsiang-lin Lei, *Neither Donkey nor Horse: Medicine in the Struggle over China's Modernity* (Chicago: University of Chicago Press, 2014), and Bridie Andrews, *The Making of Modern Chinese Medicine, 1850–1960* (Vancouver: UBC Press, 2014)。

⑥ 清代的中医防疫情况已有学者梳理。有许多举措更是延续到民国时期,可参考余新忠《清代卫生防疫机制及其近代演变》,北京师范大学出版社2016年版,第73—93页。

⑦ 张赞臣:《中国历代医学史略》,第42页。

⑧ 部分思路见诸笔者旧著《"气"与"细菌"的近代中国医疗史——外感热病的知识转型与日常生活》,"国立"中国医药研究所2012年版,第221—272页。本文作为一补述功能,扩大论述中医式的防疫办法,并强化旧著中较为缺乏的报刊资料,更细致地补足中医对"抗菌"思想的创见。

⑨ 陈虬等编:《利济医集·瘟疫霍乱答问》,收入刘时觉主编《温州文献

丛书·温州近代医书集成》，上海社会科学院出版社2005年版，第71—72页。

⑩ 不著撰者：《防疫会设施诊处（安徽）》，《中医世界》第11卷第1期（1936年），第71页。

⑪ 不著撰者：《江会长致大同张镇守使》，《政府公报》第122册（1918年），第143页。

⑫ 孔伯华名家研究室整理：《传染病八种证治晰疑》，化学工业出版社2010年版，第106页。

⑬ 陈泽东：《时症急救专栏》，《国医正言》第9期（1934年），第18页。

⑭ 天津市中医公会：《时症急救专栏》，《国医正言》第10期（1934年），第34页。

⑮ 刘瑞恒：《卫生部批：第七一号》，《卫生公报》1930年第2卷第4期，第99页。

⑯ 天津市中医公会：《天津市中医公会呈覆中央国医馆征集中医卫生设施方案文》，《国医正言》第24期（1936年），第5页。

⑰ 周镇：《为西医专制之卫生部阻碍中医发展且欲限制中医不治传染病征求公论实行分隶各属策》，《杏林医学月报》第19期（1930年），第1—3页。

⑱ 瘦柏：《请大家注意传染病的特种媒介：旧医》，《社会医报》第190期（1933年），第51—54页。

⑲ 朱承汉：《赤痢——疾病概论之一》，《吴兴医药月刊》第13期（1947年），第16页。

⑳ 王合三：《中医果不能治传染病乎？》，《现代中医》1934年第1卷第3期，第2页。

㉑ 杨志一：《中西医"治疫"之我见》，《医界春秋》第49期（1930年），第3—4页。

㉒ 罗燮元：《国医历代微菌学之发明考》，《现代中医》1941年第2卷第1期，第22、24页。

㉓ 陆渊雷：《答曾毓英君驳》，《陆氏论医集》，张玉萍主编：《陆渊雷医书二种》，福建科学技术出版社2008年版，第72—73页。

㉔ 陆渊雷：《为中央卫生会议废止旧医案宣言》，张玉萍主编：《陆渊雷医书二种》，第87页。

㉕ 天津市中医公会：《天津市中医公会呈覆中央国医馆征集中医卫生设施方案文》，《国医正言》第24期（1936年），第5页。

㉖ 周禹锡主编：《瘟疫约编·小言》，天津中西汇通医社1941年版，第1—2页。

㉗ 同上书，第12页。

㉘ 黄国材：《中医对于防疫智识应有之训练暨办法》，《医学杂志》第90期（1936年），第16—17页。

㉙ 李效泌：《中医对于防疫智识应有之训练暨办法》，《医学杂志》第90期（1936年），第17—18页。

㉚ 张斗耀：《前题》，《医学杂志》第90期（1936年），第18—19页。

㉛ 商复汉：《国医防疫之研究》，《国医公报》1936年第4卷第1期，第31页。

㉜ 这样的问题，可参考皮国立《清代外感热病史——寒温论争再谈中医疾病史的诠释问题》，《中国史新论·医学史分册》，联经出版社2015年版，第475—526页。

㉝ 田尔康：《中医对于诊治急性传染病证试列举其长并纠正其短》，《医学杂志》第69期（1933年），第5页。

㉞ 洪贯之：《为中医教育先决问题进言于教育当局并热心中医教育者》，《新中医》1947年第1期，第2页。

㉟ 只看余岩考证病名的经验，就可以知道该工作之不易，而且还不是一病一名对照，有可能会（古代）多病、多证却等于现今之一病；抑或是古代之一病，等同于现代西医多种疾病，我们现在已经有很多中西病名对照的书籍和网站（例如有林昭庚主编《中西医病名对照大辞典》，中国医药研究所2004年版，共5册）。但对于民国时期的中医来说，对照工作绝非易事。参见余云岫《〈古代疾病名候疏义〉自序》，《古代疾病名候疏义》，人民卫生出版社1953年版，第1—6页。

㊱ 不著撰者：《平市医药同人会创办国医传染病院》，《光华医药杂志》

1934年第2卷第1期,第93页。

㊲ 不著撰者:《青岛市医院开业医师集中医士填报传染病周报表办法》,《青岛市政府市政公报》第68期(1935年),第11—12页。

㊳ 陆渊雷:《为中央卫生会议废止旧医案宣言》,张玉萍主编:《陆渊雷医书二种》,第156页。

㊴ 焦易堂:《中央国医馆训令第三九七三号》,《国医文献》1936年第1卷第2期,第9页。

㊵ 天津市中医公会编:《中医卫生设施方案》,《国医正言》第24期(1936年),第38页。

㊶ 吴去疾:《中医与防疫》,《神州国医学报》第5卷第9期(1937年),第3—5页。

㊷ 庄旭人:《中医亟宜补充防疫知识之商榷》,《国药新声》1940年第11期,第1—3页。

㊸ 曹叔实、刘子沉、邝鹤霄:《中央国医馆四川省分馆训令:国医防治时疫霍乱宣传大纲》,《医药改进月刊》1941年第1卷第6期,第16页。

㊹ 不著撰者:《国医防治时疫霍乱宣传大纲:痢症之由来及治法》,《医药改进月刊》第1卷第7期(1941年),第18页。

㊺ 不著撰者:《总字第三号三字第一号一件:改善卫生设施,加强医疗效率,请卫生院健全机构,加聘中医师协助诊疗案》,《南汇县政》1947年第1卷第4期,第12页。

㊻ 皮国立:《民国疫病与社会应对——1918年大流感在京、津与沪、绍之区域对比研究》,《新史学》第27卷第4期(2016年),第57—107页。

㊼ 曹树基:《国家与地方的公共卫生——以1918年山西肺鼠疫流行为中心》,《中国社会科学》2006年第1期,第178—190页。

㊽ 王承基编:《山西省疫事报告书》第1编,大林斋南纸庄、上海中华书局1919年,第145—156页。

㊾ 不著撰者:《太原阎锡山来电》,《政府公报》第726期(1918年),第22页。

㊿ 王承基编:《山西省疫事报告书》第3编,第13页。

(51) 该会运作详情可参考不著撰者《山西中医研究会来稿照登》,《国医公报》1935 年第 2 卷第 9 期,第 80—84 页。

(52) 邓铁涛、程之范主编:《中国医学通史: 近代卷》,人民卫生出版社 1999 年版,第 258—259 页。

(53) 不著撰者:《中医会研究防疫法》,《来复》第 228 期(1922 年),第 13 页。

(54) 不著撰者:《治法: 中医治法》,《医学杂志》第 22 期(1924 年),第 76 页。

(55) 不著撰者:《报告门: 防治临县疫症记(函件): 据临县电报该县解家沟等村均发现疫症情形》,《医学杂志》1924 年第 22 期,第 68—69 页。

(56) 不著撰者:《山西省政府快邮代电附件: 山西中医改进研究会研究预防时疫传染病法》,《山西省政公报》1928 年第 5 期,第 19—20 页。

(57) 不著撰者:《山西中医改进研究会研究预防时疫传染病法》,《医学杂志》第 45 期(1928 年),第 85 页。

(58) 张赞臣:《时社长小史》,《复兴中医》1940 年第 1 卷第 1 期,第 10 页。

(59) 时逸人:《向毕业同学说几句话》,《复兴中医》1940 年第 1 卷第 3 期,第 1 页。

(60) 不著撰者:《山西中医研究会来稿照登》,《国医公报》1935 年第 2 卷第 9 期,第 84 页。

(61) 俞慎初:《时逸人先生来沪访问记》,《复兴中医》1941 年第 2 卷第 1 期,第 40—41 页。

(62) 不著撰者:《封面照片》,《复兴中医》1941 年第 2 卷第 6 期,第 3 页。

(63) 时逸人:《为仪征时疫蔓延之忠告》,《绍兴医药学报》1919 年第 9 卷第 4 期,第 57—63 页。

(64) 时逸人:《论说门: 庚申疫症之经过》,《医学杂志》1922 年第 8 期,第 20—21 页。

(65) 时逸人:《中国急性传染病学》上卷,中医改进研究会 1933 年版,第 18 页。

(66) 同上书,第 26—36 页。

㉖该药组成有雄黄精、山慈菇、川文蛤、千金霜、红芽大戟、射（麝）香、飞辰砂，引自时逸人《中国急性传染病学》，第123—124页。

㉘陈虬等编：《利济医集·瘟疫霍乱答问》，收入刘时觉主编《温州文献丛书·温州近代医书集成》，第72页。

㉙黄国材：《中医预防传染病之方法及药剂》，《医学杂志》第86期（1935年），第23页。

⑦张照鳞：《中医预防传染病之方法及药剂》，《医学杂志》第86期（1935年），第23页。

⑦田尔康：《中医对于诊治急性传染病证试列举其长并纠正其短》，《医学杂志》第69期（1933年），第4—5页。

⑦张照鳞：《中医预防传染病之方法及药剂》，《医学杂志》第86期（1935年），第24页。

⑦周禹锡主编：《瘟疫约编》，天津中西汇通医社1941年版，第12页。

⑦不著撰者：《报告门：中央防疫处预防春季时疫通告》，《医学杂志》1921年第1期，第85—87页。

⑦上海申报馆编：《申报》1936年7月22日第4版。

⑦陈培基：《预防时疫内服药苗》，《广济医刊》第5卷第7期（1928年），第11—12页。

⑦不著撰者：《传染的预防》，《家庭年刊》1943年第1期，第221—222页。

⑦陈虬等编：《利济医集·瘟疫霍乱答问》，收入刘时觉主编《温州文献丛书·温州近代医书集成》，第66—67页。

⑦不著撰者：《督宪陈札发各属预防传染疫病方法及救疫丹方文》，《北洋官报》第2692册（1911年），第6—7页。

⑧祝平一：《清代的痧：一个疾病范畴的诞生》，《汉学研究》第31卷第3期（2013年），第193—228页。

⑧皮国立：《中西医学话语与近代商业论述——以〈申报〉上的"痧药水"为例》，《学术月刊》第45卷第1期（2013年），第149—164页。

⑧佚名：《教务要闻：匡济报单》，《兴华》第21期（1918年），第23页。

㉝ 不著撰者:《平汉路购妥防疫暑药》,《铁道公报》第906期(1934年),第9页。

㉞ 施中一:《旧农村的新气象》,苏州中华基督教青年会1933年版,第40页。

㉟ 孙纬才:《经验良方汇录》,《劝善杂志》第8期(1924年),第42页。

㊱ 相宸(通告):《为急性险疫敬告全国医药两界书》,《绍兴医药学报星期增刊》第22期(1920年),第3页。

㊲ 周禹锡主编:《瘟疫约编》,第20页。

㊳ 张照鳞:《中医预防传染病之方法及药剂》,《医学杂志》第86期(1935年),第25页。

㊴ 商复汉:《国医防疫之研究》,《国医公报》1936年第4卷第1期,第31—35页。

㊵ 周禹锡主编:《瘟疫约编》,第32页。

㊶ 黄国材:《中医预防传染病之方法及药剂》,《医学杂志》第86期(1935年),第23页。

㊷ 张照鳞:《中医预防传染病之方法及药剂》,《医学杂志》第86期(1935年),第23页。

㊸ 董丽娟:《疫之检讨:(二)疫之预防》,《国医砥柱》1946年第4卷第10期,第12页。

㊹ 周禹锡主编:《瘟疫约编》,第17—18页。

㊺ 王趾周:《传染病中西会通三篇》,中西医学传习所1947年版,第18页。

㊻ 商复汉:《国医防疫之研究》,《国医公报》1936年第4卷第1期,第40页。

㊼ 周禹锡主编:《瘟疫约编》,第31—32页。

㊽ 刘崇寅:《脑脊髓膜炎中医治疗及预防》,《健康医报》1947年3月17日第2版,第22页。

㊾ 王兰远:《时疫预防及疗治》,《绍兴医药学报星期增刊》第15期(1920年),第4页。

⑩ 周禹锡主编:《瘟疫约编》,第18—19页。

⑩ 赵树屏:《赵树屏大夫答刘伯瑜君问小儿病预防法》,《立言画刊》第23期(1939年),第31页。

⑩ 张照鳞:《中医预防传染病之方法及药剂》,《医学杂志》第86期(1935年),第24—25页。

⑩《黄帝内经·灵枢》载:"黄帝曰:愿闻人气之清浊。岐伯曰:受谷者浊,受气者清。清者注阴,浊者注阳。浊而清者,上出于咽,清而浊者,则下行。清浊相干,命曰乱气。"引自龙伯坚《黄帝内经集解》,天津科学技术出版社2004年版,第1761页。

⑩ 徐炳南:《中药治菌利之效验》,《康健杂志》1929年第1卷第4期,第4—5页。

⑩ 张子英:《国医之细菌学说》,《卫生杂志》1932年第1期,第7—8页。

⑩ 刘琴仙:《论脑膜炎症国医之治疗并预防法》,《杏林医学月报》第41期(1932年),第14—15页。

⑩ 刘士永:《"清洁"、"卫生"与"保健"——日治时期台湾社会公共卫生观念之转变》,《台湾史研究》2001年第8卷第1期,特别是第66—67页。

⑩ 参考外用清洁消毒药"来杀而"的漫画,引自《申报》1936年6月27日第3版。

⑩ 廖珮君:《知识与营销:民国时期广告中的清洁卫生用品》,《新北大史学》2010年第8期,第61—76页。

⑩ [美]罗芙芸(Ruth Rogaski)著,向磊译:《卫生的现代性:中国通商口岸卫生与疾病的含义》,江苏人民出版社2007年版,第239—247页。

⑪ 仲:《端午节老式防疫》,《生活知识》第28期(1946年),第16页。

⑫ (清)张凤逵原著,叶子雨增评:《附刻喻嘉言〈瘟疫论〉序》,《增订叶评伤暑全书》,曹炳章:《中国医学大成》第16册下卷,上海科学技术出版社1990年版,第43—44页。

⑬ 王趾周:《传染病中西会通三篇》,第40页。

⑭ 陈守真:《微菌之厉害》,《绍兴医药学报星期增刊》第22期(1920年),第3页。

⑮ 田尔康：《中医对于诊治急性传染病证试列举其长并纠正其短》，《医学杂志》第69期(1933年)，第4—5页。

⑯ 商复汉：《国医防疫之研究》，《国医公报》1936年第4卷第1期，第41—43页。

⑰ 朱惜民：《喉疫预防法》，《时兆月报》第24卷第3期(1929年)，第30页。

⑱ 张照鳞：《中医预防传染病之方法及药剂》，《医学杂志》第86期(1935年)，第24页。

⑲ 商复汉：《国医防疫之研究》，《国医公报》1936年第4卷第1期，第45—46页。

⑳ 不著撰者：《北平国医防疫委员会霍乱症防治法》，《山东教育行政周报》第203期(1932年)，第33—38页。

㉑ 商复汉：《国医防疫之研究》，《国医公报》1936年第4卷第1期，第45页。

㉒ 徐仁甫：《实用医学讲义》，台湾新文丰出版公司1997年版，第162页。

㉓ 上海申报馆编：《申报》1926年8月15日第19版。

㉔ 丁福保：《吸烟须知》，《医话丛存》，收入沈洪瑞、梁秀清主编《中国历代医话大观》，山西科学技术出版社1996年版，第1516页。

㉕ 上海申报馆编：《申报》1936年8月1日第4版。

㉖ 周禹锡主编：《瘟疫约编》，第11—12页。

㉗ 黄国材：《中医预防传染病之方法及药剂》，《医学杂志》第86期(1935年)，第23页。

㉘ 商复汉：《国医防疫之研究》，《国医公报》1936年第4卷第1期，第42页。

㉙ 曹叔实、刘子沉、邝鹤霄：《中央国医馆四川省分馆训令：国医防治时疫霍乱宣传大纲》，《医药改进月刊》1941年第1卷第6期，第17页。

㉚ 刘琴仙：《论脑膜炎症国医之治疗并预防法》，《杏林医学月报》第41期(1932年)，第15页。

㉛ 徐仁甫:《实用医学讲义》,第162页。
㉜ 不著撰者:《报告门:中央防疫处预防春季时疫通告》,《医学杂志》1921年第1期,第85—87页。
㉝ 商复汉:《国医防疫之研究》,《国医公报》1936年第4卷第1期,第47—48页。
㉞ 此处也呼应余新忠的关怀,他曾指出:"最令笔者感到不如人意的,还是其普遍缺乏历史感,往往从现代的卫生和概念出发,去裁剪史料,而很少能将史迹放在具体历史情境中,来考察和理解不同时空中不同的卫生观念和行为。"余氏认为,其中就有在对比观念下,针对古代"卫生观念和行为视而不见或横加指责"。本文或可使读者反思传统中医防疫或清洁观念吧。参考余新忠《历史情境与现实关怀——我与中国近世卫生史研究》,《安徽史学》2011年第4期,第10页。
㉟ 饶毅、张大庆、黎润红:《呦呦有蒿:屠呦呦与青蒿素》,中国科学技术出版社2015年版,第31—38、108—110页。
㊱ 范行准:《中国医学史略》,中医古籍出版社1986年版,第221页。
㊲ 杨志一:《中西医"治疫"之我见》,《医界春秋》第49期(1930年),第4页。
㊳ 商复汉:《国医防疫之研究》,《国医公报》1936年第4卷第1期,第31页。

[本研究受到教育部人文社会科学重点研究基地项目(16JJD77013)的资助]

科学中药与抗生素：
台湾社会里的医药想象

刘士永

摘要：台湾自日本殖民时期(1895—1945)以降，逐渐进入西式医药席卷全岛社会的时代。然而所谓"西式"的说法，实则混杂了台湾社会对西方、现代，以及医疗传统等想象。台湾社会从日治时期以迄战后岁月，在用药习惯上常见汉洋混杂，生活上也有西式卫生及汉方养生兼容并备的特征。本文拟就既往分析台湾发展科学中药之基础，再行略探本地社会在近百年来如何在接受西洋医药输入的过程中，投射其对于海外先进医学的各种社会想象及隐喻。访医、用药、卫生与养生在台湾社会中，除了早期汉药"科学化"以迄"科学中药(汉方)"所表现出来的商业特征与科学想象外，本文也就战后美援提供之DDT、预防注射，以及迄今仍蓬勃于市的抗生、维生、养生等名词，略论台湾社会如何理解外来药物及其背后之文化想象。医界惯常宣称之西洋医学科技进步等因素，暂不为本论文讨论之重心，改而聚焦于被当时的时代氛围所渗透之政治、商业、文化因素。结论指出尽管药物种类历经时空递嬗而有变迁，然台湾社会对于外来药物之信赖，与民间混同中西医理于常民用药习惯之态度则未变。要言之，本文拟就常民生活的眼光，重新展示台湾自殖民时期以来对于现代药物与科学医学的想象,并略探其与本地社会习俗或传统医药文化之调适及消融。

关键词:西洋医药,科学中药,美援医药,台湾

刘士永,台湾中研院台湾史所研究员,上海交通大学历史学系特聘教授

一、管窥台湾社会里的医学与卫生想象

2003年徐彦利、沈蕾针对上海市医药的消费行为进行研究后发现,尽管医疗卫生从业人员向来不重视市场研究,但药品消费者的消费偏好和消费行为实受到医药企业和零售药店营销策略的影响甚深。[①]相较于上海市的情况,台湾地区则在1990年代医药分业制度实施后,药局对患者自我照护方面占有重要角色,以致于药品营销与消费之关系渐成关注焦点。根据谢孟桦的论文,消费者购买一般性药品之决策受到不同药局营业定位与营销策略影响颇巨,如"社区药局"常以邻里照护为促销策略,连锁品牌药局则强调"专业可信",注重于药师服务,乃至于药妆店常以生活常备药及保健品打动消费者。[②]据此,影响药品消费的因素除专业考量外,药局的营销定位与消费者主观期待,也是影响要因之一。但除了一般消费者之外,专业医药厂商所创造的"品牌权益"及其附加价值,一样对专业医疗者有所影响。一项以台湾北部地区医师为调查对象的研究显示,专业药厂营销中"品牌显著"、"品牌绩效"及"品牌形象"对医师处方行为有显著影响。尽管医师对"品牌权益"看法有明显的不同,且会视病患个别情况而选择用药品牌。但分析显示,药厂在最近六个月内的显著营销策略,依然会影响医师用药时的选择且无关其年资深浅。[③]姑且不论其间些微的差异,台

湾与上海地区的研究都显示药厂或药商的营销策略是影响消费者(一般人与专业医师)的重要因素。这些研究也再次确认,消费文化(consumption culture)是华人用药近代性的一个表征。

美国历史学者高家龙(Sherman Cochran)曾指出,近代消费文化的成形与全球化有着密不可分的关系,但他关心的不是消费是否存在全球化,而是消费文化为何能被全球化(globalization)。他即以中国为例点出,西方大公司是消费文化最主要的推动力量,从西方"中心"向非西方"边陲"扩散;与在地企业组织震荡,形成自上而下与自下而上两种形态的消费文化。④高家龙针对中国药商近百年来的发展提出见解,认为正是因为本地的药商,经常能够以"在地化"的广告手法,打动消费者的购买欲,甚至创造一个稳固的消费网络,使这些药商得以与西方大公司、消费者鼎足而三。⑤该书有两个基本的关心点:一、以西方为基础的跨国药业公司,是否能无视于地方差异而同质化全球的消费文化;二、在西方以外的地区,是否只有跨国公司向这些地区推动西方消费文化,并成为该地唯一的形塑动能。⑥然而若以药品,尤其是西洋医药品的全球营销与扩散为研究标的,则显然需要在经济与文化外,加上某些对于近代科学的要素及想象。就科技史与医学史而言,科学或医学知识的生产与发展也向来与西方国家殖民扩张、物质交换,与贸易利益关系密切。Harold J. Cook 即曾以 16、17 世纪的荷兰为例,透过传记与个案事例的描述,点明荷兰商人通过对于自身科学的运用与海外地理、自然的观察,具体展现其在知识经济上的智慧价值(the intellectual values of the Dutch merchants' information economy)。⑦从高家龙的研究与 Harold J. Cook 的分析中不难看出,医药市场的消费行为受到许多因素重层干扰,除了全球化、市场化此一普遍共性外,本地社会如何想象这些外来或新式的药物,也是决定这类药物能否受到本地消费者青睐的重要原因。于是影响药物消费的行为

二、殖民时期消费"科学"的中药⑨ 成药

尽管当前学界的研究尚嫌不足,台湾社会对各式药品的文化想象却不容忽视,这点尤其以广告和营销最是显著。然相对于西方学者常有社会性或文化研究式的解读与理论发挥,台湾仅有皮国立的通俗作品《当中药碰上西药》勉强可以跻身类似的研究之林。此书收集了不少日治时期有趣的医药广告,配以深入浅出的史论与诙谐的笔触,尽管在体例上难符专业史作的要求,却也让这本书的可读性与一般参考价值增加许多。笔者于 2010 年为文指出,台湾自日治时期以来,因西医界仅重汉药科学化分析,此举不仅化汉药为现代药理学之研究对象,亦让某些传统药方披上科学之名,成为流通市面的"科学中药(汉方)"。于是草药可以被"科学化",从而成为常民医疗体系的一环。简言之,汉药由于能被纳入现代药学而研究分析,使其得到"科学化"的外衣,从而延续与增强既有之民间信赖。⑩科学中药在台湾社会里的发展跨越日治、战后两个时期,且毋庸置疑地受到近代日本"科学汉方"发展与殖民时期台湾药业体制关系影响甚深。因此,如欲探究台湾社会用药习惯的文化想象,或许不妨从了解科学中药在台发展的历史入手。

先就与日本的关系来看。汉方或日人惯用之"生药"一词,战前日本惯指除近代化学药物以外,纯粹由天然动植物或矿物构成的药材。⑪日本江户时代以前仅有"药铺"之传统,待 1874 年《医制》公布后,为区隔新式药物贩卖与传统生药铺之关系,遂于 1889 年限定,仅合格药剂师开立者得称"药局",其余则沿用江户旧例

称为"药铺"或"药店"。[12]尽管"药局"因具有调剂权,理当以西药贩售为主,而"药房"则因无药师经营或仅由药剂生执业,理论上得以兼营日用卫生杂货与各式汉方成药,因而常与传统之"药铺"或"药店"混淆不清。然而睽诸实务运作,不论在日本或当时的台湾,这几种贩售单位(药局、药房、药铺与药店)其实都贩卖汉方药。唯一的差别仅在于,通常只有药种商或传统药铺转型而来之药房,才有所谓生/汉药材(即传统的复方汉药原材料)的贩售。在台湾,这类营业处所有时又会被称为草药店或青草店。由于取药便利、语言相通,加上收费较低,草药店从日治到战后初期都是台人惯常就医取药的处所。[13]至于名词"科学中药"或"科学汉方"则出现在1930年代以后的日本,在制作上多属以科学方式浓缩萃取传统中药药方有效成分制成,其包装也常与西成药相仿,服用上亦无需费时的煎、炮等手续。上述这些名词基本上代表了二次大战以前台湾中医药活动的主要角色,也是今日台湾常民用药习惯的滥觞。

在日本,学术殿堂里有生药的化学分析研究,民间则有科学汉方的流通,其根本即在于日本医界严肃看待汉方药背后的汉医理论。尽管有所谓汉洋医学斗争之说,30年代仍有皇汉医道复兴运动之功败垂成,[14]甚至影响至外围中、韩等地的传统医学发展。然或因受制于殖民统治的缘故,[15]当时台湾医界已颇负盛名的杜聪明尽管师承日本生药研究大家森岛库太,返台后依然无法贯彻其以生药学研究中药的主张。日治时期台湾中医之衰微,当然与政府的政策有密切关系,[16]1928年后杜氏与启源(按:笔名,真实姓名不详)等人,为是否支持杜聪明"汉(中)医院设立计划"[17]的系列论战,[18]让我们得以一窥日治时期台湾社会里中药科学化与汉医诊治间的种种关系。值得注意的是,启源力主西医将完全取代中医,但却认为中药材尚可用于科学分析;[19]并直接攻击日本的

"皇汉医道"复兴运动不过是近时台湾与日本社会部分人士对医学的一知半解,结合保守主义、敬远主义的迷信心态,以反对现代科学医学。[20]换言之,启源所欲信赖者是可以被西洋医学所研究、分析的中药材,但对于中医则采取极为鄙弃的态度。

虽说传统中药甚或中医在日治时期的台湾经常与偏方或民间药画上等号,以致于遭到如启源之流的西医鄙视,但实际上,民间却仍因求诊购药不易,仍对中药有大量的市场需求存在。举例来看,日治时期台湾中药商称为药种商,下分生药商(批发)与熟药商(零售)两类,后者即为俗称之汉药铺。随着1945年以前台湾中医人数逐年递减,日治时期台湾中药铺家数亦略有减少,至1940年代台籍人士开设之中药铺尚存1 681家;两相比较下却不难看出,中药需求依然存在的事实。

日治时期台湾中医、中药店的消长

年度	中医(人)	中药铺(家)*	比率(约)	总人口数(人)
1901	1 223	2 011	1∶1.644	未知
1910	1 226	2 550	1∶2.080	3 299 493
1920	732	3 511	1∶4.796	3 757 838
1930	354	2 899	1∶8.189	4 679 066
1940	133	2 130	1∶16.015 0	6 077 478

*注:此为药种商总数,不区分所有者为台籍或日籍。

资料来源:朱德兰:《日治时期台湾的中药材贸易》,收于黄富三、翁佳音主编《台湾商业传统论文集》[(台北)中研院台湾史研究所筹备处,1999年],第243页;台湾省长官公署编:《台湾省五十一年来统计提要》,http://twstudy.iis.sinica.edu.tw/twstatistic50/Pop.htm(2016/12/20)。

另外,尽管缺少具体的文字记录,但由于西医求诊价格昂贵,因此市场上应该仍存在着许多密医与地下草药交易的情况。[21]以赖和小说《蛇先生》为例,蛇先生以理性思考来分析自己草药的医疗功效,并藉用中医学的知识来辨别蛇伤的轻重,后来更大方地将其草药偏方送给西医去做科学化验。然而受过现代医学教育的西医先是利用"医生执业规则"去密告蛇先生,遇上西医不足为恃时,却又大逆转地向蛇先生求取偏方。[22]另外根据《台湾商工名录》,刊登纳税额在20元以上的中药铺计算,全台有320多家之谱,[23]足见中药铺仍是日治时期台民求药的主要来源,只是多数的汉药材已沦为低成本经营汉方"草药"。中药在台湾的发展既不能依托在日薄西山的中医中,混入科学的想象并试图结合民间用药的需求,似乎成为传统中药在台湾存续的机会。于是日本以生药学为基础发展而来的科学中药,遂成台湾地区营销传统中药制品的一线曙光。

其实日本医界一开始也无意于发展中药,但由于第一次世界大战争期间(1914—1918)进口药物短缺,日本药界加紧生产无机化学药物与简易的汉方家庭常备药。这类成药之成分多属生药材,如桔梗、洋菊为主材料的镇咳剂等,故此等药品虽名曰"西药",然恐仅止于一二味西药成分与外包装而已。[24]1910年代,几无立锥之地的中药以廉价替代西药的形式,重回药店货架上。[25]尽管市况如此,在日本药师的培育体系中中药仍无一席之地。[26]因此,多数药专毕业生成为街坊药局或药房里的药剂师,其中,部分药专生与帝大药学毕业生、草药生产商人合作,产制某些以中药材混合西药的成药。[27]大致上说来,日本传统中药材市场因为进口与国产的西式药物增加而持续萎缩,直到第一次世界大战结束后,才因为新式生药学发展的缘故,显露出一线生机。然而,战前日本的医药界对于怎样的中药才算是"科学汉方",似乎并没有清楚的标准。唯一的依据似乎是必须被列入《日本药局方》,且制程须符合"科学"方法,这多半是指使用化学萃取与精炼的程序。[28]当时唯一要求医师与药剂师均须严格把关的分类基准,仅有毒药、剧药的调剂使用一项,[29]而总计45大类的毒物、剧物中,只有藤黄及相关制剂和烟草(鸦片)制剂勉强可以归类为草本性的毒药,其他完全属于化学无机性毒物。[30]是以就其实际而言,直到1941年,中药材被日本药局方归为毒物项下的情况仍十分罕见。此一中药材不易归类为毒物、剧物的背景,提供了欧战时期中药材趁势而起的民间印象基础。根据小泉荣次郎的说法,大正昭和年间中药得以复兴,以生化分析为基础之现代植物学引入日本,以及民间对于传统中药的持续信赖,都是重要的原因。[31]其中东京帝国大学生药学者朝比奈泰彦利用现代化学分析和萃取等手法,针对传统中药材做化学及药理分析,更得到武田制药重视,进而引领本土新药创制的风潮。[32]大致而言,直至1940年代,德国制药界的生产规范及标准,都是日本生产各式药品,甚至是日后所谓"科学汉方"的重要基准。[33]于是,不论是西药或汉药,大正时期以后,日本药品生产大致可说是走向了化学制程的时代。[34]

相较于日本国内的药学教育与中药科学制程的发展,正规药学教育从未列入殖民时期的台湾医学教育规划中。以致当时的台湾药剂师难以维持其专业形象,有时甚且成为医师代诊的密医或是扮演药品推销员的角色。[35]药师既然无法收取调剂费维生,那么转而贩售各式药品显然是谋生的合理选择。日治时期台湾的药店在医药兼业的情况下,拥有调剂权的药局或一般性的药房都以成药贩售为大宗;销售成绩似乎不恶,甚至还有人能筹资回大阪开设支店。[36]1920年代以降,日本科学汉方(中药)以成药的方式,如中将汤(女性滋补药品)及龙角散(咳嗽药粉)等席卷药品市场,台湾药局与药店柜上贩卖的药品应不乏此等商品。当时日本制的科学中药经常在广告中以帝大或医博科学研究、实验证明有效等词句来宣传。[37]尽管这类药品广告常见科学证明的字眼,但更常诉诸冷、热、虚、补等传统中医的概念。[38]受惠于药局方改版后的分类，成药药房、药局甚至诊所也可以共享使用"科学"字眼，推广此种非西式药物的销售。由于生药从未列入药局方的毒物、剧物项下，正巧符合民间认为西药有剧毒，中药较缓和的想法，[39]是以也有利于科学中药的推广营销。

　　由于医疗资源不足且地理分布不均，传统中药或草药亦因其便利、低价的特质，成为西医药资源不足地区的主要替代选择。1921年，台湾草药行（含药房、生药成药贩售处）的总数为2 666间。此后因应人口快速增长、医药需求增加，草药行的成长比兼售西药、中药的药局更为快速。以1942年为例，规模大小不一的草药行总数达到10 238间，是同时期药局的五倍之多。[40]此外，或许是受到日本富山商人的影响，以及科学中药与一般成药盛行所衍生之"挂药袋"卖药行为，也渐渐成为战前台人医疗行为之常态。[41]战后初期，时人曾云日人得病直接看医师，而本省人则吃药包的说法于焉出现。[42]因此，在药品贩售条件宽松与各式成药通贩顺畅的情况下，1920年代中期以后台湾的医疗活动恐怕有很大的一部分是政府报告与统计无法显现的。不论是诊疗所调剂用药，抑或是药局与药房贩售的处方药或成药，乃至于草药店转型而来的科学中药成药及寄药包行为，日治时期台湾家庭代工式的制药工业，在资本与市场占有量上完全无法与日商大药厂相比。1921年以后，日本输入台湾之药品金额超越由其他国家输入者，到30年代以后日本输入药物垄断台湾用药市场的态势益发清晰。这个趋势恰与前述日本国内制药发展情势相符，即日本国内制药工业承一次世界大战而得以发展，至1920年代逐渐奠定其制成之实力，是以台湾由日输入药物金额随之增长实不足怪。其中就报章杂志的药品广告数量来看，应该有不少就属于科学中药之列。科学中药的发展一来能以"科学"为名影射其效力可比西药，又能利用低价或

"寄药包"之类的营销术推广全台。是以这类科学中药的出现,不仅符合台湾殖民地经济的市场需求,也满足了台湾社会对现代药理科学的想象。

三、美国万灵丹：战后初期的 DDT、预防针与抗生素

1950年代,任职于台湾省卫生试验所的许鸿源赴日参观长仓药厂时,惊叹于日本人行之经年的中药材科学制程,遂将其浓缩中药的流程技术引入台湾,并名之为"科学中药",借以区隔传统中药煎、炮、泡制的方式。许鸿源认为,西药副作用太多,传统中药又熬煮困难、疗程缓慢,故引进科学之浓缩制法,冀存汉方之精华、避西药副作用之弊害,且得缩短疗程。[43]尽管许鸿源的科学方法重在浓缩精华,加速疗程,相较于主流西药经常被影射成副作用强且与毒物无异,两者都将汉方中药定性为温和、较无毒害。许鸿源引进的中药科学制程技术及汉药的想象,逐步简化成为本地许多药房都曾悬挂的小店招"×××科学中药"。民众更能透过各类广告"得知",传统汉方草药是温和、滋补的,西药则是刺激而具有毒性的。约自1980年代起,一段著名成药商的电视广告台词,"××制药精神,先讲求不伤身体,再研究药效",[44]大概就反映了这般的用药想象。据此,科学中药在台湾的历史经验,显示了本地中药成药消费的两个面向：既要符合传统对药物使用的想象,又需满足对科学制造的期待。然而这两个面向不仅就医理而言或时有冲突,其调和面往往也仅止于常民的想象,不尽然是基于科学实证的检验。这等既调合又矛盾冲突的例子,在今日台湾社会的日常生活中俯拾皆是。举例来看,台湾《康健杂志》第147期上,由谢晓云主笔的报道《感冒看中医比较好吗？》前言中即说道："感冒时,有人不看

医生让身体自然复原，有人则担心西药的副作用，或是吃了西药不见好转，因此改求中医治疗。但也有人认为中药的药效慢，不能马上解除症状，感冒也会拖很久才好。当感冒症状严重想求医时，中医如何治疗？一定要吃很久的中药才会好吗？"[45]其实，不只是感冒，媒体上无所不在的养生与健康信息里，西药的维他命与营养学知识，经常与中医药膳及养生之道出现既合作又竞争的关系。于是，台湾社会上常见"吃药当吃补"的戏谑言词，不免也可在历史中寻得些谈助。类似于日本国内的情况，台湾制药工业的转机亦出现在第一次世界大战之后，几个大型日资制药会社来台设立分社或药用植物栽培园并进行制作，[46]台湾本地制药厂的数目才有比较明显的增加。之前处于勉强维持的中药制药所也因应时局，开始生产科学中草药之成药。日本制药界在1920年代以后兴起之科学中药风潮，不仅让日本自制的中药成药成为日常用药的新宠，台湾医药界承日本之影响也无法自外于这股风潮。[47]随着1930年间台湾民众对一般成药的需求上升，如科学中药与葡萄糖、鱼肝油等一般成药或时称家庭常备药者，遂成为当时台湾私人制药厂的主要产品。[48]只是，殖民地台湾的制药厂属小规模的家庭式工业，主要业务多半只是制造家庭用药和成药为主，[49]其中或许还有不少制剂是掺杂了日本进口药物的再制品。[50]台湾地区家庭药（非处方药）制药厂数量从1912年的385家、1927年的839家，到1933年爬升到巅峰，计有1 073家。[51]其中比较值得注意的是，根据《台湾省五十一年来统计提要》所见，从1902—1916年台湾地区家庭药（非处方药）制药厂数量曾出现快速增长。但根据战后初期的工厂登记与本地药界的说明，日治时期除少数日人来台设厂外，多数应属药种商为因应汉医萎缩而设立的小型制药厂，[52]究其实际尚难称为"科学中药"，最多只是"包装中药材"而已。

1940年代进入战争时期后，由于进口药品日益缺乏且疫疠横行,制造科学中药的药厂早已不限于日本制药工厂,连原本台湾制造家庭用药的厂商亦投身于此。[53]由《台北市制药工业调查表》及《台湾省制药工业调查表》可见,日治后期台湾成药工业以一般家庭常备药为主,而且科学中药成药尤为其大宗。[54]当然在资源不丰、经济凋敝的局面下,台产科学中药价钱便宜且容易取得显是其利基所在。以镇痛解热剂"仁武丹"来看,该药在1936年的贩售价格为一包15钱。[55]根据1947年《台湾省卫生处公务报告》所附《药品鉴验报告》所见,"仁武丹"的主成分应是少量原料药Mandelsaures antipyrine,搭配陈皮、甘草等汉方草药调制而成。[56]相比于诊所和药局贩售的解热用处方成药,如"寒热胶囊盐规丸"单包即索价五圆,[57]对收入不丰的患者来说,"仁武丹"的售价确有吸引人之处。汉方药包的价廉,如果再加上日治时期"挂药袋(或寄药包)"的送药到家制度,[58]台制小包装草本成药与科学中药显有其市场利基。一如日本科学中药广告习于依托医界名家或科学验证等说辞,台产科学中药自然也需附丽日本类似产品的名声之上。除了在外观包装上模仿日制科学中药外,台制品也随日制中草成药挂上"科学"名称,借势西药的先进形象。由于价廉且民众无法区分,台湾本地各类未经验证的民间药趁势重新包装营销,对传统合法汉药材的经营影响甚巨,甚至有时还会侵夺部分西药的市场空间。[59]这些台制中草成药在制程上是否"科学"诚不得而知,但显然在包装科学形象上颇有效果,也得搭上日本生药学界通过媒体在本地阅报大众间广为宣传,其科学制药方法已能产制先进药物印象的顺风车。1938年《台湾日日新报》上一则专题报道,将国产药完全取代苏联进口药的现象,全然归功于日本药理科学进步之结果。[60]具体反映在药品营销上,以津村敬天堂的胃肠成药"ヘルプ(血律不)"为例,日、台两地不仅广告版面极其类似,对于效用宣传上还列入"霍乱吐泻症吊脚抽筋"的汉医病称,以及当时西医认知的"胃肠与脑神经关系密切"的论点,[61]宣称能兼治神经衰弱与失眠。[62]类似情况也出现在台湾本地的药理发现上,留日台籍药理名家杜聪明与门生在1930年代后,于木瓜叶、八角莲等"民间药"的有效成分分析上作出不少贡献。[63]他们对于萃取民间药有效成分的成就亦通过各类媒体宣传,再次加深了台湾社会甚或是部分医界人士对中国草药科学制程的期待。尽管无法量产制药,他们仍从木瓜叶萃取出治疗阿米巴痢疾的重要成分。[64]影响所及,其他研究者分析了常山(Dichroa Febrifuga)和柴胡(Bupleurum)的成分,以期找出可替代奎宁却远较其廉价的药品。只是在本地药学教育与制药工业不发达的情况下,这些草药都只能在实验室中测试,[65]其实并无进一步商品化的可能性。尽管杜聪明本人对于科学研究中药信心满满,至战后时期仍大力支持对药用植物的研究。[66]然而他的鼓吹与努力,更多的时候不过成为台制科学中药或民间偏方的宣传标题,甚或偷偷地呼应庶民传说中"汉药不伤身、西药有毒"这类似是而非的说法。要言之,洋汉医学病名与药物疗效混用的情况,似乎并未构成台湾社会在购买药品上的困扰。是否敢于宣称"科学验证"才是疗法或药品大行其道的保证。[67]台湾这股以日本科学中药定义之"科学"为尚的购药的风气,到了40年代初已导致有人痛陈百姓滥用"科学制剂"恐生遗害。[68]

1945年台湾"重回祖国怀抱",并未改变科学中药在台湾的发展路径。陈立夫就曾说:"日据时期的中医中药被限制后,几乎要被淘汰;名医因不准开中医药方,其家庭都变成了草药铺。"[69]此外,1949年接掌台大的傅斯年亦坚称:"我是宁死不请教中医的,因为我觉得若不如此便对不住我所受的教育。"[70]与杜聪明中医药一元化的主张明显抵触:"鄙人之持论,是已经受西医之系统教育之人,来研究中医药,才有科学的意义……"[71]要言之,从40—50年代的科学中药贩售,除了假借"科学"之名行宣传之实外,带有

"远来和尚会念经"心态的"日制"、"正日本贩售"标签,一样也在战后台湾的药店中大发利市,逐渐成为街头药房各式"科学中药"招牌的滥觞。但在战后科学中药兴起的风潮中,尚且值得注意的是,台湾社会这等"远来和尚会念经"心态,已由日制科学中药优于台制药品,逐渐转向于美国制药——一个来自对日战胜国的科学先进国药品。而相较于科学中药占据的成药市场,美国进口用药则更全面地"挥洒"于台湾社会的各个角落,或是"深植"于台民的身体之中。台湾社会从日治时代开始,对现代药物的汲取似乎总挥不去"远来和尚会念经"的影子。1945年日本战败,不仅标志着一个殖民帝国的余晖落日,也是入台西洋医学势力代表的改弦易辙。二战后的美国既是唯一未受战火波及的战胜国,也是当时唯一有医疗药物输出能力的国家。或许就在这般历史情境与氛围中,台湾社会进入冷战政治,接受美援医疗与药物,或许因此而有了"美国万灵丹"的想法。随着美援而来的环境用药DDT与各种新式预防、治疗药物,再次加强了此等"远来和尚会念经"的心态,只是药物依赖或信任的对象从洋汉医学混合的日制药,移转到了纯西药的美国药上面。以下将就DDT、预防注射等事例,浅谈美国药物如何收服日本殖民51年的台湾民心。

由于日本战时执行的疏开政策,[72]以及全岛公共卫生设施的破坏,一度已获控制的疟疾在二次世界大战期间再度大流行。而战后的食物短缺、居住环境欠佳、医药缺乏等状况,一直到国民政府接收台湾之初仍未能得到改善,尤令原本已受相当压制的疟疾卷土重来且势不可挡。虽说战后初期台湾缺乏统计资料,但根据现存之调查纪录,台湾感染疟疾之人数估计超过120万人,[73]占当时总人口的五分之一。由于疟疾为祸甚巨,屏东潮州疟疾研究所于1947年恢复后,其首要工作即有二:一、延续战前日人防疟之基础;二、协助美国支持下的DDT喷洒计划。扑灭疟疾的工程之后获得世界卫生组织、美国国际合作署、美援运用委员会、农村复兴委员会等单位经费与技术的支援协助。1946—1965年之间,虽然组织架构略有更迭,位于潮州的疟疾研究所,可说是战后整个台湾扑疟行动的发动机。[74]经过多年的努力,世界卫生组织正式颁发"台湾地区疟疾根除证书",宣布台湾地区自1965年12月1日为疟疾根除地区。[75]官方出版的《台湾扑疟纪实》将战后台湾扑疟过程分为"准备期(1946—1951)"、"攻击期(1952—1957)"、"肃清期(1958—1964)"、"保全期(1965年以后)",说明不同阶段防疟的特性,亦常成为研究战后疟疾者分期时的依据。然而从历史资料的角度来看,1955年以前根除疟疾的概念尚未完全形成,战后的防疟并非在一个既定的扑疟方针下循序渐进,而是交错在当时复杂的政治、社会背景之下发展。这些特定的时空背景,也让美援DDT在台湾人民的心目中,逐渐浮现美国环境用药万灵丹的形象。

为强化中国的疟疾研究,洛克菲勒基金会与国民政府才决定于1947年展开在台湾的实验研究,但相关之美国援助旋即在1949年因政治因素从台湾撤退,改由中国农村复兴委员会编列卫生预算支持台湾省疟疾研究所的运作。只是此时中国农村复兴委员会的援助除了防治疟疾外,更意在培养一般公共卫生人才,建立台湾的地方卫生网。直到50年代,受美援运用委员会(Council on US Aid: CUSA)及世界卫生组织(WHO)援助,台湾省疟疾研究所才真正着眼于台湾疟疾问题的解决。由1952年开始逐步实施DDT残余喷射,并在1954年后参与WHO主持的全面根除计划。1955年,全球66个国家和地区展开根除疟疾计划(Global Malaria Eradication Program),台湾也将本来要在1955年结束并开始监视的防疟计划改成扑疟计划延长两年,于1956年实施全岛性DDT喷洒,进行短期而强力的作业。[76]依循着防疟到扑虐的步骤,DDT

从杀蚊子、环境清洁，到直接于发间喷洒以灭除头虱，台湾社会早已臣服于美援 DDT 的万用功效。这款今日被视为环境杀手的药剂，在 1960 年代以前的台湾可是各界争相要求的美援环境用药圣品。[77]或许就是在这样的气氛铺陈下，一波波美国医药的影响随之而来，台湾社会也在生存的要求下，把 DDT 喷洒计划视同战争计划般地执行。不仅仅在组训喷洒队员方面采用军事编组，各种鼓励民间接受 DDT 喷洒的宣传标语、口号，也充满着国共对峙时代的语汇。[78]于是，在冷战与美援气氛下的台湾民众，自是不免视美援 DDT 如战场上的美制武器弹药，以喷洒器消灭疟蚊之举也如同举枪杀尽敌军般，深植于台湾民众的脑海中。

随着疟疾的扑灭，原本即以农村卫生为终极目标所建立之卫生所系统，也在 1950 年代末期逐渐发挥其公共卫生的功能。其中预防注射不仅承接日治时期的基础，更扩大了美援医药对台湾人民的身体经验。日治时之牛痘接种是台湾最早实施的强制性预防接种，随着种痘制度的稳固，对于进口安瓿里的药剂，也因奉"科学"与"卫生"之名不再抗拒且欣然从之。1900 年后牛痘接种制度渐次稳定，台湾的接种人口占总人口的比例逐年上升，尤其是 1906 年全幼童接种开始后，牛痘接种在台湾各地的实施愈来愈稳定。终于在 1920 年代，台湾社会达成天花的整体免疫力。[79]殖民时期以牛痘术取代传统汉医人痘术的成功经验，一如科学中药在台湾奠定了本地社会对新式药品的信心。立足在过去种牛痘的经验上，战后台湾社会对预防注射可以保命的期待，随着美援输入的多种预防针而更臻扩大。出生于 20 世纪 50—60 年代的台湾战后世代，莫不有学童时期挽起袖子排队接受校护阿姨预防注射的记忆。打进身体里的针剂从早期的 BCG 疫苗，到后来的沙宾口服疫苗，台湾 50、60 年代后出生的世代几乎无役不与。[80]这段时期的政府文宣，也往往明示或暗示地告诉社会大众：美国友人赠药助台湾，预防注射保健。[81]俗语"外国的月亮比较圆"或许有值得商榷的必要,但对于战后初期接受美援药物预防注射的世代来说,外国针剂就是特效药的看法却相当深植人心,而且有其从殖民到战后的历史因缘。

对于进口药物的渴求与需要,当然会刺激本地制药工业的兴起。类似台制科学中药在一战后趁势而起,台制西药也在解除殖民统治后初试啼声。由于日治时期台湾的西药生产几乎都控制在台湾总督府制药所手中,台人并无生产西药的机会与实力。日本昭和年间,台人廖云景自日本名古屋药剂专门学校毕业,一度留在当地的山之内药厂工作,后来因为战争需求,才被日本政府派回台湾找地盖药厂,以方便战争期间运补药品至日本。直到战后的1946年,廖云景终于在新竹县竹东自设制药厂"大林制药厂",生产葡萄糖、生理食盐水等,成为台湾极少数符合美式生产标准的制药厂之一。大林制药厂的设立为当地带来不一样的繁荣景象,甚至制药厂前的小路也因此而取名为"大林路"。[82]该药厂的例子显示了战后台湾对于药品需求之殷切,以致于生产低阶的进口替代用药也能大发利市。这些在美国授权下生产的新式药物,尽管工业水平不高且多属原料药再包装的程度,但仍然可以在美国授权生产的名义下,获得消费者的青睐。相较于民营的大林制药厂,战后台湾第一家公营制药厂的荣民制药厂,则显然有强烈的国营性格与美援的影子。荣民制药厂设厂之初,除生产一般性卫生器材外,所谓的制药也仅仅是药料加工与成品分装而已,所分发生产者也只是有限的肺结核治疗用抗生素。[83]然而根据研究,1950年代开始的美援其实是以政府部门受益最多。[84]如果连公营的荣民制药厂都不具备有效治疗药物的产制能力,更遑论其他民营的制药厂了。

进口欧美药物优于台产药物的印象,更在国民政府当时的政宣主轴"台湾是美国在东亚最坚实的盟友"中被进一步强化。通过公部门的倡导与动员，美国援台药物先进、美国医学先进且科学的形象在台湾民间广为传诵。如1952年7月25日，台北市卫生院在中山堂举行卫生展览会，以提高民众对环境卫生、空袭急救以及传染病预防的认识。展出内容包括环境卫生、空袭救护、传染病预防、健康检查等，[65]以及同时期夏令卫生倡导，要求民众注意环境卫生，防止霍乱、伤寒、痢疾的传染，并呼吁接受预防注射，以确保健康等等。[66]现存台湾省新闻处所留存之新闻倡导片中，莫不听见美国医药界如何以先进药物确保、协助台湾人民健康的说辞。而美国军医来台传授先进医学知识与用药概念，则不仅被台湾省新闻处制成宣传片播放，[67]还成为民间制药、贩药界最佳的营销推广手段。

有鉴于肺结核蔓延之可怕，抗生素显然是这时进口欧美用药中台湾民众最殷殷期盼的万灵丹。范国栋指出，战后美援对台湾药物，特别是抗生素的使用有重要影响："以1950年代为例，台湾平均每年进口西药成品600万美元，原料300万美元。1960年西药进口种类更达八千余种，进口西药中以日本居多，占50%，美国居次，为33%，欧洲则占17%。再以1957年度全台药品销售金额为例，其中一般药品计14 562万元，抗生素药品亦达4 487万元。"[68]这将近三成药品销售总额的抗生素，荣民制药厂在1960年代时尚且只能进行"压锭"的作业，真正能自产Ampicilline抗生素则已经是1970年代末期，甚至是1980年代以后了。[69]在1970年代以前，不仅抗生素这个美国万灵丹多半仰赖进口，即便是本地产制者也多属美商药厂转投资者。举例来说，1960年中美合资的台湾氰胺公司（美国氰胺公司持有55%股份），其主要生产动物用饲料和金霉素（Aureomycin）。[70]既然治疗用的抗生素不易取得，对于一般人而言，强健养生遂成为预防疾患侵害的合理选择。有鉴于当时营养不良被认为是缺乏疾病抵抗力的主因,荣民制药厂在未具备生产抗生素的能力前,即向美国药厂申请合作生产Geri-Vitamin并命为"健力维他命"。[91]如同时期DDT喷洒宣传般,在推广上强调是军方改善营养不良和强健军力的手段之一。[92]受美援泽披,台湾各公、民营药厂如中国、黄珍、东南、信谊、厚生、中国、永丰、信谊及金长味等药厂虽在制程质量与经营规模上有所成长,但主要的贡献大多还是在一般成药方面。同时,美、日药厂有在1960年后纷纷来台设厂,如美国辉瑞公司在1962年于淡水成立台湾"辉瑞大药厂",同年日资也于新竹设置台湾"田边制药公司"。[93]西式成药发展至此,一如战前台湾的科学中药般,也出现了台制成药依附进口或外资生产治疗、成药宣传的现象,其中尤以制程难度较低且容易购买服用的维他命(又称维生素)制品为大宗。

　　除了"远来和尚会念经"的印象,以及DDT、抗生素的美国万灵丹印象外,维他命制品也是战后台湾医界相当重视的新兴研究项目之一,[94]这点或许与日本医界早在1930年代即已投入维生素研究,以及战后台湾民生凋敝,亟待有效之营养补充有关。但服用维他命在战后台湾的盛行,除了社会经济条件的因素外,传统台湾社会相信食补养生的概念似乎也有推波助澜的功效。例如1965年的新闻宣传片《红露酒的故事》中,叙事者即把大陆引进台湾的红露酒功效一方面依托古代汉方之药膳或药酒,另一方面也将之披上现代营养科学的外衣,强调制酒所采用的红曲含有人体发育必需的维他命M(叶酸),是补血强身圣品,适宜冬令进补。[95]就此红露酒的宣传内容而言,与日治时期营销科学中药时,经常将西洋科学证明与冷、热、虚、补等汉医诉求并列,似有异曲同工之妙,也把西洋营养学分类下的"维他命M(叶酸)"与传统食补概念之"补血强身"相匹配。最后尚且附带一提,影片中提及的黄纯青不仅是出身台北县树林地区的台湾名人,也是1911年树林制酒公司合资股东之一，更是日治时期"台湾皇汉医道复活运动"的支持者。[96]复以台湾民间温补之说流传广泛，其中，热面线搅猪油、辣椒炒米粉、乌糖姜末面粉煎粿、麻油煎面粉鸡蛋、麻油烹鸡或野鸟、四物鸡、当归鸭、八珍、十全大补汤等，都是民间耳熟能详的药膳食补。[97]下迄今日，每当时序转入寒冬，台湾街头总仍扬起食补的呼声，夜市也随之药膳香气四溢。其食补药膳的范围甚广，从专业中医调剂乃至于生活日用膳食几乎都可以罗致。下迄今日，亦有人视服用维他命为每日强身保健必定之功课。传统食补的温、热、虚、寒与现代维他命分类之A、B、C、D，对台湾社会来说不仅不相冲突，甚且早在生活里参照、消融了。只是类似的态度也适用于抗生素之类的药品。随着经济快速发展，生活水平提升，包含抗生素的各种药物在台湾唾手可得。1980年代以前的台湾，药局、药房到处都可轻易购得抗生素，不仅药局的老板会主动推荐抗生素服用，一般医院或诊所的医师也动辄开立红霉素（erythromycin）、安比西林（ampicillin）等处方抗生素给病人服用。更遑论普遍用之于畜牧与水产养殖业的抗生素，一样在盘飧间躁动。[98]抗生素在人与食物间串流的结果，当然就成了如今抗生素滥用与抗药细菌孳生的局面。此等视药如补的概念，又何尝只是无知的结果，其用药行为的生活当有更多历史与文化的演进过程，值得我们进一步思索。

四、小　　结

从日治时期的科学中药到战后的抗生素滥用，普遍显示出台湾传统用药观念中认为药能"治病"而非"致病"的特质。但若考虑到正统中医有"是药三分毒"的说法，医学专著《黄帝内经》更将药分为大毒、常毒、小毒、无毒，则不难想见"××制药精神，先讲求不伤身体，再研究药效"的口号，实已淡化了药物即毒药的基本立论。而台湾民间此等中药温和不伤身的看法，也可能与食补的传统有关，但在历史脉络上却可以科学中药之兴起为分水岭。在科学中药兴起以前，中草药与西式成药未必有所混同。但在此之后，中草药的成药亦得以科学之名与其他西药跻身药店货架之上，或以家庭常备药的名义走入寻常人家。这类科学中药既然有科学验证背书，其药材名称又是民间耳熟能详者，就算混有西药也无以为怪，更何况其中经常出现甘草、黄耆等中草药成分，本也是炖汤熬菜所常见者，何毒之有？于是科学中药能以此形象桥接食补药膳与服药治病、预防的两端，或许就这样在潜移默化中降低了台湾民众对于使用药物当有的戒心。

时至战后，民生凋敝，社会困顿，人民饱受卫生与营养不良的双重残害，如何借用美国先进医学之力而毕诸功于一役，遂成为退守台湾的国民政府所要思考的策略。犹如大量依赖美国援助的资源与武器般，台湾也利用冷战结盟的机会获致廉价的 DDT 与相关医药物资。DDT 所拥有的长时全效扑杀力，一方面控制住了传播疾病的各式环境害虫，另一方面也协助台湾在 1965 年得到世界卫生组织颁发的疟疾根除证书。美国盟友致赠的 DDT 既无急毒性又有全方位扑杀害虫的功效，时人誉之为环境用药的万灵丹诚可理解。然而台湾社会因使用 DDT 所换得的恐怕不只有一纸疟疾根除证书，可能还有更无心防的用药态度。维他命的出现几如西医版本的科学中药，除了治疗营养不良所造的各种疾病外，军中发放维他命的做法也成为日后民间服用以保健强身、预防疾病之先声。然而维他命的过度服用，或许还勉强能应和俗谚"有病治病，无病强身"的说法，但在抗生素的滥用上则显然是今日许多感染症不易治疗的滥觞。放眼望去，今日依然盛行的服用维他命与食补药膳，两者之间或有药学专家担忧可能之交互作用，但从历史学的眼光来说，或许看到的是台湾用药传统千丝万缕的交错，以及现代与传统对药物想象的重层交叠及消融。

　　本文既以"掠影"为题,前述叙事自不免对许多更深层的意涵仅能浅尝辄止,其理由或因笔者学思有限而力有未逮,但也是为了展现庶民历史经验中之用药与服药特征。前述浮光掠影式地记述了台湾药物历史事例,显然还需要更多的例证与史料才能充分提供深层分析与解释的需要。庶民文化的历史研究是近年来的新兴领域,西方史学界倡议之大众史学(Public history)尤其语多可采,如何将这些当前的研究积累投射于用药文化的分析上,以现今华人史学界的发表来看,的确还有相当的努力空间。这篇小论文在书写过程中,受到周梁楷谈大众史学观点的影响颇深,尤其他所举出口号:history by the public(s), history of the public(s), history for the public(s),[②]实际上是这篇小论文的笔法导引。用药既然是人类生活中从不缺席的一个项目,也期待服用药物史的书写能让阅读者顺畅下咽。

---

① 徐彦利、沈蕾:《上海市医药零售市场消费行为及消费偏好调查研究》,《消费经济》2003 年 2 月,第 55—57 页。

② 谢孟桦:《台湾都会区消费者对不同西药局经营型态购买决策之研究》,(台中)台中健康暨管理学院经营管理研究所硕士论文,2004 年。

③ 颜厥慈:《品牌权益与医师处方行为之关联性研究——以高血压药物为例》,(台北)"国立"政治大学企业管理研究所硕士论文,2010 年。

④ Sherman Cochran, *Encountering Chinese Networks: Western, Japanese, and Chinese Corporations in China, 1880 – 1937*, Berkeley: University of California Press, 2000.

⑤ Sherman Cochran, *Chinese Medicine Men: Consumer Culture in China and Southeast Asia*, Cambridge: Harvard University Press, 2006.

⑥ Ibid., pp. 2 – 4.

⑦ Harold J. Cook, *Matters of Exchange: Commerce, Medicine, and Science in the Dutch Golden Age*, New Haven: Yale University Press, 2008, p. 4.

⑧ 雷祥麟曾以常山为例说明类似的观点，参见 Sean Hsiang-lin Lei, "From Changshan to a New Anti-Malarial Drug: Re-Networking Chinese Drugs and Excluding Traditional Doctors", *Social Studies of Science*, 29: 3 (June 1999), pp. 323–358.

⑨ 中药与汉药是否能够区分？日治时期的台湾社会虽有医师（西洋医学）与医生（汉医）之别，但以汉医生常被称为汉方医生的情况来推论，日治时期台湾社会对汉医与汉方医似无明显的区分，事例参见《医师代用に汉方医生》,《台湾日日新报》1922年7月31日第5版。又，当前的中医药专业亦无此等区别。根据前中医药委员会主委暨中草药推动办公室顾问张国成的说法，汉药即中药且与草药（herbal medicine）或植物药（botanical drug）没有根本的差别。如欲强分，中药或汉药则常指传统汉医典籍有记载或汉医师临床治症的药方，而草药则泰半通称民间流传的药材秘方，两者或有互通之处，但并没有绝对的区别。参见《传统的药学已无法满足新药开发》,《生技时代（BIOERA）》第22期（2003年8月），第24—25页。据此，以下讨论将不再细分汉药与中药或汉医、中医，径将两者视为同一对象。

⑩ 刘士永：《医学、商业与社会想象：日治台湾的汉药科学化与科学中药》,《科技医疗与社会》第11期（2010年10月），第149—197页。

⑪ ［日］清水藤太郎：《日本药学史》,（东京）南山堂，1971年，第270—271页。

⑫ 同上书，第419及420页有关明治五年六月《新闻杂志》之引文。此外，按恩田重信所述，日本政府对药局经营亦有设备、职业内容等诸多标准之限制，其目的即在与药店之一般成药贩售业务做一区隔。见［日］恩田重信《欧米药制注释》第一编《药局经营》,（东京）印刷株式会社，1922年，第1—100页。

⑬ 熊秉真、江东亮访问，郑丽榕记录：《魏火曜先生访问纪录》,（台北）中研院近代史研究所，1990年，第173页。

⑭ ［日］木村长久：《序一》,收于深川晨堂辑著《汉洋医学斗争史：政治

斗争篇》，(东京)医圣社，1934年，第1—3页。

⑮《汉医悲观论》，《台湾日日新报》1918年12月27日第6版;《汉医悲观续论》，《台湾日日新报》1919年1月6日第4版。

⑯ 殖民政府仅在1901年举办汉医生免许考试，此后汉医生人数锐减，而得免许者亦须受公医之监督方能行医。关于"台湾医生执照规则"内容请参见许锡庆编译《台湾总督府公文类纂卫生史料汇编(明治三十四年十二月至明治三十七年十二月)》，(南投)国史馆台湾文献馆2003年版，第91—96页。

⑰《杜博士が漢醫醫院の設立計畫　林嵩壽及其他有志が一切の費用を寄附する》，《台湾民报》1928年7月1日第12版。

⑱ 力主西医至上论的启源，站在完全否定汉医药价值的立场反对设立汉医医院，他甚至批判古代医学是荒唐无稽的学说，而大力肯定西洋医学。启源：《杜博士の"漢醫醫院設立計劃"を讀みて》(共3回)，《台湾民报》1928年8月5日第12版、1928年8月19日第12版、1928年8月26日第10版。

⑲ 启源：《杜博士の"漢醫院設立計劃"を讀みて》，《台湾民报》1928年8月5日第12版。

⑳ 启源：《杜博士の"漢醫院設立計劃"を讀みて》，《台湾民报》1928年8月19日第12版。

㉑ 朱德兰：《日治时期台湾的中药材贸易》，收于黄富三、翁佳音主编《台湾商业传统论文集》，(台北)中研院台湾史研究所筹备处，1999年，第244页。

㉒《蛇先生》全文可于赖和文教基金会官网下载PDF档，http：//www.laiho.org.tw/(2010/6/15)。此外，相关的分析亦可参考邱雅芳《殖民地医学与疾病叙事——赖和作品的再阅读》，《台湾文献》第55卷第4期(2004年12月)，第275—309页。

㉓ 朱德兰：《日治时期台湾的中药材贸易》，第250页。

㉔ [日]山川浩司：《医薬科学技術の近現代史素描(3)　19世紀の後半から第二次世界大戦まで》，《藥史學雜誌》第30卷第1期(1995年6月)，第3页；[日]山田久雄：《近代日本医薬品産業の発展(その3)明治19年

(1886)初版日本薬局方(JP I)公布より明治39年(1906)第3改正日本薬局方(JP III)公布までの医薬品事情》,《藥史學雜誌》第27卷第2期(1992年12月),第83—95页。

㉕ 由于制药能力,尤其是现代化学工业能力不足,直到二十世纪前五年左右,日本本地的西药制药业泰半以本地矿材为依靠,生产西医师可调剂用之基础西药材,如滑石、甘油等,见[日]冈崎宽藏《くすりの歴史》,(东京)讲谈社,1976年,第88页。

㉖ [日]山川浩司:《藥學教育百年の史的考察》,《藥史學雜誌》第29卷第3期(1994年12月),第446—462页。

㉗ [日]清水藤太郎:《日本药学史》,第141—142页。

㉘ [日]远田裕政:《近代漢方》,(東京)醫道の日本社,2001年,第52—53页。

㉙ [日]清水藤太郎:《日本药学史》,第201页。

㉚《毒物劇物營業取締規則第一條ノ毒物劇物指定》以及《毒物劇物營業取締規則第八條ノ毒物劇物指定》,细项参见岛田昌硕《檢案鑑定診斷書例附醫事法令》,(东京)南江堂支店,1914年,第445—447页。

㉛ [日]小泉荣次郎:《日本汉方医药变迁史》,(东京)国书刊行会,1977年,第166—168页。

㉜ [日]根本曾代子:《朝比奈泰彦传》,(东京)广川书店,1966年,第112—116页。

㉝ [日]山川浩司:《医薬科学技術の近現代史素描(3) 19世紀の後半から第二次世界大戦まで》,第1页。

㉞ [日]清水藤太郎:《日本药学史》,第318页。

㉟《彰化街公醫の代診生が獨立治療 開業醫間に物議》,《台湾民报》1929年3月17日第10版;《卖药人行诈 希望大家注意》,《台湾民报》1930年3月15日第6版;以及战后之叙述,见范佐勋编《台湾药学史》,(台北)郑氏药学文教基金会,2001年,第11、16页。

㊱《隈田藥店の發展》,《台灣日日新報》1918年9月22日第7版。

㊲ 在20世纪二三十年代的不同报纸上,"中将汤"这类科学汉方的广告

十分普遍，如《台湾日日新报》1930 年 2 月 25 日第 6 版“中将汤”广告。

㊳ 以中将汤为例，1931 年 11 月 16 日《台湾日日新报》有半版的专题报道，“洋药万能的时代已过去，今将是和汉药高歌的时代；此等医药已经登陆德国”云云，甚至附上美国药理学家的证言。文见《これこそ完璧品！和漢藥應用の極致　中將湯は斯くして製劑せらる》，《台湾日日新报》1931 年 11 月 16 日第 3 版。

㊴ ［日］小泉荣次郎：《日本汉方医药变迁史》，第 167 页。

㊵ 台湾省行政长官公署编：《历年警察机关年底准许各种营业及职业》，表 529《台湾省五十一年来统计提要》，（台北）台湾省行政长官公署统计室，1946 年，第 1342—1355 页。

㊶《オトギバナシ　富山の藥袋》，《台湾日日新报》1917 年 11 月 1 日第 4 版；《卖药行踪可疑　新竹郡正取调中》，《台湾日日新报》1929 年 2 月 7 日夕刊第 4 版。

㊷ 此等行为战后亦有人称之为“寄药包”，唐荣源：《药业文化（一）》，《高雄药讯》第 35 期（2001 年 12 月）第 3 版。

㊸ 林祝菁：《许鸿源、许照信父子 共创顺天堂一甲子版图》，《工商时报》2006 年 3 月 27 日第 D1 版。

㊹ 该辞为五洲制药股份有限公司的电视广告，应是出自其董事长吴先旺先生之手。吴先旺出身贫困农家，小学毕业且识字不多，却以系列成药，如“斯斯”、“足爽”等成药创造数十亿的身价。因此他所提出的“制药精神”当非象牙塔的高论，应有其个人想象与民间定见的根源。有关吴先旺的事迹，参见苏拾莹《穷鬼翻身：五洲制药董事长吴先旺的发迹传奇》，（台北）商周出版社 2006 年版。

㊺ 谢晓云：《感冒看中医比较好吗?》，《康健杂志》第 147 期（2011 年 2 月），第 152—155 页。

㊻ 丁玉鑫：《台湾制药工业概况》，收于台湾医药卫生总览编辑委员会编《台湾医药卫生总览》，（台北）医药新闻社 1972 年版，第 579 页。

㊼ 范佐勋编：《台湾药学史》，第 195 页。

㊽ 同上书，第 196—197 页。

㊾ 同上书，第195页。

㊿ 同上。以医疗与护理上常用的葡萄糖而言，在泰东化工公司自制成功以前，台湾的葡萄糖皆属进口品。台湾医药卫生总览编辑委员会编：《台湾医药卫生总览》，第610页。

(51) 台湾省行政长官公署编：《台湾省五十一年来统计提要》，第529页。

(52) 范佐勋编：《台湾药学史》，第17页。

(53) 就1947年台湾省卫生处公务报告所见，当时送检的镇痛解热汉方成药中至少有八成是台湾制造，其中还有部分是日系成药的仿冒品。参见1947年台湾省卫生处出版之《台湾省卫生处公务报告》药品鉴验报告项目。

(54) 台湾医药卫生总览编辑委员会编：《台北市制药工业调查表》及《台湾省制药工业调查表》，《台湾医药卫生总览》，第966—1008页。

(55) 北日本制药公司出品，1936年"仁武丹"外包装附记小卖价格。

(56) 1947年《台湾省卫生处公务报告》所附《药品鉴验报告》，原件未标注页数。

(57) 广和堂出品，1941年"寒热胶囊盐规丸"外包装背面附记小卖价格。

(58) 战前的"挂药袋"或战后称为"寄药包"的制度盛行于台湾1960年以前，因为就诊求医困难，药厂就在住户家中放置装有成药的寄药包定期访视更换。简单的说明可参考樊天玑《寄药包　半世纪前的急救箱》，《民生报》2001年10月13日第A15版。

(59)《地方药店乘机横肆　台北汉药行最吃亏　西药行亦受恶影响》，《台湾日日新报》1929年10月12日第4版。

(60)《藥學日本の勝利　ソ聯からの輸入藥を驅逐　朝日奈博士のサントニン合成》，《台湾日日新报》1938年9月9日第3版。

(61)《"胃卽腦"といふほど　胃腸と腦神經は深い關係　頭腦を使ふ人々は心せよ》，《台湾日日新报》1936年3月1日第6版。

(62) 有关《台湾日日新报》上有关该药的说明参见皮国立《当中药碰上西药》，（台北）台湾书房2008年版，第87页。

(63) 郑志敏：《杜聪明与台湾医疗史之研究》，（台北）"国立"中国医药研究所，2005年，表3—2，第216—223页。

㊹ 关于杜氏的发现,见杜聪明、邱贤添《木瓜葉有效成分カルバインノアメーバ赤痢患者ニ於ケル實驗治療第一例報告》,《台湾医学会杂志》第33卷第346期(1934年1月),第115—116页。

㊺ [日]森下薫、並河汪:《マラリア治療關スル研究 Ⅴ 常山(にくさぎ及ながばこんてりぎ煎)ノマラリア感染ニ及ボス影響》,《台湾医学会杂志》第30卷第316期(1931年7月),第741—746页;[日]小田定文、森下薫、並河汪:《マラリア治療關スル研究 Ⅲ 柴胡ノマラリア治療的效果》,《台湾医学会杂志》第30卷第310期(1931年1月),第99—109页。

㊻ 关于杜氏鼓吹研习中医学的记载,见杨玉龄《一代医人杜聪明》,(台北)天下文化出版公司2002年版,第156—157页。

㊼ 即便是充满了传统医学疗法说词的自然力疗愈,在此时似乎也得加上"应用科学治疗法的大发明"才对民众有足够的说服力。《貴き自然の力を極度に 應用せる科学治療法の大發明 一讀以て有意義の生活に入られよ》,《台湾日日新报》1922年6月14日第3版。

㊽《科學 藥劑の濫用 盲目であつてはならぬ》,《台湾日日新报》1940年8月1日第6版。

㊾ 陈立夫:《"中国药材特展"开幕讲词》,《台湾博物》第4卷第2期(1985年7月),第4—5页。

㊿ 欧阳哲生:《傅斯年一生的志业及其理想——"傅斯年全集"序言(下)》,《传记文学》第84卷第2期(2004年2月),第46—47页。

㊀ 杜聪明:《(1946)参政员候选之政见》,《杜聪明言论集》第2辑,(台北)杜聪明博士奖学金基金委员会,1964年,第399页。

㊁ 为了降低人口较稠密的都市区域居民的伤害,日本政府将都市人口往乡村疏散的政策,日文称为疏开。

㊂ 疾病管制署编:《疟疾防治工作手册》,(台北)疾病管制署,2016年。网络版:https://www.syndriver.com/portal/#/sharing/28de38b697394cd68fff46c357373fb7(2017/5/17浏览)。

㊃《内政部呈报台湾省扑灭疟疾情形》,档案来源机关:国史馆;档号:081/1057/1。

㊆《台湾地区疟疾根除证书》,档案来源机关:国史馆;档号:081/1057/1。

㊆ 简述采自行政院卫生署编印《台湾扑疟记实》,(台北)行政院卫生署,1993年;许峰源:《世界卫生组织与台湾疟疾的防治,1950—1972》,(台北)"国立"政治大学历史学系,2015年。

㊆ 行政院卫生署编:《台湾地区公共卫生发展史照片选集(1945—1995)》,台北市卫生署,1997年,第32—33、35—37页。

㊆ Lin YP, Liu SY., "A Forgotten war: Malaria eradication in Taiwan 1905-1965", Leung KC, Furth C. eds., *Health and Hygiene in Chinese East Asia: Policies and Publics in the Long Twentieth Century* (Durham, North Carolina: Duke University Press, 2011), pp. 183-203.

㊆ 沈佳姗:《台湾最早的疫苗普及应用——从日治前期的天花制度到统计面谈起》,《台湾医学人文学刊》13:1—2(2012年5月),第115—139页。

㊆ 作者不详:"卫生所",《数位典藏与数位学习联合目录》,http://goo.gl/XJJ9s5(2016/07/11浏览);采访摄影:"台北县小儿麻痹口服疫苗接种",《数位典藏与数位学习联合目录》,http://goo.gl/606HHi(2016/07/11浏览)。

㊆ 杨英风绘:"接种卡介苗预防肺炎(1957)",《数位典藏与数位学习联合目录》,http://goo.gl/g9NqVn(2014/07/11浏览)。

㊆ 王淑慧(竹东)、范明棋(2011-11-22):"大林制药厂",《数位典藏与数位学习联合目录》,http://catalog.digitalarchives.tw/item/00/65/9a/d5.html(2016/09/15浏览)。

㊆ 刘士永:《荣药济世:行政院退辅会荣民制药厂印记四》,(台北)档案管理局,2009年,第35—36页。

㊆ 行政院美援会:《行政院美援会记录(二):行政院美援运用委员会47年第二次会议议程》,(台北)美援会,1958年,第74页。

㊆ 作者不详(1952/07/25—1952/07/31):"卫生展览会",《数位典藏与数位学习联合目录》,http://goo.gl/89yF4Y(2016/07/11浏览)。

㊆ 作者不详(1952/05/31):"夏令卫生",《数位典藏与数位学习联合目录》,http://goo.gl/hRE5mp(2014/07/11浏览)。

(87) 作者不详(1954):“美国军医演讲”,《数位典藏与数位学习联合目录》,http://goo.gl/M0TqUl(2016/07/11 浏览)。

(88) 范国栋:《被遗忘的年代——谈美援对台湾医疗产业的影响》,《台湾医界》第 47 卷第 9 期(2004 年 9 月),第 52 页。

(89) 刘士永:《荣药济世:行政院退辅会荣民制药厂印记四》,第 49、56 页。

(90) 李国鼎口述,刘素芬编:《李国鼎:我的台湾经验——李国鼎谈台湾财经决策的制定与思考》,(台北)远流出版社 2005 年版,第 281 页。

(91) 作者不详(1979 年 11 月 22 日—1980 年 12 月 02 日):“采购药品原副料案”,《数位典藏与数位学习联合目录》,http://catalog.digitalarchives.tw/item/00/32/9b/a1.html(2016/09/15 浏览)。

(92) 刘士永:《荣药济世:行政院退辅会荣民制药厂印记四》,第 50 页。

(93) 范国栋:《被遗忘的年代——谈美援对台湾医疗产业的影响》,第 52 页。

(94) 战后续留台大医学院之细谷雄二即主掌生理营养研究室,专攻维他命与营养学研究。参见欧素瑛《传承与创新:战后初期台湾大学的再出发(1945—1950)》,(台北)台湾古籍出版有限公司 2006 年版,第 306 页。

(95) 作者不详:《红露酒的故事(影片,1965 年)》,《数位典藏与数位学习联合目录》,http://catalog.digitalarchives.tw/item/00/31/9e/d6.html(2016/11/17 浏览)。

(96) 兴南新闻社编:《台湾人士鉴》,(台北)兴南新闻社 1943 年版,第 154 页。

(97) 颜洪桂:《阿兄看妹真合意》,《数位典藏与数位学习联合目录》,http://catalog.digitalarchives.tw/item/00/32/95/67.html(2016/11/17 浏览)。

(98) 张上淳:《抗药性细菌有多流行?》,《科学人杂志》第 90 期(2009 年 8 月),第 92—95 页。

(99) 周梁楷:《大众史学的定义和意义》,《大众史学论集》第一册,(台中)采玉出版社 2004 年版,第 36 页。

建国初年上海中药材业的
社会主义改造

周永生

摘要：上海曾是中国最大的药材集散市场。1949年后，面对严峻的物资流通形势，中共动员上海药材私商参与物资交流大会及专业的药材交流会，以和缓药材流通形势。社会主义改造开始后，上海药材私商接受改造，药材购销受到诸多限制，营业能力大为削弱，1954、1955两年营业下降尤为明显。私商药材购销能力削弱的同时，国营药材公司与供销合作社则逐步加强，但是在新旧体系交替的过程中，它们并未很好地完成主要药材的供应工作。这是当时中药材短缺的重要原因。中药材的持续大范围短缺，直接影响了病家服药与中成药生产。

关键词：中医药，药材短缺，药材私商，社会主义改造

周永生，复旦大学历史学系博士研究生

1956年，作家唐弢患上糖尿病，由于看西医天天打针，实在麻烦，他经人介绍改看中医，但是到药店抓药时，唐弢却遇上了意料之外的事情："医师开出一张方子，一共十味药。配来一看，却只有八味。其他两味上盖着一个红民航戳子，说道：'本店无货。'"[①]这样的结果让唐弢愕然，他对医师为什么要开"无货"的

药方感到万分疑惑,大概他极少遇到无药可吃的情况。无奈之下,唐弢只得请医生另外想办法,并且换个地方配药。然而,等到药店连药带方送到唐弢手上,他发现药方还是被盖了红色戳子,"'除','除',又给'除'去了几味。"唐弢只好再次换方,最后不得已用市面上的其他药材代替了缺货药材,比如他要用到"熟地",但是"熟地"没有,就用"玄参"代替。如此"权宜之计"让他不禁担忧,因为从药性上来说,熟地和玄参,一个甘温,一个甘寒,用玄参换熟地,对他的治疗并不一定合适,但是,用唐弢的话说,"有什么办法呢"。此前巴金曾就副食品供应问题写了《论"有啥吃啥"》一文,有感于药材供应的无奈,唐弢感叹道:"这也是事实上的一种'有啥吃啥'呀!"

据唐弢了解,当时上海中药供应,缺药达300余种,以常用药而论,也缺130种,药材供应局面异常紧张。但是,在唐弢看来,生病不像吃饭,如果说吃饭可以"有啥吃啥",差一点可以凑合,但生病吃药是绝难凑合的,所以他不无讽刺地写道:"如果按照副食品的'有啥吃啥'来办理,最好是先了解一下市面上有什么药,然后再生什么病,以免临时有有医无药之苦。"但是,他也明白,如此嘲讽并无助于解决问题:"病是不可能任人挑选的,实际上也不会有人去挑选。"如此一来,要想解决问题,只能向负责药材供应的部门呼吁。为了不让相关部门以产地缺货为由把问题搪塞过去,唐弢还特意指出,当时药店送给医师的缺货单显示,桑叶、白果、薄荷、木瓜、丝瓜络等常见药材都断档缺货,不能全说是产地供应问题,应该从供应上找原因。②

一位著名作家却因为无药可吃而发愁,甚至专门写文章向有关部门呼吁,像唐弢这般无药可吃的病家,在当时并非孤例。③这不得不让我们思考,当时的药材供应出现了什么问题,什么原因导致了这些问题,无药可吃与药材供应有什么关系,为何唐弢要向负责药材供应的部门要说法,这些问题都需要进一步研究来解答。

以往对1949年后中共与中医药关系的研究偏重于中共的中医政策,而对中药(材)关注不多。[④]既有研究多在中共支持中医药发展并取得巨大成就的叙事下展开,[⑤]对1949年后中药材供应短缺关注不多。中共扶植中医,刺激中药材消费,尤其是中医门诊扩大与中医被纳入公费与劳保,中药材需求增长迅速。故而,一般认为由于中共扶持中医药发展,导致中药材需求量增加,因而造成药材供不应求。[⑥]但是强调需求因素的同时,也应考虑药材生产、流通领域的问题。因为,需求增加并不能很好地解释1949年后主要药材供给不增反降的现象。故而,只有把生产与流通环节纳入考察范围,才能更好地理解药材短缺问题。由于篇幅所限,本文仅从流通角度出发,以上海药材业为考察对象,探讨药材业改造与药材短缺之间的关系。[⑦]

社会主义改造前,药材私商担负着药材流通的主要职责,而上海药材私商是这一群体的典型代表。上海在1949年前已是中国最大的药材集散市场,在行业内部具有重大影响力,庞大的营销网络保证了药材货源的充足。[⑧]药材私商推助了上海药材中心市场的形成,他们在此过程中形成了复杂的行业分工体系,构建了全国性兼及外部世界的药材商业网络。药材私商已经深度嵌入到了上海药材市场之中,[⑨]故而对药材行业的改造不可避免地影响到药材供应。中共执政后,药材私商面临着巨大的改造压力。本文以1949—1956年上海药材行业的改造为主要研究对象,希望藉此案例的研究,揭示药材短缺问题与中共对药材行业的改造之间的关系,同时考察药材短缺所产生的社会影响,以探讨中共支持中医药发展所面临的一些困扰。

一、药材滞销与利用私商购销药材

1949年5月,中共进入上海,上海药材业迎来新的命运转折。上海药材业同业公会是上海药材私商同业组织,[⑩]从该会掌握会员的变动情况,我们可以一窥上海药材私商1949年前后的发展情形。1949年上半年,该会掌握会员316家,由于物价腾涨,货币贬值,加之战场南移,各处交通阻塞,该会会员34家因不能维持而闭歇。中共占领上海后,部分药材业公会会员心生顾虑,"担心自己经营的业务是中间剥削,因此疑谋转业",又减少30家。10月,国营上海市土产公司开始参与药材购销业务,当时只涉及龙骨、龙齿两种药材的购销,[⑪]药材购销仍主要由私商掌控。1950年国民党对上海实施"二·六"轰炸,由于海口封锁,进出口停顿,药材的国内外销路一时呆滞。至当年5月后,海口封锁解除,药材营业才逐渐恢复,会员数增至296家。[⑫]当时,纵然有战争阻隔与交通不畅的影响,上海药材业还是维持了其庞大的商业网络,产区遍及全国,来源广泛。对外埠供应方面,依靠强大的药材聚集能力,上海的药材供应范围包括了全国的各城市、乡镇。[⑬]由此可见,中共对上海一地药材商业的改造,牵涉整个药材贸易网络。既是对整个网络的改造,如果要保证药材的全局供应,必然需要在全国范围内建立可替代的贸易网络,而当时中共主要依靠土产公司与合作社这类多任务、非专业的机构购销药材,它们任务繁重,挑战可想而知。

由于战争破坏、国营贸易机构力量不足、土地改革以及外国经济封锁等因素的影响,中共建政初期,物资交流形势比较严峻。[⑭]1951年3月全国贸易行政会议即已提出:"开展物资交流是一九五一年贸易行政工作的首要任务,也是工商行政工作的主要任务。"⑮此后"三反"、"五反"运动也对土产供销影响颇大。如陈云1952年在全国统战工作汇报会议上讲:"'三反'、'五反'的面很大,尤其是一搞'五反'……那些次要的零零碎碎的产品,以及农村的土产,如枣子、核桃、药材等,就难免照顾不到。"⑯抓大放小的逻辑下,药材购销受运动影响颇大。

战争破坏了区域间的交通,⑰给区域间的物资交流造成阻碍。交通通信的恢复对药材的外销刺激作用明显,⑱从侧面也说明当时物资滞销与短缺实是一体两面。由于交通的恢复,上海对其他地区药材接纳能力也得到加强。即便如此,药材"滞销"仍然在某些地区存在。⑲正如1951年初第三届全国土产公司系统经理会议上,中国土产公司经理刘毅总结1950年土产工作时说:"由于物价稳定,交通获得恢复与发展,社会秩序取得了安定等总的基本情况下,大部分土产品找到或恢复销路,但其中粗药材尚难恢复销路,土产品实物换算与1949年相比总的说是提高了,但粗药材降低了。如天津市场,以小米换算,当归降低32.5%,甘草降低31.3%,山药降低2.5%,黄芪降低18.7%。"⑳可见,在土产运销整体好转的情况下,药材运销仍然困难重重。

如此,除了尽力恢复交通之外,要解决药材滞销问题,中共认识到必须从"新"、"旧"两方面挖掘潜力。由于战前土产交流已被打乱,旧的商业联系在许多地方被破坏。面对紧张的物资流通形势,中共的应对措施一方面用战前土产交流经验指导土产交流,即利用旧的商业联系加强土产交流,这其中包括继续利用、鼓励私商经营土产;另一方面,在旧的商业网被破坏的地方,组织新的商业网(主要指国营土产公司、供销合作社),这些新的商业力量同时享受国家给予的土产减税、免税优惠,并享有银行贷款的便利,在与私商的竞争中占据了优势。

融合了新旧两方面商业元素的药材交流大会是中共解决药材

流通问题的重要抓手。对于交流大会,中共认为它是"将分散的、盲目的、无组织的私人商业放在大会集中的、有组织的、有计划的领导之下,既便于体现国营经济的领导,又有利于发挥各经济成分经营的积极性与竞争心"。[21]可见,利用旧的商业贸易形式时,强调国营经济的领导仍是首要关切。1949年前,中共就已通过恢复药材交流大会来加强药材流通,如1948年在河北邯郸举办的药材大会。[22]中共建政之后,为缓解药材流通的难题,这种形式的交流大会继续得到官方倡导。在此背景下,为了协调华北地区药材贸易,1951年4月25日—5月3日,华北药材交流会议在天津召开。[23]针对此次交流会的问题,刘澜涛、陶希晋向周恩来提交了《关于华北区药材交流会议总结报告》,提出药材"滞销与不滞销的重要关键,在于是否城乡结合,面向农村和深入农村"。报告首先强调各地要恢复与建立药业贸易网:如建立和恢复公私联合推销站、代销店、联合流动推销组,恢复农村医药铺,建立医药合作社等办法,使药材、成药下乡。[24]刘、陶二人所提办法处处指向流通,足见流通问题之严重与解决之急迫。在此情形下,刘澜涛、陶希晋向周恩来直言,要解决药材流通问题,应扫除公私间、私人间、地区间的隔阂,进一步建立新商业关系,并发挥私营积极性。

在官方"利用"新旧市场力量解决流通问题的背景下,上海药材商人自然成为官方"利用"的对象。官方鼓励上海药材私商参与物资交流大会或者专业的药材交流大会,如此抉择,除了上述背景之外,还需考虑到"五反"后尽快恢复商贸运转的需要。上海"五反"运动对工商业冲击巨大,"五反"运动过后,国家对市场的控制力度大为强化。国家增强市场控制力量的同时,药材私商因惮于运动冲击,经营畏首畏尾,"市场呈现呆滞局面,除了一小部分经营出口业务的同业能够保持正常的营业以外,一般同业的营业都比去年同期低落30%—50%"。[25]经营的萎缩直接影响药材的供销，所以为了尽快恢复药材供应，上海市政府"鼓励"药材私商积极参与物资交流会。

1952年5月28日—6月11日，在上海市陕西南路逸园召开了华东区城乡物资交流大会。在此次交流大会期间，上海私营药商购进药材55.51亿元(旧币)，[26]期货23.37亿元，其中滞销药材55.98亿元。[27]华东区城乡物资交流大会后，上海药材私商被上海市工商局动员，马不停蹄，先后参加了西南、中南、华北、西北等区域高级市场和杭州、南京等中级市场，以及金华、义乌、阜阳、温州、新昌、昆明、崇德、灌县、宿迁、龙泉、歙县、乌镇等初级市场的药材交流。[28]城乡药材交流会的举办，一方面为私营药商参与药材购销提供了"舞台"，另一方面也是当时私商经营环境改善的具体体现，上海药材业务获得了增长。[29]但是我们也需注意到，"各地物资交流大会对私商帮助很大，但远距离交易尚未大恢复"。私商在交流大会中的交易额偏小，如华东交流大会中私商交易额仅占25%，而省一级的国营经济则占50%—70%。[30]

物资交流大会或者专业药材交流会在减少药材滞销数量的同时，也改变了药材私商原有的商业结构。由此可见，在"利用"私商促进药材流通的过程中，无形的"改造"已悄然展开。[31]药材业有其行业分工特点，一般分为行、拆、号、客四类，它们之间各有分工又相互联系，"行"负责经营本市及外埠趸批，"拆"经营市郊及邻近城镇小批发，"号"负责直接向产地采办运到上海出售，"客"则是外地药商在上海设庄购买的机构。药材业的分工便利、高效，保证了药材供应源源不断。[32]由于物资交流大会采用买卖双方直接交流的模式，药材业原来行、拆、号、客的内部结构受到了冲击："自各地普遍召开土产交流大会后，地区间纷纷直接交流，药材业同业为了减低成本开展业务，在经营方式、方法上，也开始转变方向。如出口商直接下乡联购，转营内销。拆兑商等也都自运自销。"[33]

"采办商兼营批发业务形成了业内矛盾,更由于国药业的组织联营下乡收购造成业与业之间的矛盾,部分同业会员因此消失了营业对象,在原有业务基础上深深地感觉到惶惶不安的现象。"[34]可见,由于产销直接对接,部分私商自购自销,采办商开始直接供应零售,使部分专营批发的药材商受到打击,从而直接压缩了从事批发的水客、拆兑的业务。这种业内矛盾也符合官方改造药材业的总体思路,即先控制药材业批发环节,然后再通过批发环节控制整个行业。针对业界内部的矛盾,已被改造的药材业同业公会也顺应政府政策,建议由采办、拆兑、水客三种同业组织联营,共同进行采购与销售,即由原来分工的"分食制"变为一碗饭大家一起吃。

二、改造私商的努力:限制与联购

利用私商的同时,国营力量也在逐步扩大药材经营范围,为最终改造药材行业创造条件。国营药材商业一开始主要由土产公司负责,[35]1952年上海市土产公司收购的中药材品种已达105个,进货渠道除产地采购外,还与西南贸易部、西北贸易公司、中南贸易公司、湖北省贸易公司、广西贸易公司等驻沪办事处建立了贸易业务。[36]为了扩展国营土产公司的药材业务,对私商经营进行了一定的限制。在此情形下,经营本埠拆兑、水客批发以及部分采购业务的药材商的活动范围受限,在国营力量还不能完全代替私营供销药材时,如此举措当然不利于药材流通。因此,药材短缺也不时提醒当政者,国营力量应当适度收缩。1951年11月,上海市政府就曾宣布调整工商政策,规定国营缩小零售业务,且将外埠邮购零拆业务亦停止,由私商经营,这一决定自1951年12月26日起实施。方案实施后,城乡批发和本埠批发的经营情况出现好转,营业数字较前增加。[37]但是这样的政策让步属于临时举措，目的是应对物资供应的紧急情况，待供应好转，政策便偏向收紧。

1953 年，随着国营和供销合作社增强药材资源掌握能力，药材私商受到的经营“限制”越来越多。私商从外地私商购进的药材已大为缩减。如上海药材私商 1953 年下半年参加西南物资交流大会，私商计划收购 60 亿元药材，但实际只成交 35 亿 3 700 万元，其中，从当地私商购入的药材只有 1 亿 7 400 万元，占全部成交额的 4.9%。[38]根据规定，畅销药材须在大会组织下，按公私先后进行分配，私商单独进场很难获得畅销药材。在私人货源萎缩的情况下，一些主要药材供求差很大，“不能平衡，几种畅货存额，和各方面计划需要数字距离很大，像川芎需要七十万斤，存量只十万斤，麦冬需要五十万斤，存额只七万斤”。[39]很多药材由于没有当地私商收购，国营力量又一时收购不起，导致外地私商参加药材交流大会很难得到想要的药材。

与此同时，交流大会上也有不少滞销货。“畅销货办到了大家都需要，但是不容易办，比较滞销的货物办到了没有人要，如果急于要脱手，可能要被杀价，因此部分采购商在业务进行方面是感觉到有些困难”。[40]为了使滞销货有出路，大会采取畅销货搭配滞销货的方法，即购买某种畅销药材时，必须同时购买某种滞销药材。滞销货的出现，原因之一在于当时国营与合作社在加快物资流转的政治压力下，购到药材后往往急于脱手，几乎没有备货待销的意识，很多药材收购上来一时销不出去，即被认为是滞销货，便急于搭售。故而，等到市场需要该种药材，市场往往短缺，原来的滞销货反而成为短缺货。

购货上没有优势，资金上同样面临困难。药材业从买进药材到卖出药材，货物周转周期较长，资金需求大，决定了该业仰赖金融支持。然而，中共建政后，银行国有化已在工商业社会主义改造之前基本完成，以上海为例，私营银行和钱庄的放款额占全部放款数的比例已由 1949 年的 67.5% 下降为 1952 年的 1.9%，[41]这意味着上海药材业 1952 年后要获得贷款，必须仰仗国有金融机构。然而，国营金融机构对私营药材商的支持往往是杯水车薪，与实际需求相差很大。国有银行贷款额度有限，同时期限较短，药材业获得的帮助并不大。由于资金困难，药材采办颇感棘手。采、运、销的过程，周转最快的药材需要一两个月，慢的平均需要两三个月以上，在资金紧张的情况下，药材业举步维艰。

资金捉襟见肘的同时，药材业税负以及公债等支出压力却显沉重。根据 1953 年度全业统计，上海药材业资金共计 600 亿，至 1954 年 3 月止，应缴 1953 年所得税 157 亿，至 1954 年 6 月，该业购买经济建设公债 64.8 亿，到 7 月底该业全业实际资金只有 378 亿，这些资金还要除去当年所得税约 50 亿。此外，该年又缴公债 8.5 亿。税负沉重，加之业务寡淡，药材私商业务不同程度上发生亏损，当时估计累积亏损约 30 亿。至 1954 年底，该业全业流动资金只剩 280 亿左右，其中尚有一部分呆账及冷背货约占 20%，整个行业处于萎缩状态。资金逐步消融，其中采购组的情况尤其严重。[42]究其原因，正是由于商品流转和市场关系发生重大变化，私商与农村联系受到很大限制，因采购困难，业务量也就骤然降低。

虽然资金逐步消耗，但由于货源困难，部分药材私商却有资金闲置，无论是内销、采购，都存在资金闲置的情况。虽然部分私商留有存款，但是如果采购业务恢复，货源充沛，这些资金却又不敷周转。[43]之所以如此严密地削弱、控制私商资金，主要考虑是将私商资金控制起来，防止其作为游资冲击市场。[44]重重限制之下，在经营困境中，多数药材私商只能负重前行。

限制私商实际上是全面改造的前奏，1953 年 10 月，过渡时期总路线公布后，药材业面临的改造压力陡然增加，对私商的改造也全面铺开。当时上海对私营商业改造的重点是私营批发商,因为"他们是对抗社会主义经济,破坏私营工业走国家资本主义道路,发展私人资本主义的杠杆,经过它和生产联系,由经过它和零售商联系"。[45]对私营批发商改造的策略是:"要逐步排除大批发商,首先排除有害国计民生的批发商。限制中等批发商,维持小批发商,尤其是维持向国营企业批货的小批发商。"而对私营零售商业,"一定时期内营业额的绝对数字要维持它,不要造成失业"。[46]由于私营药材商业多属于纯粹批发性行业,因此是私营商业改造关照对象,而行业中的大型批发商又是改造的重点,如中国药材公司上海分公司1954年二季度就改造了84户药材批发商。虽然改造持续进行,但当时的档案记载既已认为,上海药材市场虽属药材公司国营经济领导,但国营在货源供应上颇有些无可奈何。[47]这也与上海药材供应商所面临的问题相符:"由于批发业务和经验品种骤然大量增加,国营商业批发业务的机构和经营能力还不能适应工作的要求,以致在某些次要商品上发生一些流通阻滞、此处积压彼处脱销等现象。"[48]

由于药材业务涉及面广,国营购销能力有限,一时无法完全改造,但是政府寻求市场的控制,这种情况下,政府对未改造私商参与的市场进行了相应安排。为此,上海建立了药材交易所,试图从组织领导上改变药材市场状态,让其从私商掌握的市场转变为国营经济领导并吸收资本家代表参加的市场,以达到控制私营药材市场的目的。通过交易所的设置,国家可以对私商药材交易进行监控,农民自产自销的药材,也要根据国家需要作适当管理与安排,进一步削弱了私商与产区农民的直接联系。当时上海药材交易所规定:

凡本市座商、外埠座商、外销、行商、农民自产自销、私人出售存货等外埠到货在未成交前必须来所报到，并详细填具表格，通过来货登记，能达到事先知道其成本，出售价格中发现问题，当加以控制，……如某些货源市场较紧张的，采取动员其售给本市国药店或本市制药厂，通过交易所管理，达到稳定价格，尽量满足本市需要。凡本市经营药材者，属座商，其销售发票必须开本所统一发票，第二联翌日十二时必须送本所。交易所当检查其发票，出售价格是否合理，又否超过议价，发现问题时轻者找原单位行政负责人，进行个别谈话，嘱其纠正处理。问题大的当向工商局汇报。其次通过发票进货旬报表，交易汇总统计，每旬、每月按时向有关方面上报。[49]

通过制度架构加强对私营市场的直接管理，此举再次确认并增强了政府对药材市场的管理，私商接受国营经济的领导更有了制度保证。关键是，政府主导的上海药材交易所确立了将私商药材交易纳入监管的制度空间，理论上监管对象几乎涵盖了所有市场上从事交易的群体，这彰显了面对复杂市场，政府寻求市场控制力的强烈诉求。

在上海，本地政府可以药材交易所掌控私商药材交易，而对于私商在产地购进药材，则是通过公私联购的形式，一方面促进药材采购，另一方面也掌控私商的采购活动。公私联购是在国家计划范围内，在国营经济直接领导下，国营公司与药材私商在一定时期内有计划地进行药材联购分销业务的组织形式。1954年12月，上海市土产公司与20余家药材批发商联合建立上海市药材公私联购处。[50]联购采取统一经营，分组采购，集中掌握，分别销售及盈亏自负的经营方针。私商投资参加公私联购组织后，不能再自营采购业务（包括向产地采购及本地收购等），提供给私商的是非此即彼的选择，其背后是政治力量对构建新的商业体制的加减法，即增加政府控制的商业力量,减少私人商业。对参与联购的私商亦有资格要求,私商需有一定的资金及职工和采购药材的能力,同时经营作风要老实。对于投资资金,私商除必要的销售流动资金外,其余流动资金必须全部投入联购组织。联购组织的主体是国营公司直接领导的上海市药材公私联购处,由公股派代表 2 人,私股通过协商方式推举代表 5 人组织管理委员会,公股代表分别担任主任委员及主任秘书,设副主任委员 1 人,由私股代表协商推选产生,有关价格等重大事项事前均需经代表公股的主任委员同意后始可进行。对于采购来的药材,也由国营公司统一安排处理。如国营公司需要,由国营公司收购部分或全部;如国营公司不需要,可按协议比例分配给参加联购的各户。购入药材的销售价格也由国营公司统一规定,以贯彻降低药价及维持私商合理利润为目的制定价格。[51]

公私联购处带有"公家"色彩,采购前沟通联络,可为药材采购提供便利。参加公私联购的药材商一般采购比重较大,由于药材品种较多,私商单独采购阻力大,故而对国营领导下组织公私联购也有客观需求。[52]公私联购过程,私商也发挥自身优势,向"公家"介绍产区药材情况,便利药材采购。[53]双方各有所需,有一定的合作基础。公私联购也取得了一定成绩,如 1955 年 1 月,上海药材公私联购处先后派往产区采办人员共计 26 人,[54]采办人员到产区后,得到部分地区国营照顾及上海市药材公司驻产地人员协助,到 1 月 31 日,到货价值 1.61 亿元。[55]开展采购工作初期,采购面并不广,主要在比较大的集散地区采购,为拓展货源,后由省市集散地逐步转入小县小镇,由开始停留在昆明、郑州、重庆、成都、甘肃等地区,至 6 月份止,采购地区已遍及 18 省、1 市及 153 县。[56]

但是公私联购同样遭遇诸多阻碍,限制了采购的开展。上海公私联购处到各地区采购,采办人员反映产区情况复杂,得到当地国营公司许可的采购工作进行比较顺利,[57]但是有些地区,如郑州、陕西、甘肃、南宁、广州等地则有阻碍。[58]两广、海南岛等地则不准上海公私联购处深入乡镇采购,并称所有药材不准上调,不供应省外。甘肃、四川等地亦有类似情况。重庆、成都、宝鸡等地货源都为当地交易所掌握,实行组织分配,先满足出口,然后按不同比重依次分配给当地国营、合作社、外地国营、公私联购单位、当地私商、外埠私商,因此公私联购能够分配到的药材数量也极少。[59]由于很多产区不能直接下乡采办,导致很多小额药材不容易发掘,影响供应。[60]如上海公私联购处到某县采购花粉、紫苑,因无货供应,拟深入产区收购,但是当地国营药材部门不同意。[61]公私联购在购得药材之后,给私商分配药材时也存在一些问题。由于药材基本按照投资比例分配,有些私商原来从事采购,缺乏销售经验,因此有的药材分到后没有出路,导致"好销的也认为滞销,有的货还不到销令时期,也认为没有人要,当作滞销货"。分到药材后售不出,形成积压,更加剧资金周转压力。另外分货时,程序繁琐,包装亏份浪费大,如上海公私联购处1955年6月份分货约计50万斤,按照当时2%的损耗,约有1万斤药材被浪费。[62]药材公私联购的困境是当时整个公私联购在地方上遇阻、碰壁的缩影:"公私联购也搞了,但此路不通。……到处碰壁,华东财委也很支持。打了几个电报,各省委也都同意,但到了专署或县委则又不同意了。"[63]上海的公私联购受到地方间购销矛盾颇多羁绊。

公私联购之外,没有参与公私联购的私商有些组织了私私联购与下乡单干,这对于解决一些国营、合作社不收购的药材以及滞销药材的供销仍有作用。1955年1月,私私联购山浙采购组成立,参加联购的原有10户,后来行业部分改造,其中4户歇业,只剩6户,这些药商对山浙货采购有经验,熟悉产区情况,主要到浙江萧山、长兴、鄞县等地区下乡采购。当时国营、合作社因不知情,都不到长兴收购桔梗,山浙组由于熟悉情况,在长兴县采购桔梗取得当地工商科同意后,收购到桔梗18 000斤,缓解了市场需求。通过山浙组发现长兴有桔梗出产,后来国营合作社参加收购,并与山浙组协商收购比重,其中公收60%,私占40%。但是当时像山浙组这样的私私联购,参与者并不多。[64]下乡单独收购,仍是联购之外一些私商的选择。在国营、合作社没有能力完全掌握药材供应的情况下,药材私商对次要品种的采购和供应,发挥了不可或缺的作用。[65]纵观以上,私商在药材采购方面,仍能结合采购业务经验,发掘新产区、新产品,对弥补药材供应不足作用仍十分重要。

三、全面改造推行后药材购销能力的削弱

药材购销能力的削弱最直接的体现是药材购销的减少。私商购销困难的主要原因是中共商业政策的转向,而中共中央推行社会主义改造的意志深刻影响了当时的商业政策。陈云在1954年7月13日为中共中央起草的文件中指出:"一九五二年十一月,对于'三反'、'五反'以后市场交易暂时呆滞所造成的私商困难,中央曾采取调整商业的办法给予解决。中央《关于调整商业的指示》规定:放宽当时过紧的批零差价,减少公营商业的零售点和零售品种,使私营零售商能够维持营业;放宽地区差价,让出公营商业经营的某些商品品种,使私营批发商能够继续贩运。这些办法,在当时是必要的和正确的。"但是,到1954年,虽然市场上许多商品供不应求,但是社会主义改造的大幕已启,中共中央选择不再将已掌握的工业和农业产品的主要货源让给私营批发商;同时中共中央认为,此后一个长时期内,计划供应的商品种类还要增加,公营商业的零售点和零售品种亦无法减少。所以,1952年为调整商业

表1：药材业1954年各季度营业额、升降幅度与1953年同期比较增减比例表

组别	第一季度营业额	比1953年同季	第二季度营业额	比第一季度	比1953年同季	第三季度营业额	比第一季度	比1953年同季	第四季度营业额	比第一季度	比1953年同季	1954年各组全年营业额	比1953年全年
出口	1 469 643万	降35.99%	1 181 381万	降19.61%	降24.49%	2 366 784万	升62.09%	升28.26%	796 036万	降45.84%	降35.29%	5 813 844万	降16.11%
拆兑	2 306 155万	升9.31%	1 884 745万	降18.28%	降23.87%	1 396 411万	降39.45%	降58.84%	864 198万	降62.53%	降63.65%	6 451 509万	降37.70%
水客	1 295 867万	升4.65%	1 026 355万	降20.80%	降36.12%	861 830万	降33.49%	降60.05%	1 342 465万	升3.59%	升8.69%	4 526 517万	降27.43%
采办	1 810 027万	降0.79%	1 348 001万	降25.53%	降43.26%	1 102 755万	降39.08%	降65.10%	793 681万	降56.15%	降66.00%	5 054 464万	降47.84%
代理	1 444 116万	升20.62%	1 261 411万	降12.65%	降19.39%	1 042 224万	降27.83%	降59.14%				3 747 751万	降47.52%
合计	8 325 808万	升2.04%	6 701 893万	降19.51%	降30.10%	6 770 004万	降18.69%	降48.29%	3 796 380万	降54.41%	降57.77%	25 594 085万	降36.89%

说明：① 1954年12月份营业额按11月份七折估计额综合；
② 1954年11月份起业务组重新调整各组户数已有所变动；
③ 代理组会员1954年11月份起加入水客组，代理组10月份营业额转入水客组第四季度；
④ 磨粉、密腊二组自1954年11月份起由拆兑组转入水客组二组，10月营业额并入水客组第四季度。

所采取的让步政策已经不适应1954年的情况，不能再度采用，故而"目前正确的方针，必须是充分利用市场关系变化和改组的有利条件，对私营商业积极地、稳步地进行社会主义改造，采取一面前进、一面安排和前进一行、安排一行的办法，把现存的私营小批发商和私营零售商逐步改造成为各种形式的国家资本主义商业"。[66]鉴于全面改造推行后，改造私商的力度大为加强，公私联购、私私联购、单独采购效果也差强人意，私商药材营业的减少已是必然，这从1954年药材业各组别营业额的增减情况可以看出。

如表1所示，[67]药材各业组业务情况自1954年第二季度开始逐步下降。随着改造的深入，与前三季度相比，第四季度的下降尤为显著。[68]与1953年全年比较，全业营业额总下降比例为36.89%，其中采购组下降幅度尤大，为47.84%。[69]对于1954年各季度营业逐步下降的现象，《上海市药材商业同业公会1954年年度总结》认为，主要由于采购困难、货源缺乏所致。全业上半年营业比下半年大，是因为部分品种（如细货药材牛黄、犀角、冰片等）尚有一定存量，细货价值大，因此营业额较高，经过持续6个月的销售，所有主要热门货与1953年同期比较下降幅度很大。[70]因为采购困难，新货不易购得，故而主要药材的库存逐月下降，最后，已到几无存货可卖的地步。如药行久和永1953年存货茯苓100多担、党参10多箱（每箱200斤）、广玉金500斤、广木香2 000斤、当归5 000斤，但是到1954年底，上列存货中的玉金、木香、当归已全部售光，其他品种的存量也只及1953年的10%左右。又如慎茂昌药行1953年存有冰片、广木香、西牛黄、犀角，1954年底存量只及1953年的1%左右。

至1954年12月，上海私营药材业的业务情况已相当严重。[71]在货源稀少的情况下，整个行业的困难程度也日益加重。[72]在经营困难的商户中，情况严重者，例如普陀区锦昌药行，该药行经营本埠拆兑业务，资金薄弱，无职工，完全依靠向同业买进，转向市郊小型国药店兜售，从中赚取差价维持，每年账面虽有盈余，实际上却是亏损，靠拖欠同业货款苟延。在行业改造的大环境下，该号面临严重困难，无法再维持，1954年12月向政府申请歇业。一家八口（包括老母、妻及五个俱在幼年的子女）靠告贷典质、变卖木橱大衣等物维持生计，每天一饭两粥，勉强维持最低生活。药店主人田锦堂曾写信给上海市工商联要求给予工作机会或生活补助。再如经营本埠拆兑的德昌药行，情况也很困难，业务低落，无钱给职工发工资，断炊断薪，该行负责人说："目前处境已至上天无路、入地无门的地步，要求国营公司供应一些货源，以资暂时维持。"[73]

当市场上某个行业大部分商家已不再盈利，多数只能艰难维持，整个行业必然处于萎缩状态，而行业所担负的职能也必然大为削弱。1955年，药材业的改造逐步深入，私营批发商逐渐由国营代替，国营经济已逐步掌握了药材批发环节。对私营药材商而言，当时总的情况是困难面逐步扩大，维持面日益缩小。从1955年与1954年同期的营业额比较中可以发现，1955年药材私商的处境更为艰难。

由表2可知，[74]随着1955年社会主义改造的进一步深入，上海私营药材业的营业额普遍大幅下落，其中拆兑与采购受到的影响最大，考虑到这一下降的情况是在1954年已经减少的基础上发展的，可以料想1955年上海私营药材业面临的改造压力更是前所未有的。采购方面，国营领导下有组织的采购逐步代替了私商单干式的采购。为了继续经营，许多采购商要求加入联购组织。1955年，由采购转为推销的户数增多，而采购商只有减少并无增加。经过改造，1954年采购有104户，到1955年底只剩57户，这时市场上的采购力量也开始由国营主导，公私联购要在国营药材部门领导下才能进行。上海私营药商之间的私私联购只局限于采购山浙

表2：1955年一——三季度与1954年同期营业额比较（单位：元）

组别	第一季度 1954年	第一季度 1955年	第一季度 增减比例	第二季度 1954年	第二季度 1955年	第二季度 增减比例	第三季度 1954年	第三季度 1955年	第三季度 增减比例
拆兑	2 306 155	576 766	减72.8%	1 834 381	449 196	减76.2%	1 396 411	460 991	减67%
水客	1 295 867	1 035 753	减20%	1 026 355	1 001 673	减2.3%	861 830	1 005 827	增16.6%
采购	1 810 027	556 885	减69%	1 348 001	649 829	减51%	1 102 755	644 529	减42%
合计	5 412 049	2 169 504	减60%	4 258 757	2 100 698	减50%	3 360 996	2 111 347	减37.2%

货，品种不全；单干户活动时断时续，单办次要品，有亏本之虞，故而，1955年药材采购除公私联购和个别单干户仍继续进行外，大部分都已停滞。[75]

采购之外，推销业务也发生变化，私商销货对象逐步缩小，特别是本埠拆兑对国药业销货比重显著下降，向国药业销售的品种只是一部分国营不经营的草药，但草药在整个营业中所占比重极小。原来城乡拆兑推销的主要对象是本、外埠国药店，1955年国营进一步加强计划供应后，国药店面向私商的进货逐步减少。原先水客的外埠对象是私营批发商，而到了1955年，很多外埠客户已被改造，有些被改组为公私合营或合作商店，有些已经转业，旧的商业关系切断，如郑州18户只剩1家；西安60户已逐渐淘汰转为营业，所存4户暂代国营代购；兰州药材商亦已改造，部分地区大户已改造或转业。原来的大户多是上海药材商人业务上经常往来的客户，双方交易十分看重信用，但是这些大户被改造后，上海私商只能与一些小户打交道，由于之前没有往来，小户商业信用上难免存在问题，如上海私商在成都就吃小户倒账1亿多元。[76]因为药材牌价相对固定，这时私商对季节性供应的药材都不愿储藏，因为储藏几个月，既无差价又要耗份和支出储藏费用，不如货到就卖，单独卖不出则作为滞销品带出去，如此一到药材需求旺季，容易造成供应失常。例如柿饼本来应该进行冷藏或以石灰坑藏，但是部分私商将柿霜饼作滞销品卖出，本来畅销的品种变滞销。[77]经营心态方面，少数规模大的私商有的准备转业，有的认为不久就要改造，等待观望，怕进货，恐怕将来企业改造后存货推销困难，[78]经营信心大失。

总之，对药材私商来讲，局面越来越难以维持，1955年药材业全业开支平均每月15万元左右，但是二季度业务减少，开支照旧，形成亏损，平均月亏损5万元。例如义隆药行1954年营业额平均每月9万元,1955年只有15 000元,每月开支达6 000元却无法紧缩。其次如合利元、祥泰、永泰福、嘉广生等亦存在超支与人事过剩的情况。[79]

如此这般,大大减少了推进公私合营的阻力。1956年1月8日,北京市国药业实行全行业公私合营。1月18日,天津市中药业正式实行全行业公私合营。尽早实现公私合营已经成为后来者紧迫的政治任务,在大合营氛围的催动下,1月20日上海药材业146家药材行、1 020名从业人员一夜之间完成了行业公私合营。[80]

公私合营后,一些专营药材内销的批发商1956年3月以后每月营业额只有四五十万元。他们的销售地区已主要局限在上海附近的江、浙、闽、鲁等省中、小城市乡镇,虽然销售可以远至内蒙、东北以及陕西等地,但随着各地改造的开展,销售的对象已经变为国药店的合营商、合作社与国营药材公司等带有国营色彩的机构。[81]私商的进货对象也有显著变化,大部分也已转向国营、合作社批购,或参加产区公私分配,而向产地座商、代理商进货的比重则减少。与此同时,国药业75%的货源也由国营药材公司按照计划供应,只有25%的药材向私商购进。[82]国营之所以占据如此大的比例,从行业控制角度来看,正是由于前述药材业批发环节已由国营逐步替代,外埠大、中城市的批发对象也已就地改造。批发商货源由国营掌握,[83]于是药材私商货源日益不足,主要热门药材存底告罄,来源不继。

从行业改造的历史看,药材业大致经历了"利用、限制、改造"的政策过程。在这个过程中,上海药材私商受到的限制越来越多,从营业数额的大幅下降不难看出,私营药材业的药材购销能力已被大大削弱,而这无疑推助了市面上的药材短缺。

私商萎缩的同时,国营与合作社药材购销力量在不断增强,其药材购销有着得天独厚的优势。如国营系统内部可以交流药材，这个系统对私商是封闭的。1954年，国营与合作社对私商政策已经形成排挤之势，形式之一是在货源的掌控上，国营系统对掌握的药材品种进行内部交流，私商没有机会参与。例如，1954年11月6—13日，四川省贸易公司和省供销合作社联合举行内部药材交流会议，会议上成交各种药材329种，购销总值达116亿6000多万元。至1954年，四川省国营贸易部门和合作社系统经营的药材品种有380多种，凭借国营系统掌握的药材品种，西南区贸易公司营业部解决了17种药材品种的货源问题。[83]1955年4月26日—5月23日，商业部和中华全国供销合作总社联合举行了全国第一次药材专业会议，会议根据各地中药供、产、销情况，组织了商品流转，对白术、黄连、甘草、川芎、生地、大黄等100多种主要中药进行了产销平衡，对一般性中药进行了内部交流。会议期间共成交药材63万7000多担，500多个品种，总价值6310万元。[85]这种闭门会议是国营贸易部门交流药材的重要方式，对私商是封闭的。国营系统对私商采取封闭措施，但是私商的采购却要对国营开放，由此形成了一种不对等的市场关系。

凭借购销上的优势，各地药材公司与合作社已逐渐从主要城市扩大到一般次要城镇，苏、浙、皖地区国营与合作社发展快，华北、西南以及沿海各地区国营力量也加强计划供应，私营批发商在商品流转过程中所起的作用已大为削弱。从大的外部环境来看，经过有计划地安排和改造私营批发商，到1955年下半年，私营批发商已基本上被改造完毕。国营和供销合作社在全国纯商业机构的批发总额中所占的比重，已从1952年的69.2%上升到1955年的94.8%，国家资本主义及合作化商业占0.8%，留下来的私营批发商都是一些小户，只占4.4%。[86]这种情况下，国营药材公司已取代私营批发商，成为供应外埠药材的主体，当时上海国营药材公司销往外地的药材占其总流转额的三分之一强。但是，上海药材市场历来一个非常重要的特点是，外埠推销占整个销售的比重大，本埠比重小，而上海国营药材公司销往外地的药材却只占三分之一强，大部分药材主要供应上海市场需要，并且还不能完全满足。在其他城市批发商有的已被改造的情况下，外埠对上海的需求更加集中。仅凭国营药材公司三分之一强的外销能力，显然不能满足外埠需求，导致外埠国营药材公司向上海采购时，上海市药材公司只能供应一部分，其余的需要通过上海市公司核价后向私商配购。例如1955年安徽青阳国营药材机构到上海配货，品种有120多个，除主要药材向上海市药材公司配购外，其余60%左右的药材还要向私商采购。⑰可见国营药材公司的购销能力有限，同时药材私商营业萎缩，购销能力逐步被削弱。由此亦可见，上海药材短缺的影响并不限于上海，而是跨地区甚至是全国性的。如此一来，上海药材短缺便只是全国药材短缺的一个缩影，同时又对全国的药材短缺产生了重要影响。

  私商被限制、改造，药材购销的很大一部分改由国营承担，但是实际上国营主导药材供应也面临着实实在在的困难与挑战，致使药材供应效率不高，更加剧了药材的短缺状况。首先，当时全国性药材业务机构还难以适应药材供应需求。1949年后，药材经营归口单位开始是土产公司，同时供销合作社、各地贸易公司参与经营，再加上出口部门管理药材出口，形成多头掌握、领导不一、货源难以控制的局面。1955年3月，中国土产公司及中国医药公司经营的生药、汤剂、饮片业务，全部划归筹备中的中国药材公司统一经营。4月，国务院又将中药材经营划归供销合作社，自当年7月1日起，中药材经营业务由供销合作社系统经营。但是到1956年1月21日，中共中央发文批示商业部、卫生部及中华全国供销合作社，中药的收购、销售、加工由商业部成立的中药公司统一领导。[88]

　　由于领导机构一再变更，以致全国性产销环节不能统一和健全，对布置生产和收购、掌握货源、地区调节，以及督促各产区履行合同、事先督促、中途检查等等工作，都难以有效落实，导致药材供应不能满足需要，或调拨不恰当，造成"甲地积压，乙地脱销"等现象频繁出现。[89]在条条块块的分割之下，各地业务部门存在严重的地区观念，常常强调本区需要，各自打算，很难相互交流，从而人为地制造了药材供应的紧张局面。

　　其次是各产区收购部门上下不通气，影响货源流通。公私合营企业采购人员到各地区采购药材时往往遭到当地拒绝，但是当地常常并未布置药材收购，当地合作社对农民家中药材储藏也不知情，由此造成货弃于地或货不流通。[90]一方面不允许公私合营企业下产区采购，另一方面产区相关部门对情况又不了解，药材当然收不上来，销不下去。同时，由于上海药材公司通过内部调拨到的品种并不完全适合上海销售，还要利用私商的经验销售积压药材，协助推销到各地。[91]

　　再者，药材收购价不是根据供求关系调整，而是根据国营规定的牌价，由此导致收购过程中官方定价往往低于市场价格。国营或合作社执行官方定价，因为收购价低，严重影响了农民种植药材的积极性。如前所述，生地是当时供应紧张的药材，据从产地回来的药商反映，因收购价过低，农民不愿出售。[92]这些人为因素均导致或加剧药材的货源紧张状况。[93]

四、药材短缺的影响

　　药材短缺并不是社会主义改造完成后才出现的现象，只是改造后变得尤为突出而已。如前文所述，上海药材私商曾被政府动员广泛参加物资交流会或药材专业交流会，但是当时上海市面上的主要药材有很多断档缺货，这一现象从私商到各地购进药材的情况可以得到验证。私商参与地方交流，经常担心无货供应，买不到药材，甚至经常出现合同签订后不履行的现象。[94]由于不履行合同，药材销售自然受到影响。1953年过渡时期总路线公布后，国营与供销合作社对药材货源掌握加强，私商不能自由收购主要药材，当时统计药材缺货有130种之多。[95]由于中药配方的特点，一种主要药材往往出现在诸多中药处方之中，因此主要药材的缺乏，会影响很多药方的配制，如据上海的统计，每100张中医处方中有30张药方用到浙贝母。根据这个比例，以当时上海每天6万人吃中药计算，因为浙贝母短缺，上海每天要有1.8万人配不成方。[96]再如，1953年全国各地召开中医代表会议，上海中医代表就曾反映药材供应不足导致许多药方配不齐，代表们纷纷要求增加药材货源供应。但是药材短缺的问题一直没有得到好的解决。[97]在国营与供销社药材购销大为扩张的1954年，该年7月上海缺货药材60种，而后逐步扩大，8月为80种，9月为100种，10月为122种。[98]

由于药材短缺，药材价格一直不稳定，整体市场价格不降反升，影响了民众的药材消费。如1953年底，东北地区白芍、川芎、川贝、白术、砂仁、黄连、红参、牛黄、当归、犀角、寸冬11种常用中药品种，比1952年和1953年春价格平均提高了157.5%，一般药材也多数提高，很少降低。[99]根据《人民日报》报道，以重庆、上海、广州等地11种主要药材的不完全统计，若1950年平均价格为100，1952年上涨到143，1954年上涨到356。根据天津中药市场的调查，从1950年6月到1953年2月，20多种主要药材中，药价上涨一倍至六倍的有15种，上涨七倍的有4种，上涨9倍、12倍、18倍的各一种。[100]药材价格的上涨必然影响民众对中药的消费能力，导致越来越多的民众无力负担，即便有药有些病家也吃不起。

全业公私合营后，私营药材业基本消失，同时上海药材市场出现了新情况，中医医疗部门迅速扩张，中药消费量也大幅上升。[100]例如上海杨树浦区天生堂药铺，药帖从4月份的6 000帖增至6月份的9 500帖，苏存德堂每天的煎药从100帖增加至500多帖，上海郊区国药店业务一般也都上升了50％。[102]随着业务上升，药材需要量大大增加。药材货源愈显缺乏。1956年，市场上脱销与供应紧张的药材一度达到90余种。药材公司曾组织货源，解决了部分中、小品种的问题，将有问题的品种缩小到73种，但是主要品种特别是属中央或省级统一掌握的品种，问题仍无法解决，[103]因为这些品种需要通过药材总公司统一分配。

如前所述，药材短缺最直接的影响是医生无药可用，病家无药可吃。很多药材供应断档与缺乏，严重影响到了中医配方，单方药回头现象普遍，民众意见很大，称药材公司为"无药公司"，本文开头即提到作家唐弢反映药材短缺。其实，因为药材普遍短缺，著名中医如程门雪、姜春华、黄羡明、庞泮池等人，[104]也曾经联合发言，反映问题。

本市中药的货源完全要依靠内地支援，目前存在的问题是，中药品种花色不全，供应脱节，严重影响了治疗工作的开展，因此解决中药货源是当前不能忽视的一个问题。

谈到部分中药供应脱节的原因，必然接触到货源问题，我们知道中药货源紧张情况，并不从今天开始，追究原因，除了人民物质文化生活日益改善，中医中药在群众中的威信不断提高以外，主要由于药材公司在经营管理供应调节等方面没有很好掌握。以本市供应情况来说，药材公司虽然也在货源问题上积极疏通，但并没有收到理想的效果，相反，却有越疏越紧的趋势，为中医临床研究工作增加了不少困难。目前中医师处方大有"巧妇难为无米之炊"的苦闷，有些医院为了使医生注意缺货情况，台上放了缺货牌，要医生看牌开方，否则就会发生有方无药，经常有病员为了处方中缺了的一二样主要药四处奔走，某些药的供应，今天有明天没有，上午有下午没有，东家有西家没有，弄得医生晕头晕脑，使病家变成过去的药店跑街，蒙受精神上、时间上、经济上的损失。这种供应上的冷热失调现象，我们认为与药材调节失当是分不开的，我们经常听到病员叽里咕噜说："生毛病吃药，也只能'有啥吃啥'。"这些情况可能在座的代表们一定也有所闻或亲身体会到，今后希望药材公司在货源问题上积极地想办法克服目前中药供应问题上所存在的不良现象，同时也要求交通运输等各方面对药材公司工作给予大力支持，这是十分必要的。[105]

相对于个体的病患，从医生的角度看中药材的短缺，他们对药材短缺的宏观情况更加了解。从这些名中医反映的情况来看，上海药材短缺的情况十分严重，因为缺少药材，不仅许多药方配不成，甚至造成医生只能看牌配药，患者只能"有啥吃啥"，严重影响了患者的治疗。即便不是有啥吃啥，中医师也只能使用其他药材代替缺少的药材，如佛手片缺货，一般中医师处方均用广皮来代替。但是这导致广皮销量大增，货源紧张，估计当时上海3个月广皮脱节，供应不上。[106]对于导致药材短缺的原因，这些名中医认为，主要是药材公司供应调节工作没有做好，像作家唐弢一样，把矛头指向了药材公司，认为他们应该"在货源问题上积极地想办法克服目前中药供应问题上所存在的不良现象"。[107]鉴于当时主要药材供应工作已由药材公司负责，作家唐弢和几位中医向药材公司"兴师问罪"，似乎也理所当然。

此外，当时一些声称能治疗血吸虫、乙型脑炎、流行性感冒等病症以及避孕的单方、验方所需部分药材也出现了短缺,影响了许多患者的治疗。比如当时因为避孕药方里要用到的药材生地出现短缺,[108]上海市药材公司每天收到至少两三封民众来信,其中国棉六厂283位女工曾联名去信,声称"今后养出孩子要送到药材公司负责抚养"。[109]

当时的上海,不仅是全国最大的药材集散地,同时也是最大的制药城市。药材短缺不仅意味着配方不齐,还直接影响了上海的成药生产,从而造成另一种无药可用。根据档案记载,因没有生地,当时上海55种成药先后停产,如中医处方普遍使用的六味地黄丸,年需求量5万斤以上,而1956年只供应了3 800斤。又如冬令十全大补膏,上海年需量10万斤左右,却因生地短缺,严重影响生产。其他如天王补心丹、杞菊地黄丸等也都因生产跟不上,出现脱销。所以,事实可能并不如唐弢说的那样,很多药材烂在仓库里,经过处理后制造成药。实际可能是,因生地短缺同时又要完成成药生产任务,迫不得已对药材进行处理后再作原料。[110]

麝香也脱销,库存当时已告罄,因为供应不上,影响到六神丸、人参再造丸、行军散等51种成药停产,造成六神丸经常断档,姜衍泽的膏药不易购买。外埠到上海要货更是困难。当时因乙型脑炎流行,泰州每天有百名儿童丧生,泰州药材公司曾要求上海支持安宫牛黄丸等必需药品。上海国药店一些著名的冬令补品如人参再造丸、大补膏,其他原料都已备齐,僵虫、全虫等稀少货源也设法解决,但是因为麝香、生地两味药材的缺乏,导致无法安排生产。[111]

再者如浙贝母,该药能止咳化痰,为中医配方常用药,同时也是制药厂止咳剂的主要原料,而止咳药在冬末春初市场需求量特别大。[112]以浙贝为原料的成药如咳嗽糖浆、信宁咳、苏菲咳等14种,仅以信谊、中英、科发等五家制药厂出产的止咳药计算,全年产量

4 708万瓶,浙贝母短缺严重影响这些药厂的止咳药生产。[113]而贝母一旦脱销,待到产新,市场空缺将达半年之久,这可能也意味着制药厂要停产半年。

另一味常用药材甘草,是"百搭"药材,有清凉解毒功效。除国药店配方需要以外,甘草是制造人丹等药品的主要原料,当时上海全年需要甘草约200万斤,其中制药厂用量占一半以上,但当时甘草库存只能维持1个多月。需要甘草作为原料的上海药厂有12家,产品15种,其中特别如中华制药厂全年生产"龙虎牌人丹"16 700万包,济众药厂生产"大圣丹"9 000万包,永星药厂生产"一片丹"1 440万包,都需要用到甘草。而人丹、大圣丹、一片丹,都是家庭常备药品,行销全国各地,尤其是西北地区少数民族更视人丹为珍贵药品,不论患何病,先要吃人丹,需求十分旺盛。上述三家药厂共有662名工人,甘草供应不上,这些工人几乎全部要停工。[114]因甘草属于药材总公司掌握的品种,各地不能自由采购,上海只能望梅止渴。

黄连主消炎解毒,是儿科、眼科、外科不可缺少的要药,上海人有初生婴孩要吃"黄连"清凉解毒的习俗。但是,因为黄连货源缺乏,国药门店零售一律停顿,上海人已很难买到黄连。黄连还是配制28种成药不可缺少的原料,特别是能治疗痢疾的"香连丸"和主治脑痛的"左金丸"等,是中医师处方必用药,仅这两种成药,年需黄连量就有7 000斤,而1956年上海实际只供应了黄连1 800斤,引起中医师、病家抱怨不断。黄连也属于药材总公司掌握的品种,1956年药材总公司分配上海100担,但上海只调到32担,只能供应20多天。[115]

上述生地、浙贝母、甘草、黄连均是中医常用药材,在中药材流通领域属于占比较高的大路货,只有麝香属于产量稀少的细货。社会主义改造后,这些主要药材已为国营药材公司或合作社购销,这不仅意味着私商不能插手，而且还要按照这类药材的运销要求，根据国营流通程序进行交易，一般由当地国营药材公司组织收购，然后经过多层转运，交付省级药材公司，再由药材总公司负责调拨分配到全国各地。对于这类药材，像上海这种药材集散城市赴产地直接收购阻力重重，采购能力大大受限。私商由于经营受限，已很难染指这类药材。

实际上，国家对主要药材的掌握，是随着改造的展开逐步加强的。1953年，在统一计划下，根据经销渠道的不同，国家对商品实行了分级管理，把农副产品分为三类，即国家统购的一类物资、由国家委托国营商业和供销合作收购的二类物资和其他三类土特产品。根据以上规定，按照"统一计划，分级管理"的办法，属于农副产品的中药材被列为二类和三类物资。列为二类物资的药材由国家主管部门管理，列为三类的由地方管理。其中，对于二类计划药材，由国家统一分配，实行"差额调拨"的办法管理。被列为二类物资的药材，不同时期管理数目也不同。1955—1984年，中国政府曾对计划管理的中药材品种作过8次增减调整，最少是1959年管理的17种，最多是1977—1980年管理的70种。"历次计划品种的增减，都是根据国家政策和产销变化情况来确定的。但是，在客观上存在着管紧不管松和忽视价值规律调节作用的问题，往往把增加管理品种作为解决供应紧缺的措施。除国家计划管理的品种外，各省、自治区也增加了自己管理的品种，存在管理品种越多越好的偏向"。计划品种的药材收购金额占中药材收购总额的比重，最少为30%左右，最多为60%以上，一般为40%。[116] 计划品种占药材总额的比重大，同时又是中医施治所用的主要药材，因此国营药材公司的供应十分重要。1956年上海短缺的生地、浙贝母、甘草、黄连等药材，基本都属于中国药材公司负责调节供应的品种，而事实如上所述，国营药材公司并没有很好地完成这些药材的供应工作。

结　语

　　在唐弢发表《另一种"有啥吃啥"》后,作为回应,上海药材公司的"胡祝"也发表文章《这能说是"另一种有啥吃啥"吗?》,表示不认同唐弢所说的药材公司应为药材短缺负责的说法。他同时为药材公司的同事鸣不平,说中药采购员冒暑跋涉,深入荒山,其他工作人员漏夜装运,通宵配煎;有的采购员终年离开父母妻女,只身奔走荒山僻野,在道旁露宿,以野菜瓜果充饥;有的采购员到新疆吐鲁番的"火焰山",为了采购药材,在那里中暑昏厥。总之,药材公司采购药材不是没吃苦,不是不努力。[⑪]

　　药材短缺是由于"人民生活的日益改善,过去没钱治病的,现在都有力量吃药;由于中医在党的领导下获得群众更大的信任,中药的需要也突然激增;由于产地重视粮棉作物,相对地忽视和缩减了药材的生产;由于封山育林,开垦荒原,野生的草药逐渐减少;由于展开清洁卫生运动,使药用的害虫、毒虫连带的被扑灭",唐弢认为以上所说都是事实,而且是造成"中药恐慌"的主要原因。但是在胡祝发表文章后,他认为问题不仅是上述原因造成的,所以再次发表文章《再谈中药供应》,并援引1956年10月27日《人民日报》社论,指出药材公司收购价格过低,导致农民缺乏种植药材的积极性。同时他仍坚持认为,是药材公司干部的官僚主义作风,不了解药材供销的实际而主观主义上乱作为,官僚主义是"可以改变、能够改变、必须改变的现象"。因此,在他看来,采购员的辛苦努力并不是解决药材短缺问题的焦点。[⑱]

　　对于这场争论,有中药店店员认为,"我们一方面应该看到造成中药脱销的客观原因","但另一方面,对于自己的缺点,也是应该看到,并立即加以改进的"。按照传统的药店规矩,药店营业员的职业道德不允许店员轻易回绝顾客的要求,这是老一辈的"药店倌"不成文的、世代相承的"惯例"。但是产生普遍回绝顾客现象的原因,似乎离不开药材公司的"乱"作为:

> 大补膏之所以"没有",当然是熟地缺货,煎不出来,然而,几个月前,就还有不少人为大补膏卖不出去而担心。当时,药店向药材公司批货必须搭配一批大补膏,从来不卖大补膏的参店,橱窗里也摆上大补膏。职工间掀起了轰轰烈烈的业务竞赛,中心内容就是推销大补膏,下厂的下厂,下乡的下乡,大力宣传"功效显著"。倘有人"手头不便",还可"先吃后会钞"。[119]

因此,这位店员认为,这是组织上、领导上制定的不合理的推销计划导致的药物短缺,应该改进。当然,唐弢、中药店员、药材公司的诘问、回应、批评和再批评,展示了药材短缺问题的复杂面向。这一往复的价值在于揭示药材短缺原因并不单单由于需求的激增以及生产的减少所致,同时流通环节也存在着问题。

本文即是立足于此,探讨流通环节的私营药材业改造对于药材供应的影响。通过上文的探究,我们大致可以认为,药材业的改造,不是简单的行业改造,它与中药材供应情况密切相关。对于中医药来说,原来的药材私商被"利用、限制、改造",逐步退居药材供应舞台的边缘,国营与合作社力量成为经营药材的主力军,此事对中医药行业来讲是一场千年巨变。药材商业的社会主义改造,不单单是所有制的变革,同时也是整个药材行业体系的重组,旧的商业体系不断被削弱、替代,新的商业体系壮大发展,新旧力量的更替直接影响了中药材的供应。由此,我们可以发现中医药在这场剧变中,在获得政治扶植的同时,也面临着实实在在的困扰,正如时人所说：

> 在巨大的社会变革中，有的药商转了业，有的药行关了门，亦有的药店在没有统一管理的情况下，抬高药价，谋取暴利，以假药当真药，以劣货充好货。有的中药供不应求，有的中药积压很多，形成了市场的混乱现象，招致到群众的不满。既不能供应中医的使用，又不免危害人民的健康，这是我们在经济战线上的一个弱点，卫生工作上的一个缺憾，大大地削弱了中医的治疗力量。[120]

本文主要探讨药材短缺与药材业社会主义改造之间的关系，即是上文所述"有的中药供不应求"所言说的对象，这已被时人称之为"经济战线上的一个弱点，卫生工作上的一个缺憾"。我们之所以关注这一问题，正是因为药材短缺必然"大大地削弱了中医的治疗力量"。对私营商业进行社会主义改造"必然会引起城乡、地区之间的物资交流方面的变化"。保持商品流转的畅通和市场的活跃是改造工作中必须时刻注意的问题。在这方面，尽管工商行政管理部门会同国营商业部门采取了各种措施，试图填补私商原来的购销力量，避免出现脱节现象，[121]但是其效果并不如人意。

通过上文的探讨我们可以发现，上海药材私商在社会主义改造的变革压力下，药材购销能力受到诸多限制，行业逐步萎缩。中共对药材行商改造的基本逻辑是清晰的，即逐步利用、限制、排挤私营药材商，同时增强国营与合作社的药材购销力量。在新旧力量的交替过程中，主要药材经营逐渐被国营与合作社力量接管。随着工商业社会主义改造的进行及其深入，市场主体不是在增多而是在不断减少，市场也随着市场主体的减少而呈现收敛的特征。[122]具体到药材业，我们可以说药材私商逐渐被改造，药材市场主体减少，让药材市场呈现出了市场收敛的特征，这加剧了药材的短缺状况。因此，在新旧体系的转换过程中，药材购销能力的削弱是这一时期药材短缺的重要原因。

通过上文的探讨，我们也看到，为了缓和药材供应的紧张局面，政府曾多次鼓励私商参与物资交流大会，动员私商公私联购，政策时松时紧，但总方向和总目标却是完成私营商业的社会主义改造。为了完成改造，限制私营工商业被认为是必要的，对此，陈云在《全国私营工商业改造汇报会议的总结》中即提出："如果没有这一套办法去限制资本主义工商业的不利于人民的方面，那末，今年年初资本主义工商业敲锣打鼓、要求合营就不会来的。"[123]从上海的实例可见，对药材业的社会主义改造削弱了药材的供应能力，药材供应与药材业社会主义改造之间存在着客观的张力与冲突。而当改造本身就是目标，药材短缺的现实只能让位于社会主义改造的变革追求，即陈云所言"资本主义工商业敲锣打鼓、要求合营"，这是大政方针，是政策所系。对于社会巨变与民众生活实际之间的冲突与张力，有研究指出，究其原因，根本就在于："从私有产权制度向公有产权制度的变迁其需求本身是非经济性的，因为意识形态与政治方面的考虑（如扩大国家控制经济资源的能力、塑造一个理想中的政治——社会结构等）才是促成这一制度变迁的主要动力。"[124]这一判断也深深地契合1957年陈云对药材经营体制变革的回忆：

> 一九五三年我们大力发展社会主义商业，割断了资本主义商业和农民的联系。我们控制着地区差价，地区之间私商不能贩运，当时中药材收购和供应发生了困难。但是，我们不能为了让药材商下乡，而放宽对其他资本主义成分的限制。因此，我们只好成立中药材公司来经营和管理。可是几年来，

我们管得较多较死,上下左右都管,私商、农民不能活动了。[125]

"不能为了让药材商下乡,而放宽对其他资本主义成分的限制",显然是社会变革优先于药材供应实际的生动表达。为了应对药材供应的紧张局面,执政者选择成立中药材公司,加强经营和管理,表达的态度是明确的:不向资本主义商业让步。然而,加强国营经营管理的同时,却"管得较多较死",药材短缺现象仍然存在。

---

① 唐弢:《另一种"有啥吃啥"》,罗竹风主编:《中国新文学大系》(1949—1976)第11集,上海文艺出版社1997年版,第65—66页。

② 同上。

③ 病家无药可吃的情况,下文将有所展开。

④ 关于中共中医政策的研究,参看刘慧娟《中共的中医政策在新中国的贯彻——以北京市为例》,《北京党史》2007年第1期,第19—23页;宫正:《新中国中医方针政策的历史考察》,中共中央党校博士学位论文,2011年;Kim Taylor: *Chinese Medicine in Early Communist China, 1945－1963: A Medicine of Revolution*. Psychology Press, 2005。直接论述中共与药材业的著作十分鲜见。曹春婷的《1930—1940年代上海药材业及其群体研究》(上海师范大学硕士学位论文,2011年)是笔者所见为数不多的论述1949年前上海药材业的研究论文之一,但是因关注角度不同,该文基本不涉及中共与药材业的问题。此外,对中日间药材贸易上海药材商作用的研究,参看翁其银《上海中药材东洋庄研究》,上海社会科学院出版社2001年版。另外,需要说明的是,本文所指药材,主要是指中药材,尤其是植物药材,而不包括西药以及中药成药。

⑤ 中医药是中国文化的典型代表,在革命史叙事中,中共在革命战争年代,即颇倚重中医药的医疗力量。参见宫正《建国前中国共产党对中医政策的探索与意义》,《佳木斯教育学院学报》2012年第8期,第382—383页。本文并不打算挑战既有的中共支持中医药发展的叙事,而只是希望说明,在中

共支持中医药发展的过程中面临的困境与矛盾。

⑥《中国药材公司上海市公司关于1957年上海主要中药材货源供应情况的报告》，上海档案馆藏，档案号：B123-3-987-158。

⑦ 既有研究即便触及药材流通问题，但对药材短缺与社会主义改造之间的因果关系，也多所不表。参见《当代中国》丛书编辑部编《当代中国的医药事业》，中国社会科学出版社1988年版；魏际刚：《中国医药体制改革与发展》，商务印书馆2009年版。

⑧ 正如一位药材行业多年从业者所说："除了个别鲜货药材因特殊关系偶有脱节外，对国药店配方需要，能保持正常供应，从未发现有脱销情况。不仅是在本市而且在全国范围内对调剂各地货源供应，通过上海集散也解决了很多供求问题。"参见《上海市药材商业同业公会历年工作总结》，上海档案馆藏，档案号：S280-4-2，第75页。

⑨ 关于上海药材私商在上海药材市场的形成与繁荣中的重要作用，参见曹春婷《1930—1940年代上海药材业及其群体研究》。

⑩ 1950年2月6日，开始筹组上海市药材业商业同业公会；同年12月，在会员单位实行统一发票。1951年1月，制订了业务公约，要求同业遵守政府政策，改善经营，合理售价，不设假账，如期纳税等。1951年4月9日，召开成立大会，会员代表369人，列席代表230人。参见《上海医药志》编纂委员会编《上海医药志》，上海社会科学院出版社1997年版，第648页。实际上当时如上海药材商业同业公会这类同业公会组织已被重组，纳入政府控制。共产党政权下的同业公会，不再具有独立性，实际上是国家在行业中的代言人。此处可参看王笛《同业公会的改造与国家的行业控制：以1950—1953年成都市茶社业同业公会的重组为例》，华东师范大学中国当代史研究中心编：《中国当代史研究》（三），九州出版社2011年版，第46—71页。

⑪ 上海社会科学院《上海经济》编辑部编：《上海经济（1949—1982）》，上海社会科学院出版社1984年版，第652页。

⑫ 296户的职能组别具体分布为出口组19户、水客组95户、拆兑组60户、川汉组21户、洋广组20户、洋怀组22户、山浙组50户、闽汕组9户。参见《上海药材商业历史沿革》，上海档案馆藏，档案号：S280-3-1，第10—

11页。

⑬ 药材主要来自西北区的陕西、甘肃,西南区的贵州、四川,中南区的海南岛、广东、广西、湖北,华东区的安徽、浙江、江苏、山东等地,其中尤其以华东区的浙江、江苏两省联系最为紧密,上海从这两地进货的地市都在20个以上。推销最远地区:东北至齐齐哈尔、佳木斯、克山,西北至乌鲁木齐,南至广西桂林,东至沿海各城市乡镇,以及嵊泗列岛一带,西南至昆明,北至张家口,通过这些推销地区进而辐射中国更远的边疆。参见《上海药材商业历史沿革》,第12—13页。

⑭ 关于建国初期物资交流困难的原因,参见许庆贺《我国国民经济恢复时期的物资交流大会》,《黑龙江史志》2009年第19期,第122—125页。战争与药业发展之间的关系,仍有探究的必要,某种程度上战争刺激了药业的发展,如曹春婷在《1930—1940年代上海药材业及其群体研究》一文中即提到,上海药材业在抗战期间反而出现了增长与繁荣的局面。

⑮《当代中国的工商行政管理》编辑委员会编:《当代中国的工商行政管理》,当代中国出版社、香港祖国出版社2009年版,第37页。

⑯ 陈云:《市场情况与公私关系》,中共中央文献研究室编:《建国以来重要文献选编》第3册,中央文献出版社2011年版,第181—194页。

⑰ 这里所谈的交通不只是港口、道路等基础设施,当然还包括邮政、电信等商业信息的往来。

⑱ 如在东北,当地有名的土产山货药材,向国内外推销的绝大部分,之前都经营口港输出。但由于战争阻遏,营口与上海、香港等地缺乏联系,东北药材商对外部行情及需要情况不了解,未敢组织大量出口。营口市政府工商局为推动东北土产药材输出,于1949年8月8日召开山货药材商座谈会,鼓励药材商贩药材出口。在政府组织下,药商临时组织了东北山货药材营口推销处,由药材商分别给上海各地去信,询问行情,联络船只。经过此番努力,效果显著,据统计,从1949年7月8日—8月22日,营口输出药材共415 546斤。此外,推销处在8月末向上海等地推销,并接洽外地药商关系,又输出药材20万斤。由此亦可见,上海对于各地消化滞销药材之重要。参见《营口市府鼓励私商大量输出东北药材,一月半出口达四十余万斤》,《人民日报》

1949年9月3日第4版。

⑲ 需要说明的是，当时的"滞销"并不是药材产量上的增长所导致的生产过剩，而多是因流通渠道不畅所导致的局部过剩。其实质是药材在产地积压，但是销地无货，因此形成一面积压一面缺货的状况。

⑳《当代中国的医药事业·中药编》编写组：《中国中药大事记（1949—1983）》，1984年，第31页。

㉑《中共中央转发中南财委关于中南物资交流大会的总结报告（1952年8月9日）》，中央档案馆、中共中央文献研究室编：《中共中央文件选集（1949年10月—1966年5月）》第9册，人民出版社2013年版，第145页。

㉒ 邯郸地方的药材交流大会原来每年定期举办两次。1948年邯郸药材大会期间，从安国、禹州、晋城、鲍店、昔阳、长治等地来了百余位商人，从国统区的新乡、上海、汉口、郑州、济南、安阳等地来的商人有96人。由于药材属于各方战争急需的重要物资，因此千方百计保证供应，故而即便在内战期间，国统区与解放区之间的药材商人，仍然可通过此种较大规模的药材交易大会进行药材贸易，可见所谓战争影响交通，并非绝对。参见元音《我党工商业政策影响扩大 邯郸药材大会十分热闹，上海、汉口等地药商均前来参加》，《人民日报》1948年5月27日第1版。

㉓ 除河北、山西、察哈尔、绥远各省和京、津二市代表与会外，会议并邀请华东（包括上海在内）、中南、西南、西北、内蒙等地公私药业代表参加，共有81人。参见《华北药材交流会议在津举行》，新华社新闻稿，1951年5月。

㉔《刘澜涛、陶希晋关于华北区药材交流会议总结报告》，北京市档案馆藏，档案号：004-010-182。

㉕《上海市药材商业同业公会历年工作总结》，第9页。

㉖ 此处为旧币，本文使用的货币单位，以1955年3月1日前为旧币计数，后为新币计数，根据当时的货币兑换比率，新旧货币比率大致为1∶10 000。

㉗ 交易金额皆为旧币单位，此次华东区城乡物资交流大会，上海私营企业药材组只有药材购进记录，并无药材销出记录。参见《上海工商行政管理志》编纂委员会编：《上海工商行政管理志》，上海社会科学院出版社1997年

版,第301页。

㉘ 从这些交流会,共购入药材总额153.7亿,销售总额6亿多元,参加的私商共计135家,占药材同业公会会员的48%,其中有小型会员51户,占38%;中型会员65户,占48%;大型会员19户,占14%。参见《上海市药材商业同业公会历年工作总结》,第10页。

㉙ 根据上海市药材商业同业公会筹备会的统计,1952年5—8月,上海药材商的营业额与1951年同期相比增加了25%,大、中、小药材商行的业务出现了好转,如出口组会员正泰胡启记、怡成,1952年6—8月份的营业额较1—5月份平均增加了124%,水客组会员慎茂昌、协ège元6—8月份营业额比较1—5月份平均增加了20%;拆兑组会员面向农村,扩大营销,营业额也有增加,其中义隆、久和永、万茂6—8月份的营业额与1—5月份相比较增加了70.6%。采购方面,上海药材商通过参加上述各地举办的交流会,从华东区交流中购入了安徽10万斤山货,从平原省购入11万斤生地、8万斤淮山,西南区10万斤川货以及山东、察哈尔、绥远等滞销药材73.5万斤。参见《上海市药材商业同业公会筹备会关于药材业城乡交流业务的工作总结》,上海档案馆藏,档案号:C48-2-448-1,第2页。

㉚《中央私营企业局1952年上半年综合报告》,中国社会科学院、中央档案馆编:《中华人民共和国经济档案资料选编·商业卷(1949—1952)》,中国物资出版社1995年版,第381—382页。

㉛ 既有研究支持对私营商业改造时间提前的看法,苏伟业(Bennis Wai-Yip So)认为新民主主义经济政策的执行已损害私营工商业存在的空间,私营工商业的命运在新民主主义提出时已命定。Beennis Wai-yip So, "The Policy-Making and Political Economy of the Abolition of Private Ownership in the Early 1950s: Findings from New Material", *The China Quarterly*, No. 171, pp. 682-703. 转引自冯筱才《"社会主义"的边缘人:1956年前后的小商小贩改造问题》,华东师范大学中国当代史研究中心编:《中国当代史研究》(三),第7页。

㉜ 关于药材行业行、拆、号、客的行业分工传统,参见《上海市药材商业同业公会历年工作总结》,内有"旧"上海药材业行业的概况,对行、拆、号、客

的分工也有介绍。亦可参见曹春婷《1930—1940年代上海药材业及其群体研究》。

㉝《沪药材业改革经营方式》,《解放日报》1951年9月10日第4版。

㉞《上海市药材商业同业公会历年工作总结》,第2页。

㉟1949年10月,上海市土产公司成立,公司设药材组,经营中药材,1950年7月改组为中国土产公司上海市公司,药材组改称为药材股。参见《上海医药志》编纂委员会编《上海医药志》,第656页。

㊱《上海医药志》编纂委员会编:《上海医药志》,第383页。

㊲如上海久和永、义隆、元康、合利元、万茂、万丰、益元等药材行,营业额普遍增加30%—50%。业务好转,也带动了采购同业营业的上升,特别是小型采购商下乡收购,像许恒懋、义泰菊庄、福昌泰、柯德昌等曾分别向浙江余姚、安徽、福州等地收购麦冬、茯苓、前胡等药材,其次如外埠卫生机构、医院、合作社,因国营土产公司停止零拆后,转向药材代理商套购零星药材,因此上海药材业代理组的业务也有好转。参见《上海市药材商业同业公会历年工作总结》,第18页。

㊳《上海市药材商业同业公会1953年下半年城乡交流工作讨论总结》,上海档案馆藏,档案号:C48-2-614-1,第9页。

㊴同上。

㊵《上海市药材商业同业公会历年工作总结》,第27页。

㊶中共上海市委统战部、中共上海市委党史研究室、上海档案馆编:《中国资本主义工商业的社会主义改造》(上海卷),中共党史出版社1993年版,附表6。转引自桂勇《私有产权的社会基础——城市企业产权的政治重构(1949—1956)》,立信会计出版社2006年版,第123页。

㊷采购组1954年7月底实际资金还有100多亿,至11月底只剩76亿,相比之下内销组(包括水客、拆兑)资金1954年7月底共计187亿,至11月底为165.49亿。参见《上海市药材商业同业公会历年工作总结》,第35—37页。

㊸例如专营采购的可大药行,1954年底尚有存货200万,而存放在银行的资金却有2亿;又如拆兑组义隆药行,过去该行自行向产区办货,1954年函

购停止,市场进货减少,现金骤增,当时存款七八亿。参见《上海市药材商业同业公会历年工作总结》,第37页。

㊹《郭建关于上海市私营商业社会主义改造问题的报告》,中共上海市委统战部、中共上海市委党史研究室、上海市档案馆编:《中国资本主义工商业的社会主义改造》(上海卷),第283页。

㊺《曾山部长在出席全国工商联会议在京各省商业厅长联席会议上的报告》,中国社会科学院、中央档案馆编:《中华人民共和国经济档案资料选编·商业卷(1953—1957)》,中国物价出版社2000年版,第350—352页。

㊻《郭建关于上海市私营商业社会主义改造问题的报告》,第282页。

㊼《上海市工商行政管理局关于上海市药材交易所概况》,上海档案馆藏,档案号:B182-1-650-15,第7页。

㊽《商业部关于对资本主义工商业的社会主义改造工作的报告》,中国社会科学院、中央档案馆编:《中华人民共和国经济档案资料选编·商业卷(1953—1957)》,第356—358页。

㊾《上海市工商行政管理局关于上海市药材交易所概况》,第8—9页。

㊿ 上海社会科学院《上海经济》编辑部编:《上海经济(1949—1982)》,第653页。

(51)《上海市第一商业局关于药材商业改造方案》,上海档案馆藏,档案号:B123-2-707,第2—4页。

(52)《上海市药材商业同业公会关于检送张善章有关本业如何进行社会主义改造初步方案的函》,上海档案馆藏,档案号:B123-2-707-12,第3页。

(53) 例如该联购处采购员在浙江、福建产区采购药材抱朴时,主动建议对抱朴在规格、价格上必须统一,并提出了统一加工办法和规定双抱尺寸的适当标准,并建议将过去的10种规格简化为5种,避免了以重量作标准收购而造成物资腐烂的损失。又如该联购处在温州产区主动建议合作社对枳壳、枳实的采购应该在大暑前及时布置,指导农民采集以增加产量。《上海市药材商业同业公会关于业内私营批发商加强业务辅导工作的建议》,上海档案馆藏,档案号:B123-2-1240-307,第8页。

㉔ 当时安排各地区采办人员下乡分批于1月4日出发到昆明2人、贵阳1人、南宁2人,6日出发到宝鸡、贵州各5人,8日出发到重庆、成都共2人,9日出发到浙江东阳、磐安共2人,18日出发转缙云到温州2人,19日出发到宁波1人,28日出发到天台、黄岩共3人,当时还有即将出发到金华、兰溪、淳安的3人。参见《上海市药材公私联购处1955年1月份工作总结》,上海档案馆藏,档案号:C48-2-1148-30,第1页。

㉕ 向南宁贸易公司购到草果1 000斤,甲片500斤,向贵阳贸易公司购进归头500斤,向郑州私商购进大黄两批共818斤,向邢台收购枣仁409.4斤等。其余货在1月份已办妥而尚未运至上海的,计有向磐安土特产联购社收购白芍180斤,向东阳联购处私商分配货转让元胡1 660斤,向县私商购进南山党65斤、包大黄176斤,向郑州私商办进西大黄84.4斤,向温州土产公司购妥米仁4 000斤、黄枝1 500斤,向河南洛阳推销经理部购进冬花3 000斤。参见《上海市药材公私联购处1955年1月份工作总结》,第1页。

㉖ 其间,下乡资金共计498 000元,成交的商品估计40余万,到货后供应市场32 7000元(新币)。参见《上海市药材商业同业公会关于业内私营批发商加强业务辅导工作的建议》,第7页。

㉗ 例如浙江省由于公方加强联系,浙江省药材公司对采购地区作出指示,因此上海采办人员到达产区时采购比较顺利,像东阳、磐安等地区除了白芍、白术、元胡、元参国营合作社收购外,其他如龙胆草、五味子、黄腊、蜜糖等十余种药材可以由公私联购处收购,温州土产公司也表示已接到省公司去文,提出米仁、龙胆草、黄枝根朴等可供应,通过有关方面亦可向私商收购。在贵阳,上海公私联购处通过贵州省内贸易公司办到归头500斤外,其他品种也同意按照牌价议价向交易所收购,昆明、重庆情况也大致相同。参见《上海市药材公私联购处1955年1月份工作总结》,第2页。

㉘ 如郑州等地区不能下乡采办,因当地怕破坏国家计划。有的只照顾上海一两个品种,如南宁由当地国营照顾及上海市药材公司刘渭堂协助,才得到甲片、草果两种药材,但不能下乡采办。有的品种当地国营已有计划掌握,有的品种产季已过,有的尚未出新,上海公私联购处短时间内不能纳入当地的国家计划,需要等国营全盘考虑之后,才能参与收购。参见《上海市药材

公私联购处 1955 年 1 月份工作总结》,第 2 页。

(59)《上海市工商行政管理局关于药材商业采购情况及产地情况报告》,上海档案馆藏,档案号: B182－1－653－64,第 1 页。

(60)《上海市药材公私联购处 1955 年 1 月份工作总结》,第 3 页。

(61)《上海市药材商业同业公会关于业内私营批发商加强业务辅导工作的建议》,第 2 页。

(62)《上海市工商行政管理局关于药材商业采购情况及产地情况报告》,第 20 页。

(63)《郭建关于上海市私营商业社会主义改造问题的报告》,第 287 页。

(64)《上海市药材商业同业公会关于业内私营批发商加强业务辅导工作的建议》,第 11—12 页。

(65) 例如信益、福昌泰、震祥、美廉、大丰长、中贸、仁丰等药行经常在产区采购,有的直接下乡,有时在集散地向国营公司批购,其中如信益向亳县采购桑皮。又如福昌泰药行,由于当地不收麝香,福昌泰在得知消息后,向安徽泗城采购麝香 100 两,陆续供应了上海本外埠国药店和药厂。又如震祥药行向南通、金华、兰溪办到了一批鲜生地和鲜佛手,供应了上海国药店需要。参见《上海市药材商业同业公会关于业内私营批发商加强业务辅导工作的建议》,第 9 页。

(66) 参见陈云《加强市场管理和改造私营商业》,中共中央文献研究室编:《建国以来重要文献选编》第 5 册,中央文献出版社 2011 年版,第 324—331 页。

(67)《上海市药材商业同业公会历年工作总结》,第 40 页。

(68) 水客组第四季度营业上升主要由于 1954 年 11 月份起重新编组,磨粉、蜜蜡以及代理组的营业加入,所以营业额较大。

(69)《上海市药材商业同业公会历年工作总结》,第 41 页。

(70) 同上书,第 42—43 页。

(71) 根据上海药材业同业公会掌握的情况,内销组 1954 年 12 月比 11 月份下降 40%,原因是货源无着落。与此同时,浙江、福建、山东、甘肃等地客户又迫切要求配货,因为货源困难导致无法供应,结果 1 000 多户中有 200 多户退回汇款。采购组业务更是比 11 月份下降 50%左右。参见《上海市药材商业同业公会历年工作总结》,第 41—42 页。

(72) 1954 年底,上海药材行业中一般困难户 50 家左右,占 19%,这些商家在业务上存在着不同程度的困难,略有一些资金的商户也无业务可做,坐吃山空。有的业务时断时续,勉强维持。严重困难户约计 50 多家,占 23%,其中经营本埠拆兑的 22 家,水客和一般小采购商约略各有 14 户。一般困难与严重困难相加后的比例达到了 42%。其余的商家尚能维持的有 150 多家,占 57%,其中 1954 年略有盈余的约有 20 多户。参见《上海市药材商业同业公会历年工作总结》,第 49—51 页。

(73)《上海市药材商业同业公会历年工作总结》,第 49—51 页。

(74) 同上书,第 63 页。

(75)《上海市药材商业同业公会历年工作总结》,第 64 页。

(76)《上海市工商行政管理局关于药材商业采购情况及产地情况报告》,第 2 页。

(77)《上海市药材商业同业公会关于业内私营批发商加强业务辅导工作的建议》,第 19 页。

(78) 同上。

(79) 同上书,第 18 页。

(80)《当代中国的医药事业・中药编》编写组:《中国中药大事记(1949—1983)》,第 37 页。

(81) 随着国营药材公司与合作社对中药材经营的加强,各地通过国营内部调拨解决的药材品种也增多,但是上海药材私商的集散功能仍未完全消失,特别对小品种而言,因上海一向备货较齐,各地与上海药材私商仍有业务联系。参见《中国药材公司上海市公司关于上海药材市场变化的情况汇报》,上海档案馆藏,档案号:B123-3-139-62,第 1 页。

(82) 如 1955 年上海药材业内销组向国营购进的比重逐步增加,该年上半年内销组向国营购进的药材已占其进货额的 45%左右,面向自由市场的进货则逐步缩小。参见《上海市国药商业同业公会历年业务总结报告》,上海档案馆藏,档案号:S279-4-1,第 17—18 页。

㉓ 如当时药材业50%的货源向国营药材公司购进,参茸业87%的货源由国营公司供应。参见《上海市国药商业同业公会历年业务总结报告》,第18页。

㉔ 新华社:《上海市新开一处药材批发所,四川省举行药材交流会》,《人民日报》1954年11月20日第2版。

㉕ 新华社:《商业部和全国供销合作总社召开药材专业会议,安排今年中药的生产、收购和供应工作》,《人民日报》1955年5月27日第2版。

㉖《当代中国的工商行政管理》编辑委员会编:《当代中国的工商行政管理》,第55页。

㉗《上海市药材商业同业公会关于业内私营批发商加强业务辅导工作的建议》,第6页。

㉘《当代中国的医药事业·中药编》编写组:《中国中药大事记(1949—1983)》,第36—38页。

㉙ 例如湖北省药材公司所订木瓜等药材一批,到期不履行合同,造成木瓜脱销。调拨不恰当方面,例如阳春砂调拨到石家庄,却不符合当地的消费习惯,造成积压,而上海却供应紧张。参见《张善章在上海市第一届人民代表大会第4次会议上的发言稿——对中药货源供应不能及时配合的问题》,上海档案馆藏,档案号:B1-1-622-99,第3页。

㉚ 例如上海曾荆芥脱销,国药店需求紧张,药材同业公会采购员到浙江萧山了解,却发现瓜沥、南阳、坎山等地的农民家中有荆芥,每户三四十斤到百来斤不等,总数估计有2万斤。《张善章在上海市第一届人民代表大会第4次会议上的发言稿——对中药货源供应不能及时配合的问题》,第3页。

㉛《上海市药材商业同业公会关于业内私营批发商加强业务辅导工作的建议》,第7页。

㉜ 例如河南汜水生地挂牌每担10元,有价无货,沁阳、博爱、温县等地农民也因鲜货山药定价只有5元左右一担,不愿出售,将山药当作粮食吃,形成人为减产。又如佛手片当时供应也很紧张,广州禄步是佛手片的主要产区,1952年该地佛手片收购价太低,只有20元一担,农民无利可图,便将佛手树砍掉,造成佛手片长期缺货。参见《张善章在上海市第一届人民代表大会第

4 次会议上的发言稿——对中药货源供应不能及时配合的问题》，第 3—4 页。

㊼ 此点限于篇幅主要引用张善章的看法，关于国营药材购销存在的问题，随着公私合营完成之后，还会有新的问题出现，限于篇幅，在此不展开讨论，笔者将另文探讨。

㊼ 如 1952 年参加杭州交流大会，上海药材商计划购进 40 亿元的药材，结果只成交 2.8 亿元。对于期货卖方不履行合同的情形，私商们十分敏感。上海药材商曾在华东区交流会上与东北合作社沈阳供销经理部成交期货防风玉一批，但交货时，沈阳方面却来信，声称该产区发生水灾，收购困难，无法全部履行合同。实际情况却是，上海方面参加华北区交流的代表称，该合作社在当地大会以两倍的价格向各方推销这批防风玉，因上海出价低而不愿意履行之前的合同。参见《上海市药材商业同业公会筹备会关于药材业城乡交流业务的工作总结》，第 6—7 页。再者如一批昌化萸肉，上海药材商曾付过 50% 的定洋，但后来却接到对方来信，要求调高价格，否则无货。参见《上海市药材商业同业公会历年工作总结》，第 10 页。

㊾ 《上海市工商行政管理局关于药材业下乡采购报告》，上海档案馆藏，档案号：B182-1-653-46，第 1 页。

㊿ 《中国药材公司上海市公司关于 1957 年上海主要中药材货源供应情况的报告》，第 2 页。

㊼ 《张善章在上海市第一届人民代表大会第 4 次会议上的发言稿——对中药货源供应不能及时配合的问题》，第 1 页。

㊼ 《上海市工商行政管理局关于药材业下乡采购报告》，第 1 页。

㊾ 其中白芍 1953 年春每斤 15 000 元，1953 年底为 65 000 元，比过去提高了 333%；白术以前每斤 7 800 元，1953 年底是 40 000 元，比过去提高了 412%；砂仁过去每斤 66 000 元，1953 年底是 150 000 元，比过去提高了 127%；五支红参过去每斤 28 000 元，1953 年底为 60 000 元，比过去提高了 124%。参见樊德明《对改进中药经营和管理的我见》，《中药杂志》1953 年第 12 期，第 4 页。

⑩ 《加强对中药的管理和研究工作》，《人民日报》1954 年 11 月 2 日第

1版。

⑩ 1956年4月中旬到8月，上海从原来只有7个市立医院设有中医科，发展到各医院、诊所均先后增设中医医疗部门，到8月份，已有中医门诊的市立与工厂企业医院40家，联合诊所约100处。工厂企业中，中医劳保普遍开放。据当时的初步统计，上海平均每天吃中药的居民至少6万人，国药店药帖从120多万帖上升到180万帖，大约增加了五成。国药业务营业额逐渐上升，1956年2月份营业额100.26万元，到8月份增加至158.96万元，上升58.54%，平均每月上升8%。1956年淡季不淡，甚至比一季度（旺季）业务增加4.37%。参见《中国药材公司上海市公司关于上海药材市场变化的情况汇报》，第3—4页。

⑩ 《张善章在上海市第一届人民代表大会第4次会议上的发言稿——对中药货源供应不能及时配合的问题》，第2页。

⑩ 以上海药材公司归口的三个行业库存来看，1956年年底盘点存货总值有440.24万元，而1957年8月底，存货总值已下降到327.84万元，下降26%，其中药材业下降幅度最大，接近50%。市场上一些紧张缺俏的药材早已空虚。参见《中国药材公司上海市公司关于上海药材市场变化的情况汇报》，第5—6页。

⑩ 程门雪，沪上中医的头面人物，伤寒、温病学说造诣深厚，善用复方治疗热病与疑难杂症，1954年程门雪出任上海市第十一人民医院中医科主任。1956年，上海中医学院创建，程门雪任首任院长。姜春华，中医学家、中医脏象及治则奠基者，时任上海第一医学院附属内科医院中医科主任。黄羡明以善用金针医治杂病闻名，对脾胃病尤为擅长，时任上海市立第十一人民医院中医科负责人、针灸科主任。庞泮池，擅长妇科疾病的诊治，当时在上海市第十一人民医院中医科工作。

⑩ 《在增产节约环节中关于中医中药的几点意见》，上海档案馆藏，档案号：B1-1-657-92，第1—2页。

⑩ 《中国药材公司上海市公司关于上海药材市场变化的情况汇报》，第9页。

⑩ 唐弢：《另一种"有啥吃啥"》，罗竹风主编：《中国新文学大系

（1949—1976）》第11集，第65—66页。

⑱ 药材生地在中药中使用面积很广，配方上是治疗糖尿病、肠胃出血、内伤、妇女血崩等病症不可缺少的药材。如配方里有生地的犀角地黄汤对治疗骨内化脓症有效，据载，上海有一病人患该症花了1 000多元医药费无效，但服了二贴犀角地黄汤，即转危为安。生地同时又是冬令补剂中的常用药，特别是含有生地的中药避孕方在报纸上公布后，生地的用量大增。参见《中国药材公司上海市公司关于上海药材市场变化的情况汇报》，第5页。

⑲ 上海市卫生局为推广中药治疗乙型脑炎，曾在1个月内就用掉792两天马角，但之前上海却极少销售和使用天马角。1956年7月，报纸上介绍了几味能预防与治疗流行性感冒的中药，导致薄荷、藿香、佩兰以及午时茶等销量大增，像午时茶销售了12 745包，超过历史最高销量的六七倍以上。参见《中国药材公司上海市公司关于上海药材市场变化的情况汇报》，第5页。

⑩ 《中国药材公司上海市公司关于1957年上海主要中药材货源供应情况的报告》，第1—2页。

⑪ 其他药材如黄连、淮牛夕、广皮、僵虫、白芷等，当时均出现类似情况。参见《中国药材公司上海市公司关于上海药材市场变化的情况汇报》，第6页。

⑫ 《中国药材公司上海市公司关于1957年上海主要中药材货源供应情况的报告》，第2页。

⑬ 1956年浙贝母全国生产量6 000担，分配给上海的却只有340担。上海1957年需求量为2 300担，配方与药厂各半，因与需要量悬殊过大，只好在配方上尽量压缩供应，制药厂也改用"生贝"、"坪贝"等其他贝母。制药厂改用的东北坪贝，价格比浙贝高10多倍（浙贝1.2元，坪贝13元），价格高，但制出的成品质量却差。即便如此，当时市场上坪贝也将脱销，上海库存仅有坪贝2 000多斤，不敷一旬用量。《中国药材公司上海市公司关于1957年上海主要中药材货源供应情况的报告》，第2—3页。

⑭ 除了用于制造药品，甘草当时还是酿造酱油的原料。当时上海全年生产酱油5 400万斤，因黄豆原料缺乏，改用豆饼制造，故而制造的酱油有苦味。改良的方法是在酱油中加甘草，每百斤酱油加甘草5两多，起到减少苦

味、增加颜色浓度的作用,其他如蜜饯业、咸菜业等生产过程都需要用到甘草。一方面是销地的甘草供应异常紧张,另一方面却是有些产地如甘肃,当地的药材公司只收上档甘草,不收可磨粉供应药厂的下档甘草,导致下档甘草在产地积压。甘肃正县、宁县等地甚至出现农民用下档甘草当柴烧的现象,泾川县更是积压了 15 万斤,山西、内蒙古也有类似情况。参见《中国药材公司上海市公司关于 1957 年上海主要中药材货源供应情况的报告》,第 3—4 页。

⑮《中国药材公司上海市公司关于 1957 年上海主要中药材货源供应情况的报告》,第 7 页。

⑯ 参见《当代中国》丛书编辑部编《当代中国的医药事业》,第 138—139 页。中国土产公司兼营中药时期,只有当归、甘草、大黄 3 种列入计划收购,到 1955 年中国药材公司成立后,增加了人参、黄连、麝香等 16 种,达到 19 种。1956 年控制的药材品种增加到 23 种,这些药材分别是人参、黄连、甘草、党参、当归、川芎、生地、白术、白芍、茯苓、麦冬、黄芪、贝母、枸杞、泽泻、银花、山药、附片、鹿茸、牛黄、枣仁、麝香、大黄。参见兰溪医药志编纂委员会编《兰溪医药志》,浙江人民出版社 1993 年版,第 185—186 页。

⑰ 胡祝:《这能说是"另一种有啥吃啥"吗?》,《解放日报》1956 年 11 月 12 日第 4 版。

⑱ 唐弢:《再谈中药供应》,《解放日报》1956 年 11 月 24 日第 4 版。

⑲ 田陵:《中药店员的感想》,《解放日报》1956 年 11 月 29 日第 4 版。

⑳ 邱倬:《中药供应与卫生工作——江西省卫生厅邱倬副厅长在江西省药材专业会议上的讲话》,《江西中医药》1955 年第 9 期,第 8—13 页。

㉑《当代中国的工商行政管理》编辑委员会编:《当代中国的工商行政管理》,第 56 页。

㉒ 市场主体减少的原因是,"一方面由于原有的市场主体被改造掉了,另一方面由于新的主体在计划经济制度安排下不被允许产生"。参见杨德才《中国经济史新论(1949—2009)》上册,经济科学出版社 2009 年版,第 205 页。

㉓《全国私营工商业改造汇报会议的总结》,中共中央文献研究室编:

《陈云文集》第3卷,中央文献出版社2005年版,第25—46页。

⑫㊃ 桂勇:《私有产权的社会基础——城市企业产权的政治重构(1949—1956)》,立信会计出版社2006年版,第11页。

⑫㊄《对中药材管理要放松一点》,中共中央文献研究室编:《陈云文集》第3卷,第170—171页。

约翰·德贞晚年史事补遗

孙 煜

摘要：约翰·德贞（John Dudgeon）自1864年来华后，一直被视作是一名医疗传教士，其晚年史事未被研究者重视。本文通过考述德贞参与揽办借款以及插手各地路矿开发，揭示德贞晚年在"洋医"与"传教士"之外的"商人"身份。此外，本文将综合德贞晚年的商业活动与他同时期对中国问题的系列评论，重新审视他在中国的一些作为，进而思考其在近代中国所扮演的复杂角色。

关键词：医疗传教士，德贞，英德续借款，经商

孙煜，复旦大学历史系硕士研究生

一、引　言

1864年来华的苏格兰人约翰·德贞（John Dudgeon），在晚清朝野影响颇大，很为后来的研究者所注意和重视。早在1932年，王吉民和伍连德撰写的《中国医史》（*History of Chinese Medicine*），就已经注意到德贞的在华活动。[1]近年来，学界有关德贞的研究日益丰富。[2]德贞来华后的诸多医学活动，如创立北京施医院、出任同文馆教习和翻译《全体通考》等等，高晞均做了深入研究。同时，高晞也注意到德贞的医学观念及其在公共卫生领域的工作。

她的《德贞传》深入讨论了德贞在反鸦片、流行病调查等问题上的看法。③李尚仁则通过德贞对中国卫生状况的观察与评论,分析英帝国中心的医学理论与海外医师的边陲经验间的互动与张力。④总体而言,已有研究主要关注德贞的在华医学实践与其"卫生"论述,比较侧重德贞对于中国"近代化"的作用。⑤

德贞在华活动的1864—1895年这段时间,由于相关资料较多,学者的研究也主要聚焦于此。⑥对于此后一直到1901年其去世,德贞这段时间在中国的活动,现有研究只是偶有提及。⑦之所以出现这种情况,是因为学界主要关注的是德贞的医学活动,而1895年之后德贞留下的医疗史史料较少。并且,与德贞交往密切、在日记中频繁提及他的曾纪泽在1890年去世,记载德贞日常活动的曾氏日记也随之中断,这意味着研究者无法通过曾氏日记这一重要史料来讨论德贞1890年后的日常活动。⑧

事实上,德贞除了在医学界频繁活动,也频频涉足商业领域。早在1870年,德贞就在北京开设了一家商店,贩卖自己研发生产的戒烟丸。有学者曾指出,德贞戒烟丸在北方市场上销路很好。⑨1884年德贞又退出一直供职的伦敦传道会(London Missionary Society),选择在北京自营诊所。从1880年代开始,有关德贞经商活动的记载就比较多。得益于"洋医"的身份,德贞结识了很多当时的朝中要员和社会名流,⑩借助庞大的交游圈,他不断在商业领域扩张势力。

本文将主要聚焦德贞晚年在华活动情况,通过考述德贞揽办借款、请开路矿等事件,来讨论其如何借助在清廷积累的人脉开展商业活动。与此同时,本文将综合德贞晚年的商业活动与他同时期对中国问题的系列评论,重新构建他的复杂形象,进而重新思考其在近代中国扮演的角色。

二、德贞与英德续借款

　　1895年甲午战争战败后,清政府不得不与日本签订了《马关条约》,赔偿日本两亿两白银,分八次交清。⑪此时清政府早已不堪重负,不得已只好向西方列强借款,先后两次分别向俄国和法国以及英国和德国借款。为了节省利息、减少赔款总数,两次借款之后,清政府决定将剩下的一亿两赔款在1898年5月8日之前一次性还清。为此,1897年3月15日,军机大臣兼户部尚书翁同龢、户部左侍郎张荫桓等商定再次借债一万万两用于偿还赔款。第二天总理衙门再次集议借款一事,"敬、张两君同辞议借款,遂以一万万之说告李相,嘱其向英、德两使议之"。⑫26日张荫桓离京之后,李鸿章暂时获得了主持总理事务衙门的机会,急于将借款事务办好的李鸿章开始和各家银行接洽。⑬

　　借款消息一出,英美商人争相通过官员接洽借款一事,一时间有此意愿的外商"竟不下二三十家之多"。⑭《时务报》报道称:"英、德、俄、法各国,俱欲设法以资贷之。自四月初以来,咸跃跃然图之益力,而彼一时也。以德尤为甚,其初请以地税抵押,中国不允。因又克己,改请以茶税盐税为抵,仍未邀准。"⑮几番接洽之后,"李傅相与翁中堂商定,决计不取此等借款,以免外人之干预中国政事"。⑯李鸿章和翁同龢选择向德贞咨询借款一事:"曾密请特君,商议此事。因特君素负理财之名,寓居中国,亦已有年。此系前月之事,嗣后特君与李傅相晤商数次。"⑰彼时在北京的德贞和李鸿章商谈后,选择与伦敦友人威理森(George Wilson)合作,以威理森公司(George Wilson eastern Contract Company)的名义试图揽办借款。⑱1897年4月13日,翁同龢在日记中记道,他当天遇到了李鸿章,李表示德贞通过曾广铨找到他,借款一事有望成功。⑲4月

19日，李鸿章就此事发电报给远在伦敦的罗丰禄特使，称威理森公司代吉林麦拉斯（Glyn Mills Currie & Co.）等银行借款，相关章程参照汇丰银行前次借款，要求其查清真伪。[20]两天之后罗丰禄发回电报，表示吉林麦拉斯公司很可靠，不过威理森系德贞密友，"言稍夸"。至于其代银行借款一事属实与否，之后会给出回复。[21]4月23日，罗丰禄再次电复李鸿章，称其已经查清，吉林麦拉斯银行并未委派威理森代办借款，只是因为吉林银行行董伯爵希林敦（Lord Hillingdon）和欧特木（Ottoman Bank）银行行董与威理森关系很好，所以威理森才敢借吉林麦拉斯银行之名揽办借款。[22]

罗丰禄虽已指出威理森不可靠，但李鸿章在北京和德贞依然往来甚密，他试图通过德、威二人向英国银行借款。4月25日，李鸿章又去电罗丰禄，称得到消息，吉林与欧特木银行已答应借款，遵嘱罗亲往银行询问相关事宜。[23]罗丰禄亲往核查后，在4月29日回复李鸿章，表示吉林银行与阿妥门银行均当面表示并未定议允借，更未派威理森公司代办借款。罗氏还在电报中提及，"惟后此中国如借款，彼愿经手，现有战事，尚非其时"。[24]就在李鸿章与罗丰禄频繁联络的同时，在北京的德贞也找到曾广銮充当说客，积极游说运作。翁同龢即在4月30日的日记中写道，当天曾广銮前来拜访，力言德贞借款一事可靠。由于翁此前已知晓罗丰禄来电，故而对此并不相信。[25]

5月4日，翁同龢拜访了李鸿章，李表示德贞借款一事仍无回信，现又在与毕德格（Pethick William）商议。[26]加之先前罗丰禄已明确告知德贞与威理森公司均不可靠，德贞揽办借款一事本应就此作罢。然而未隔多久，此事便峰回路转。5月11日，翁同龢在日记中记道，李鸿章与曾广銮都将威理森的电报转给了他，李还同时附上了德贞的信，皆称借款可成。翁同龢回复李鸿章姑且先与其草签合同。[27]第二天，即将订约的李鸿章再次去电罗丰禄，表示威理森仍在揽办借款，要罗再去确认此事。[28]不待罗的回电，李鸿章 5 月 13 日即与德贞定下了一万万白银的借款草约。[29]《时务报》亦报道称："中国国家倩特特琼[30]（同文馆掌教）经手筹借银一百兆两，业已订立合同。今明日即可签字。"[31]订约两天后，罗丰禄回复李鸿章，再一次表示威理森借款一事"仍恐不实"。此时威理森似乎已经将德贞与李鸿章订约之事转告了罗丰禄，罗也在复电中询问李鸿章是否已经订约。[32]对此，李鸿章在次日回复称："威理森借款草合同已于十二画押，限十日内定议，在汝处立正约，否则罚款十万金。望查明电示。"[33]

依据德贞与李鸿章订立的草合同，德贞需要在十日期限内找到银行承接贷款，订立正式合同。随后情况的变化，应验了罗丰禄对德贞的判断。5 月 20 日，在草约已订立八天、即将到期的关头，李鸿章去电罗丰禄，询问两天之内是否能够按照原议订立合同。[34]次日，罗丰禄复电称，威理森送来的正式合同，既无交银期限，也无银行承揽，罗不得不另找一可靠银行承办。在电报中，罗请示下一步行动，同时还请求李鸿章将草约内容摘要发给他。[35]对此，李鸿章回复道：

> 皓电悉。草约四款：一、十六兆镑，九四折，周息五厘，在伦敦交付。二、西历五十一年，先十年专归利，后四十一年归本撤利。正约另有清单，本利每半年拨给，均由户部与海关作保。三、除归本利及限期外，馀均照汇丰前借章程。四、限十日定议，另立正约，逾限即作罢论，并罚银十万两。此因汇丰索价过昂，故迁就。[36]

根据《时务报》转译的新闻，在这一草约签订的第二天，合同的部分条款就已对外披露，见诸报端了："以五十一年为期，长年五厘起息。"[37]"忽路透又于本月十三日,自北京传电,谓有一英公司借与中国十六兆镑,草合同已经签字。"[38]订约之后,李鸿章要求罗弄清楚承办银行到底如何售票、如何交款,要求在伦敦订立的正式合同务必"实在"。在此之前,罗丰禄已一再表示德贞和威理森揽办借款事恐属子虚,他在两日后的回电中依然试图劝阻李鸿章。罗丰禄表示,他已经按照草约四款和汇丰前借章程十八款拟好了正式合同,请威理森和威氏指定的斯立门银行签字,然而威理森和银行并未签字,斯立门银行虽然愿意经办这次借款,但需指明户部某项课税作保。对此,罗丰禄再次表示"威理森素不可靠",请求李鸿章放弃通过德贞和威理森借款的尝试,同时请李按照之前订立的草约收取德贞、威理森罚金。[39]李鸿章很快就回复了罗,表示草约限期已至,将放弃通过德贞这一渠道借款,转而寻求与斯立门银行另启谈判。[40]李鸿章同时将此事转告了翁同龢。[41]由于德贞和威理森未能在草约限定的十日内找到承办借款的银行,他们试图揽办"英德续借款"的计划就此宣告失败。对此,一直关注借款的《伦敦中国报》也做了跟进报道:"今日中国确有与外人订立合同之事,然闻已中道而废。"[42]

依照德贞和威理森与李鸿章定下的草约,如果二人无法在十日内找到银行和李签订正式合同,他们需缴罚金十万两白银。可待到李鸿章事后追缴时,威理森却并不认罚。李鸿章和罗丰禄在后续的电报中多次感叹威理森太过无赖,"罚款屡催无踪"。[43]

在承办借款失败后,德贞和威理森依然努力插手后续的借款谈判。之后与斯立门银行商洽时,在当年6月2日电报中李鸿章曾向罗丰禄透露,德贞在他身边鼓唇弄舌,声称罗丰禄一直在阻挠谈判。[44]不仅如此,德、威二人还企图以原经办人的身份收取报酬。如6月7日罗丰禄在给李鸿章的电报中就说:"威冀我与斯立门议成,以原经手略分余润。"[45]只是最终李鸿章亦未能与斯立门银行达成协议。

三、德贞揽办路矿活动考述

德氏晚年在商业领域攘权夺利,非只揽办借款一途,他同时也经营路矿生意。1884 年德贞脱离伦敦传道会后在北京经营私人诊所,后来又开办了一家宝华公铺。[46]到了 1897 年揽办借款之时,德贞在商界已颇有势力。1897 年,德贞在揽办借款的同时还与华人合作,试图承包关外矿务。3 月 8 日,奉天将军依克唐阿上奏称:

> 据锦州协领文楷,署锦县知县增韫等,转据在籍丁忧知县江苏补用县丞黎耀森禀称:……耀森曩昔游幕各省,究心矿务,而于奉天道里之纡曲,矿产之富饶,有所素悉。上年四月间,由江苏回旗守制,闻悉奉天开矿章程,招商承办……核实约估,矿、路两项资本,及开山、造桥、建立码头、车站、购用铁木地基,并各项机器、薪工等费,共需银二千八百万两。奉省现值兵荒而后,商力维难,苦无同志会议。曾于京中会晤旧绅商数人,谈及一切,概允分投筹集。现已备成股本银一千六百万两,佥欲耀森出名,禀请作为商办,即以此款开矿,并先请筑造锦州营口及搭连湾一带铁路,并不在奉天招集外股。俟办有成效,集股已多,再拟由营口造至沈阳、吉林,扩充办理。计期二年半,便可一律告成。[47]

依克唐阿在奏疏中称,他在核阅黎耀森递交的开办章程时,发现无法确定黎拟定的税费数额和商办期限"是否与卢汉铁路章程相符",[48]因此上奏请总理各国事务衙门核议。

经由总理事务衙门与户部核查，所谓绅商集资请办关外矿务一事，实系无赖诈伪。虚称集资一千六百万两、两年半即可完成两千余里铁路的黎耀森，其胞兄黎耀堂乃是德贞所开宝华公铺中的副买办。涉身事中的各总董，崇佑之、崇建侯是前粤海关监督海绪之子，另外三人是京城的衙门书吏，一人是京中"锡庆堂老米铺"掌柜。其余尚有数人在沈阳，无从查考。此外，与宝华公铺合作的各京中商号也多有不实，要么是查无此店，要么是资本微薄的小账局。如崇宅所开的义和当铺、海宅所开的亨丰和宝丰当铺，存铺的四百十六万两白银皆为空存条。两家店声称，奏准承办路矿之后将"统归德贞之宝华公钱店担保"。[49]结果总理衙门调查发现宝华公铺的资本仅有五千两白银。不仅如此，总理衙门和户部还查明，德贞曾与刘鹗、吕庆麟、孙郁田三人合作，谋揽芦汉铁路；与李光汉合作，谋揽天津至瓜口铁路；与方镜合作，谋揽西山铁路。此外，德贞还有意插手蒙古矿务、山西铁路等事务。[50]无怪乎彼时即有人称："光绪中叶西人之来华营路矿者，皆以德为主谋。"[51]在查明德贞与黎耀森并无资本，只是徒托空言后，总理衙门与户部即奏请停止关外商办矿路之议。[52]

光绪中叶之后，德贞一直在四处谋揽路矿生意。除上述几件外，1899年其还曾与意大利商人贝德争揽江宁矿务。1896年10月，两江总督刘坤一奏请筹办江宁等处矿务，分别委派江宁盐巡道胡家桢及常镇通海道吕海寰，各自于辖境内招揽矿师勘探，最终在镇江、句容县内探得多处铁矿准备开采。此项目后因公款不继，胡家桢禀明招商。[53]闻此消息后，德贞立即南下，意欲与华人合作揽办此处矿务。1902年10月及11月《大公报》刊发的两份文件，披露了德贞南下考察矿务的细节。十月报纸刊发的一则呈文称：

今据茅教谕谦函，开镇郡东北临江西南多山，山中有矿，矿不一质……得悉镇属矿质最佳者，为苍头山之铜矿。以前胡云台方伯曾倩矿师探明该地离西城四十余里，在高资镇对河与句容县联界。前沈仲礼观察亦曾有函邀谦，拟派矿师来办，后以观察北行而止。又谦与己亥年曾与李洛才大令偕同英商德贞，携有矿师一人，由西山至南山长山一带，到处踏勘。据云长山多煤层，铁多煤少，其势斜下。后以本邑京官致函督宪，致作罢论。㉝

11月，《大公报》刊发了一则来信，也提到："镇郡外四十里，有山名巢凰，旧传中产五金。闻洋矿师颇有来勘者。向者英商扬子公司倩英人德贞与宁镇两郡之人，议开其矿。而英矿师忌德贞之功，扬言宁镇之矿，不如上江诸山。当时颇惑其言。"㉟不过此次除了德贞，另有一名意大利人贝德也有意承揽矿务。㊱1898年末至1899年上半年间，二人就此项目的承揽权归属展开了激烈争夺。

胡家桢禀明招商后，1898年10月，意大利商人贝德在江苏后补道李经楚的邀请下，偕同绅商顾祖彭、舒锦堂等人，纠合中英商股42家，与胡家桢及李经楚订立了合同。彼时长江流域属于英国势力范围，贝德议定合同时，持有上海英副领事签名盖印凭据，以及一份意大利领事馆凭据，时任两江总督的刘坤一于是准其开办矿务。㊲

德贞到上海后，已知晓胡、李二人早先与贝德订立了合同，其随即前往南京，自称受英国伦敦所设中国长江工务公司总董所派，奉公使之命专门办理长江沿岸铁路矿务。因贝德所揽矿务在其权界之内，故要求将贝德所办矿务改归其办理。德贞来时出言无状，且无领事馆的照会公文，因此刘坤一拒绝德贞进见，不允其办矿请求。㊳不仅如此，刘还去电总理衙门，称："苏皖正商筹办矿务，乃有医生德贞，横来干预。业经辞退。查德贞声名甚劣，中外正商，皆羞称之。且与信隆洋行实勒同伙,难保不来尊处饶舌,以图挟制。"⑲德贞遭拒之后,立即回上海恳请英国领事馆照会。1899年1月,刘坤一接到了上海英国总领事馆的两次照会:"与德贞保明一切权利,并云前保贝德之凭,此次已不作据。"⑳刘坤一之前已经批准了贝德开矿,但此番英领事馆照会却不得不从。2月3日,刘坤一又接到了上海意领事馆的电文:"保贝德可靠一节,譖德贞之假冒等语。"㉑因刘坤一已有英总领事馆两次照会为凭据,此番意领馆来电他便不再遵从。采矿权旋即落入德贞之手。

德贞与贝德争揽路矿之时,刘坤一的幕僚李智俦有意将安徽与江苏的部分矿务让与汪康年承办。二人书信往来频繁,其中对德贞揽办矿路一事多有提及。李在1899年1月11日给汪的信中称:"前所说英商德贞,字子固,在北京三十年。此人现在权力甚大。"㉒在汪康年3月收到的另一封信里,李智俦也称:"德贞极狡猾,今正到宁后,合江宁众绅之心思才力、耳目手口,与之议立合同。"㉓李智俦还拟将汪康年之前信件中的一些建议抄录下来,转给南京绅商,以备和德贞辩论。㉔汪康年在与李智俦书信往来的同时,也曾写信给曾广铨询问德贞与贝德争揽一事。曾在2月19日给汪的回信中,提到:"去年十二月廿四日,附德贞大绅已见五处,具禀前来禀见岘帅,计先有股本五百万两,尚有余款未齐。"㉕回信之时,因德贞得英国领事照会担保,刘坤一已"将所批贝德一事当做罢论",㉖贝德已在局外,"所有附股大绅,亦均渐渐而散,因贝德已不足恃"。德贞即将"谒见岘帅,面呈各节,承办一切矣"。㉗

德贞得到刘坤一允许开办江宁矿务后,又思插手他处矿务。1900年郑观应向盛宣怀禀告筹办矿务大略情形时称:"今英商德贞,已蒙岘帅准其承办南京、镇江矿务,优待极矣……近闻德贞以为华人可欺,贪得无厌。南京、镇江均未开办,又欲兼办江西、安徽、湖北等省,令人骇异。"㉘在郑观应看来,华洋合股开矿本为益事，可如若承办之处未开即谋揽他处，则"与占地无异"。[69]同年3月16日，郑在致盛宣怀的另一封信函中又提到德贞四处承揽矿务："德贞人颇狡猾，又已赴皖见筱帅，恐阳与我合，阴向各督办处承揽，倘揽到手或事有头绪，彼即入都，闻在都与荣中堂等皆有交情，必不就我范围。"[70]

虽然曾广铨及郑观应都提到德贞已承准开办江宁矿务，但事实上德贞请办江宁矿务一事最终并未成功。德贞请办矿务时，江宁盐巡道胡家桢曾禀明总理各国事务衙门，称江宁绅商娄国霖等"拟遵路矿总局定章，自集华股三成，设立永清公司。又扬子江公司英商德贞，添集洋股七成，共银二百万两。请办江宁镇江两府五金煤铁各矿。参仿四川办法，拟立章程"。[71]而后因为绅商"不尽允洽"，总理衙门"先将江宁一府各矿，准予开办。换缮合同章程。并附呈认缴垫用公款十一万两，麦加利银行红票一张"。[72]1899年4月上海英领事照会刘坤一后，安徽巡抚又去电总理各国事务衙门，"以上海英领事照会伊国设立公司，专办扬子江一代路矿，派德贞为总办。会同华商合股，函请核示"。[73]随后总理各国事务衙门会同矿务总局查照刘坤一之前电文，发现德贞系"横来干预"且"声名甚劣"，所禀娄国霖等请办矿务也"与前电事出两歧"，"所拟章程，亦与川章诸多不符"，[74]于是驳斥了德贞与华商合开路矿一事。"各矿随即停办"，开矿器具亦"派员提起存储"。[75]在此之后，总理各国事务衙门又知会刘坤一，表示"洋商德贞其人未可深信，久为贵大臣所捻之。一经干预，立即辞退"。[76]至此，德贞揽办江宁矿务一事又以失败告终。

四、结　　论

1900年3月，德贞依然在试图揽办安徽矿务，此时距离德贞去世已不足一年。1901年2月22日德贞逝世于北京,结束了38年的在华生涯。之后《泰晤士报》、《英国医学杂志》(British Medical Journal)等媒体刊发的讣告都将其视作晚清最重要的西方医生之一。[77]至于德贞在商业领域的活跃表现,讣告则未提及。事实上,德贞在商业领域的活动,也是其在华生涯的重要组成部分。德贞涉足商业领域的最大资本,乃是其庞大的人脉资源,以及他对人际网络的积极利用。1895年伦敦会出版的 The Story of London Missionary Society, 1795—1895,即有一节名为"德贞医生与宫廷",介绍其创立的北京施医院"将西方医学推荐进入政府圈子,这样便与他们建立了友好的关系"。[78]得益于和清廷高层"友好的关系",德贞在"英德续借款"中请来了曾广銮充当说客,并且取得了李鸿章的信任,一度离成功承揽借款只一步之遥。而后请办江宁矿务时,虽然最初刘坤一不允所请,但德贞迅速取得英总领事馆照会,将局势翻转。1898年的《昌言报》也曾说:"英国医生德贞,在北京三十余年,素负时名。中国亲王大臣,及各国驻京钦使,无不与之缔交,同深仰望。"[79]德贞的权势之大由此可见一斑。涉足路矿生意并对中国铁路问题表示关切的德贞,曾被研究者视作"中国铁路外包开发的始作俑者",[80]是一位"对中国社会的早期现代化有着同样的兴趣和热情"的医疗传教士,在商业领域"有着极强的参与意识和关怀精神"。[81]然而上文对德贞商业活动的考察,揭示出他对路矿借款的"参与",实则是"想在华兜揽一事,再往外洋招股",[82]扮演的其实是一个掮客的角色,所谓"对中国社会的早期现代化有着同样的兴趣和热情",恐怕难副其实。[83]

德贞揽办路矿时,郑观应曾评论其为人"贪得无厌",矿务档案中亦称其"声名甚劣",类似的评价在相关史料中屡见不鲜。"恶劣",可谓是当时中外人士对德贞道德水准的一致表述。诚然,华人批评德贞为人,或与当时"保中国之利权"的爱国主义情绪有关;⁸⁴德贞在洋人中的风评极差,也可能有商业竞争的因素在其中,⁸⁵但德贞之所以招致广泛批评,主要还是因为从事商业时的招摇撞骗行为。德贞在晚清声名之劣,甚至到了"中外正商,皆羞称之"的地步。⁸⁶另一方面,在当时的报刊书籍中,德贞却一直以品行高尚的"良医"形象著称。如谭宝琦就曾表示:"观德君之人诚实,不妄粹也。""德公之德真堪不朽。"⁸⁷还说:"既服其技艺之精,而尤叹其居心之厚也。"⁸⁸广寿也称其"有利济之心"。⁸⁹德贞出版《脱影奇观》《西医举隅》与《全体通考》时,崇厚、崇实、荣禄、毛昶熙、张斯桂、陈兰彬等名流纷纷为其作序推荐。诸多名流与德贞的日常往来中,也不乏送颂匾、赠对联和题写书名一类的欣赏之举。本文揭示的私人书信、咨文奏折中时人对德贞道德形象的一致表述,恰为我们重新审视德贞的道德人品及其对社交圈的经营,提供了新的角度与阐释空间。德贞在医学工作中的职业道德,不可与其个人品格轻易画上等号。官僚名流对德贞品德的交口称赞,恐怕也多是恭维之举,而非德贞道德人品的真实体现。尤其是德贞在获得华人屡屡称赞的同时,却公开刊文自炫有术,讲述其如何赢得北京上流社交圈的青睐与欢心,⁹⁰已有学者指出这种结交心态与真诚友谊之间有所区别。⁹¹

李尚仁曾提及,德贞对中国卫生状况的评价以及其对中国的态度,在1880年左右发生了重大转变。⁹²"抱持藐视、批评与启蒙教化的优越心态"的德贞,曾一度批评中国个人饮食与卫生习惯,后来态度却大为改变,在赞扬中国传统生活方式的同时,批判欧洲现代生活带来的"文明病"与英国公共卫生学说。并且与其他传教医生或海关医官不同的是,德贞最终没有返回母国,而是选择在中国终老,因为"他显然真正喜欢上中国的生活"。⁹³然而,德贞一面批评英国的商业文化,称"我们将工业与竞争推到极致,我们的社会急务凌驾于哲学之上。在商业、思想、宗教争议以及党派政治等领域我们无一不争。这损害我们的健康,提高我们的死亡率",[94]另一面却亲身投入商业领域的争夺之中。德贞这些厌恶自由放任的商业文化的言论,和他在中国的商业争竞行为并不相符。当1890年全国基督教第二次大会在上海举行时,德贞关于鸦片药物的提案也被否决,原因在于德贞的英国同胞们怀疑他反对鸦片的呼声与其私人贩卖戒烟丸的商机有关。[95]德贞一直留在中国而没有选择回国,除了其卫生观念转变带来的影响,其中或许也有经济利益方面的考量。毕竟德贞晚年已经拥有了庞大的在华社交圈,已不再是单纯的医疗传教士。其对中国生活的"喜爱",可能并不只是因为欣赏中国传统的习惯与方式。进一步地,德贞对中国卫生与社会文化的赞美,也不意味着个人立场与情感上倾向清政府。德贞在论及法国在中国南部的扩张时,曾直言其欲在四川开矿的举动,"实欲占夺英国在扬子江一带商务利益",他还提醒说:"英国若可帮助筹款筑造卢汉铁路,则由北京至山西一路,必可唾手可得;而广东至汉口一路,亦易于得手。"[96]清政府在前两次向列强借款以偿对日赔款时,德贞就曾劝说在华英国公使允借,并表示:"若钦使能采余言,则英国在中国商务财币之权尤胜。"[97]在此,德贞"英国人"的立场,可谓一目了然。

德贞一直以来都以一个医疗传教士与中国评论家的形象出现,发表的言论也都是与医学问题和社会问题相关,从未涉及个人利益,也从未提起过他在商业领域的争权夺利。张哲嘉曾在《德贞传》的书评中指出:"太过仰赖传主本人的观点,难免放大其本来就有意揄扬的形象,同时也容易遗漏其主观上试图隐瞒的面向。"[98]以上利用报纸、信札和电文等史料对德贞晚年史事的考述,正可以揭示其中国生涯中被忽视的面向,并展现德贞本人试图掩饰的他的商业作为。

① 参见 Wong and Wu, *History of Chinese Medicine*, Tientsin: The Tientsin Press, Ltd., 1932, pp. 328 – 329。

② 对此高晞教授已经做了较好的回顾,参见《德贞传:一个医疗传教士与晚清医学近代化》,复旦大学出版社 2009 年版,第 409—410 页。

③ 参见高晞《德贞的西医学译著》,《中华医史杂志》1995 年第 3 期,第 242—246 页;《德贞传:一个医疗传教士与晚清医学近代化》。高著出版后,学界有多篇书评亦涉及相关讨论。参见张哲嘉《高晞,〈德贞传:一个英国传教士与晚清医学近代化〉》,《中研院近代史研究所集刊》第 76 期,2012 年 6 月,第 143—151 页;董少新,"Book Review", *Frontiers of History in China*, Vol. 5, Issue. 3, Sept. 2010, pp. 491 – 496;史如松:《十九世纪西方医学在华传播的缩影——评〈德贞传:一个英国传教士与晚清医学近代化〉》,《中华科技史杂志》第 31 卷第 3 期,第 343—345 页。

④ 李尚仁:《健康的道德经济——德贞论中国人的生活习惯与卫生》,《中研院历史语言研究所集刊》第七十六本第三分,2005 年 9 月,第 467—509 页。同时收入李尚仁主编《帝国与现代医学》,台湾联经出版公司 2008 年版,第 223—269 页。

⑤ 除了高晞、李尚仁,Ruth Rogaski 和 Bridie Andrews 在各自研究中对德贞也有所提及,参见 Ruth Rogaski, *Hygienic Modernity: Meanings of Health and Disease in Treaty-Port China*, University of California Press, 2004, pp. 101 – 103; Bridie Andrews, *The Making of Modern Chinese Medicine, 1850 – 1960*, University of British Columbia Press, 2013, pp. 59 – 65;马飞:《晚清来华传教士德贞研究》,山东大学硕士论文,2009 年。

⑥ 高晞教授在《德贞传》一书的附录中汇总了德贞发表的全部中文文章以及大部分英文文章,只有《德贞医生论中英交涉事》、《德贞医生论中国各省铁路情形》、*The Peking Blind Mission*、*To the Editor of the "Glasgow Herald"*、*Dudgeon's Proposal* 等个别几篇发表于 1895 年之后。参见《德贞传:一个医疗传教士与晚清医学近代化》,第 485—490 页。

⑦ 高晞在其编制的《德贞年谱》中简述了德贞晚年的生活,参见《德贞

传》,第 480—481 页。李尚仁对德贞的晚年生活也略有提及,参见李尚仁《健康的道德经济——德贞论中国人的生活习惯与卫生》,《帝国与现代医学》,第 244 页。

⑧ 根据高晞教授对曾纪泽最后三年零五个月日记的统计,42 个月中有 27 个月每月见面超过 25 天,记载最少的一个月是见面 11 次。参见《德贞传:一个医疗传教士与晚清医学近代化》,第 166 页。

⑨ Hilary J. Beattie, "Protestant Missions and Opium in China, 1858 - 1895", *Papers on China*, the East Asian Research Center, Harvard University, 22A, 1969, p. 109.

⑩ 有关德贞的社交圈,参见高晞《德贞传:一个医疗传教士与晚清医学近代化》第三、四章。

⑪ 朱寿朋编,张静庐等校点:《光绪朝东华录》,中华书局 1958 年版,第 3574 页。

⑫ 同上书,第 2982 页。

⑬ 有关英德续借款的情况,参见马忠文《张荫桓与英德续借款》,《近代史研究》2015 年第 3 期。

⑭ 谢俊美:《翁同龢传》,中华书局 1994 年版,第 459 页。

⑮ 张坤德译:《英文报译:中国借款》,《时务报》1897 年第 29 期,第 10 页。

⑯ 同上。

⑰ 同上。此处的"特君"即指德贞,参见后注。

⑱ 在电报中,Wilson 有"威拉森"和"威理森"两种译名,为行文流畅,本文统一以"威理森"指称。

⑲ 翁万戈编,翁以钧校订:《翁同龢日记》第 7 卷,中西书局 2012 年版,第 3037 页。

⑳ 《寄伦敦罗使》(光绪二十三年三月十八日巳刻),顾廷龙、戴逸主编:《李鸿章全集》第 26 册,安徽教育出版社 2008 年版,第 317 页。

㉑ 同上。

㉒ 《罗使来电》(光绪二十三年三月二十二日酉刻到),顾廷龙、戴逸主

编:《李鸿章全集》第 26 册,第 319 页。

㉓《寄伦敦罗使》(光绪二十三年三月二十四日巳刻),顾廷龙、戴逸主编:《李鸿章全集》第 26 册,第 321 页。

㉔《罗使来电》(光绪二十三年三月二十八日未刻到),顾廷龙、戴逸主编:《李鸿章全集》第 26 册,第 323 页。

㉕ 翁万戈编,翁以钧校订:《翁同龢日记》第 7 卷,第 3042 页。

㉖ 同上书,第 3043 页。

㉗ 翁万戈编,翁以钧校订:《翁同龢日记》第 7 卷,第 3044 页。

㉘《复罗使》(光绪二十三年四月十一日),顾廷龙、戴逸主编:《李鸿章全集》第 26 册,第 326 页。

㉙ 翁同龢在当日的日记中记道:"借款万万,李相与德贞画草合同矣,今日事也。"参见翁万戈编、翁以钧校订《翁同龢日记》第 7 卷,第 3045 页。

㉚ 根据前后文推断,此处的"特特琼"应为德贞英文名"Dudgeon"音译。德贞此一译名之前未被学界所注意。

㉛ 张坤德译:《英文报译:中国借款》,《时务报》1897 年第 29 期,第 10 页。

㉜《罗使来电》(光绪二十三年四月十四日酉刻到),顾廷龙、戴逸主编:《李鸿章全集》第 26 册,第 327 页。

㉝《复罗使》(光绪二十三年四月十五日辰刻),顾廷龙、戴逸主编:《李鸿章全集》第 26 册,第 328 页。

㉞《寄伦敦罗使》(光绪二十三年四月十九日巳刻),顾廷龙、戴逸主编:《李鸿章全集》第 26 册,第 330 页。

㉟《罗使来电》(光绪二十三年四月二十日午刻到),顾廷龙、戴逸主编:《李鸿章全集》第 26 册,第 331 页。

㊱《复伦敦罗使》(光绪二十三年四月二十日未刻),顾廷龙、戴逸主编:《李鸿章全集》第 26 册,第 331 页。

㊲ 张坤德译:《英文报译:中国借款》,《时务报》1897 年第 29 期,第 10 页。

㊳《借款传闻》,《时务报》1897 年第 31 期,第 12 页。本新闻系译自 5 月

14 日的《伦敦中国报》。

㊴《罗使来电》(光绪二十三年四月二十二日未刻到),顾廷龙、戴逸主编:《李鸿章全集》第26册,第332页。当日的翁同龢日记中也曾提及:“合肥函称借款伦敦已画押,仍令罗使臣查何银行作保。”参见翁万戈编、翁以钧校订《翁同龢日记》第7卷,第3048页。

㊵《复罗使》(光绪二十三年四月二十二日申刻),顾廷龙、戴逸主编:《李鸿章全集》第26册,第332页。

㊶ 参见翁万戈编、翁以钧校订《翁同龢日记》第7卷,第3048页。

㊷《借款传闻》,《时务报》1897年第33期,第14页。此新闻系译自6月4日的《伦敦中国报》。

㊸《罗使复电》(光绪二十三年五月初八日未刻到),顾廷龙、戴逸主编:《李鸿章全集》第26册,第336页。

㊹《寄伦敦罗使》(光绪二十三年五月初三日辰刻),顾廷龙、戴逸主编:《李鸿章全集》第26册,第335页。

㊺《罗使复电》(光绪二十三年五月初八日未刻到),顾廷龙、戴逸主编:《李鸿章全集》第26册,第336页。

㊻ 李尚仁和高晞在各自研究中都注意到了这一点,参见《健康的道德经济——德贞论中国人的生活习惯与卫生》,《帝国与现代医学》,第244页;《德贞传:一个医疗传教士与晚清医学近代化》,第186页。

㊼ 宓汝成编:《近代中国铁路史资料(1863—1911)》第一册,中华书局1963年版,第246—247页。

㊽ 同上书,第248页。

㊾ 于宝轩:《皇朝蓄艾文编》(三),台湾学生书局1965年影印版,第1898页。

㊿ 宓汝成编:《近代中国铁路史资料(1863—1911)》第一册,中华书局1963年版,第248—249页。

(51) 李岳瑞:《春冰室野乘》,《近代中国史料丛刊》第六辑,文海出版社,第390页。

(52) 同上书,第1898—1899页。

(53) 中研院近代史研究所编:《矿务档·一般矿政·直隶》,中研院近代史研究所 1960 年版,第 69 页。

(54)《时事要闻·镇江电报局陆总办奉饬查探五金各矿情形禀覆盛宫保原文全稿》,《大公报》1902 年 10 月 10 日第 1—2 版。

(55)《论说·镇江勘探记镇江商务学堂某君来稿》,《大公报》1902 年 11 月 10 日第 1 版。

(56) 贝德英文名不详,具体为何人,尚需详考。

(57) 汪康年:《汪康年师友书札》(三),上海古籍出版社 1986 年版,第 2201 页。

(58) 同上。

(59) 中研院近代史研究所编:《矿务档·一般矿政·直隶》,第 70 页。

(60) 汪康年:《汪康年师友书札》(三),第 2201 页。

(61) 同上。

(62) 汪康年:《汪康年师友书札》(一),第 569 页。

(63) 同上书,第 572 页。

(64) 同上。

(65) 汪康年:《汪康年师友书札》(三),第 2202 页。

(66) 同上书,第 2201 页。

(67) 同上书,第 2202 页。

(68) 陈旭麓等主编:《汉冶萍公司(二):盛宣怀档案资料选辑之四》,上海人民出版社 1986 年版,第 221 页。

(69) 同上书,第 221 页。

(70) 同上书,第 187 页。

(71) 中研院近代史研究所编:《矿务档·一般矿政·直隶》,第 69 页。清朝于 1898 年设立矿务铁路总局,随后总局会同总理衙门奏准颁行《矿务铁路公共章程二十二条》,其中规定:“集股以多得华股为主。无论如何兴办,统估全工,用款若干,必须先有已资及已集华股十分之三,以为基础。方准召集洋股或借用洋款;如一无已资及华股,专集洋股与借洋款者,概不准行。”参见《矿务档·一般矿政·直隶》,第 47 页。另外,《中外日报》也曾报道德贞与贝德争夺办矿权一事，当时的新闻披露了另外几个和德贞合作的华人："江宁绅士胡光煜、潘敦俨等请借英商德贞洋款开办扬子江一带五金各矿，与绅士顾祖彭等互相争竞。"参见《中外日报》1899年1月20日，"汇纪矿务"。报道中同时提及："矿务会办李观察经楚因英、意各商争执矿务，公事殊多掣肘，特请假数月回籍就医，未知当道能否准行。"在此之前，《中外日报》已于1月12日及1月17日分别以"办理扬子江铁路矿务"及"更正"为标题，两次报道了此一矿务争端。

⑦ 同上书，第70页。汪康年与李智傅通信时，也曾向张之洞的幕僚赵凤昌打探德贞情况。赵在回信中提及："又闻德真向人言，麦加利银行可作保，有人问及该银行，竟谓不识其人，此亦可怪也。"此事很可能即是指上文中提到的"麦加利银行红票"。见汪康年《汪康年师友书札》(三)，第2869页。

⑦ 同上书，第70页。

⑦ 中研院近代史研究所编：《矿务档·一般矿政·直隶》，第70页。

⑦ 同上书，第66页。

⑦ 同上书，第70页。

⑦ 高晞：《德贞传：一个医疗传教士与晚清医学近代化》，第450页。

⑦ Horne, C. Silvester, *The Story of the London Missionary Society*, 1795 – 1895, London: London Missionary Society, 1895, p. 369.

⑦ 曾广铨译：《德贞医生论中英交涉事》，《昌言报》1898年8月17日。以及李岳瑞也曾说："德亦广交游，结纳权贵，大奄、名优、王公、贵戚，无不得其欢心。"参见李岳瑞《春冰室野乘》，第390页。

⑧ 参见高晞《德贞传：一个医疗传教士与晚清医学近代化》，第6页。

⑧ 同上书，第187页。

⑧ 汪康年：《汪康年师友书札》(三)，第2869页。

⑧ 顺带一提的是，**高晞**曾在《德贞传》中称，德贞晚年曾担任发行《中外日报》的英商老公茂洋行经理。(参见高晞《德贞传：一个医疗传教士与晚清医学近代化》，第186页)不过这一点是错误的，担任老公茂洋行经理与《中外日报》发行人的德贞另有其人。这一位"德贞"的原名为Charles John Dudgeon。1898年10月14日后《中外日报》变更为英商老公茂洋行所属，之

后报纸的头版页脚均有"Printed and Published at P1C4 Nanking Road Shanghai for the Proprietor, C. J. Dudgeon"字样,由此可以确定此时报纸的所有人确实已是这位担任老公茂洋行经理的 Charles John Dudgeon。根据高晞在《德贞传》中对德贞英文名的辨析,医疗传教士德贞从未使用过这一名字。李鸿章在 1902 年给盛宣怀的一封电报中提到:"顷,英萨使照会,请派大员会同该国政府派出之办事大臣,印度政务副堂马凯,协办大臣英馆汉务参赞戈颁,及督办英商老公茂公司德贞商办通商、行船各条约,及更改进口税则各事宜。"[《寄西安行在军机处》(光绪二十七年八月十八日辰刻),顾廷龙、戴逸主编:《李鸿章全集》第 28 册,第 434 页]此时医疗传教士德贞已在前一年逝世。故而可知,医疗传教士德贞(John Dudgeon)与英商老公茂洋行经理德贞(Sir Charles John Dudgeon)实为两人。C. J. Dudgeon 于 1876 年来华,在 1923 年去世,去世后《泰晤士报》(The Times)刊登了他的讣告,参见 The Times, Thursday, Jan 26, 1928, p. 14, Issue 44800, col F。本文讨论的德贞在《泰晤士报》的讣告,参见 The Times, Thursday, Mar 07, 1901, pg. 6, Issue 36396, col E。在正式讣告之前,《泰晤士报》还报道了德贞的死讯,参见 The Times, Friday, Mar 01, 1901, pg. 1, Issue 36391, col A。

㉘ 如郑观应就曾说:"窃思我中国虽弱,究系自主之邦,所有矿路权应我操,(虽允长江不让外人,非谓矿路不准我与他人合办也。)尽可照外国矿务章程办理。"参见陈旭麓等《汉冶萍公司(二):盛宣怀档案资料选辑之四》,第 221 页。

㉟ 如曾广铨在叙述刘坤一曾拒绝德贞时就曾说:"故当时不允其进见,此中尚有贝德之人说坏德贞声名。"参见汪康年《汪康年师友书札》(三),第 2202 页。

㊱ 中研院近代史研究所编:《矿务档·一般矿政·直隶》,第 70 页。

㊲ "谭宝琦序",德贞:《西医举隅》,转引自高晞《德贞传:一个医疗传教士与晚清医学近代化》,第 204—205 页。

㊳ 同上书,第 205 页。

㊴ "广寿序",德贞:《全体通考》,转引自高晞《德贞传:一个医疗传教士与晚清医学近代化》,第 205 页。

⑩ John Dudgeon, Medical Missionary Work as an Evangelical Agency, *Chinese Recorder* 15.1(1884): 1-13, p.9.

⑪ 参见张哲嘉《高晞,〈德贞传：一个英国传教士与晚清医学近代化〉》,《中研院近代史研究所集刊》第76期,第149页。

⑫ 参见李尚仁《健康的道德经济——德贞论中国人的生活习惯与卫生》一文结论部分。

⑬ 见《健康的道德经济——德贞论中国人的生活习惯与卫生》,《帝国与现代医学》,第258页。

⑭ John Dudgeon, *The Diseases of China: Their Causes, Conditions, and Prevalence, Contrasted with those of Europe*, Glasgow: Dunn & Wright, 1877, p.63. 在此采用李尚仁在《健康的道德经济——德贞论中国人的生活习惯与卫生》中的翻译。

⑮ 高晞:《德贞传：一个医疗传教士与晚清医学近代化》,第447页。

⑯ 曾广铨译:《德贞医生论中国各省铁路情形》,《昌言报》1898年9月11日。

⑰ 曾广铨译:《德贞医生论中英交涉事》,《昌言报》1898年8月17日。

⑱ 张哲嘉:《高晞,〈德贞传：一个英国传教士与晚清医学近代化〉》,《中研院近代史研究所集刊》第76期,第150页。

图书在版编目(CIP)数据

药品、疾病与社会 / 复旦大学历史学系,复旦大学中外现代化进程研究中心编. —上海:上海古籍出版社,2018.9

(近代中国研究集刊;第6辑)

ISBN 978-7-5325-8840-4

Ⅰ.①药… Ⅱ.①复…②复… Ⅲ.①医学史—中国—近代—文集 Ⅳ.①R-092

中国版本图书馆 CIP 数据核字(2018)第 103325 号

近代中国研究集刊(6)

药品、疾病与社会

复旦大学历史学系
复旦大学中外现代化进程研究中心 编

上海古籍出版社出版发行

(上海瑞金二路272号 邮政编码200020)

(1) 网址 www.guji.com.cn
(2) E-mail guji1@guji.com.cn
(3) 易文网网址 www.ewen.co

常熟市文化印刷有限公司印刷

开本635×965 1/16 印张27 插页5 字数327,000

2018年9月第1版 2018年9月第1次印刷

ISBN 978-7-5325-8840-4

K·2485 定价:98.00元

如有质量问题,请与承印公司联系